精神看護学ノート
第2版

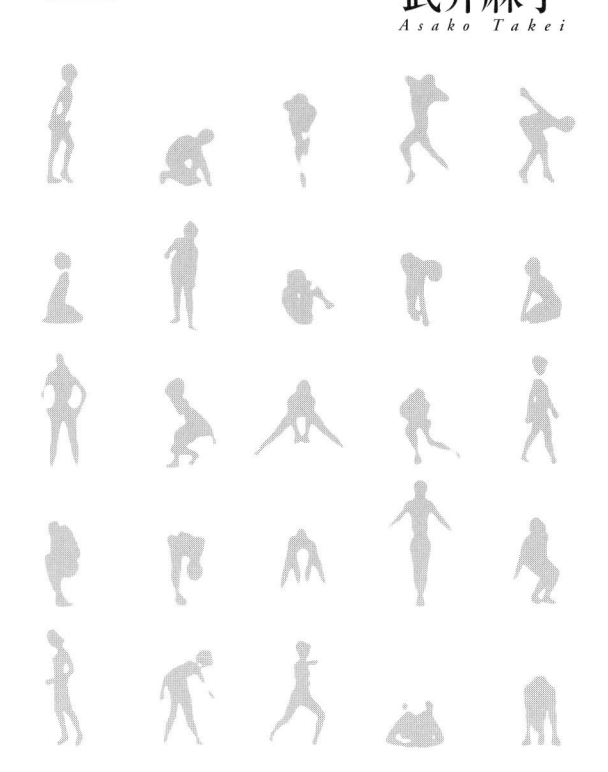

武井麻子
Asako Takei

医学書院

著者略歴

武井麻子　Asako Takei

東京大学医学部保健学科（現，健康総合科学科看護科学専修）卒業後，大学院へ進学，精神衛生学を専攻する．千葉県の海上寮療養所にて看護師・ソーシャルワーカーとして勤務した後，千葉県立衛生短期大学助教授，日本赤十字看護大学教授を経て，現在は日本赤十字看護大学名誉教授．海上寮療養所では治療共同体の日本への導入者である医師・鈴木純一氏らとともに，新しい人間関係を目指した看護を展開．1983年にはイギリス・ケンブリッジのフルボーン病院で半年間研修をした．看護師・保健師のみならず保育士の資格も持ち，保育園の給食調理員，婦人相談所の心理判定員などさまざまな職種を経験している．主な著訳書に『天の半分──中国の女たち』（共訳・新泉社），『ケースワーク・グループワーク』（共著・光生館），『レトリートとしての精神病院』（編著・ゆみる出版），『「グループ」という方法』（医学書院），『感情と看護──人とのかかわりを職業とすることの意味』（医学書院），『グループと精神科看護』（金剛出版），『系統看護学講座 精神看護学1 精神看護の基礎』（医学書院），『系統看護学講座 精神看護学2 精神看護の展開』（医学書院）など，保健学博士．

精神看護学ノート

発　行	1998年5月15日　第1版第1刷
	2004年2月1日　第1版第7刷
	2005年3月15日　第2版第1刷ⓒ
	2022年4月15日　第2版第14刷
著　者	武井麻子
発行者	株式会社　医学書院
	代表取締役　金原　俊
	〒113-8719　東京都文京区本郷1-28-23
	電話　03-3817-5600（社内案内）
印刷・製本	三美印刷

本書の複製権・翻訳権・上映権・譲渡権・貸与権・公衆送信権（送信可能化権を含む）は株式会社医学書院が保有します．

ISBN978-4-260-33398-6

本書を無断で複製する行為（複写，スキャン，デジタルデータ化など）は，「私的使用のための複製」など著作権法上の限られた例外を除き禁じられています．大学，病院，診療所，企業などにおいて，業務上使用する目的（診療，研究活動を含む）で上記の行為を行うことは，その使用範囲が内部的であっても，私的使用には該当せず，違法です．また私的使用に該当する場合であっても，代行業者等の第三者に依頼して上記の行為を行うことは違法となります．

JCOPY〈出版者著作権管理機構　委託出版物〉
本書の無断複製は著作権法上での例外を除き禁じられています．複製される場合は，そのつど事前に，出版者著作権管理機構（電話 03-5244-5088，FAX 03-5244-5089，info@jcopy.or.jp）の許諾を得てください．

改訂にあたって

　1998年5月に『精神看護学ノート』の初版が出てから7年が経過した．この間，世界では9.11同時多発テロとそれに続くイラク戦争，スマトラ沖地震による大津波被害などと，激動が続いている．日本の経済は相変わらず低迷し，リストラされた中高年を中心に自殺者は1998年以降急増，毎年3万人を超える事態となっている．一方，凶悪な少年犯罪が相次ぎ，少年法が改正されたにもかかわらず犯罪の低年齢化は止まる気配がない．また，精神障害者による犯罪に対して，2003年には「心神喪失者等医療観察法」が成立した．

　こうした動きの中で，社会的偏見や差別を招くとして患者会や家族会が反対してきた「精神分裂病」という名称が，正式に「統合失調症」と変更されることになった．また，「改正保健婦助産婦看護婦法」が施行され，保健婦（士）・助産婦・看護婦（士）という名称は，それぞれ保健師・助産師・看護師に変更された．精神病院の中を見ても，政策的な利益誘導によって，病院の機能分化や入院期間の短縮化，電子カルテの導入などの動きも加速している．

　こうしてみると，たった7年とはいえ，その動きの激しさは驚くほどである．本書もこうした社会の動きに対応して，「精神分裂病」を「統合失調症」へ，看護職の名称もそれぞれ変更することにした．また，本書は，精神障害は基本的には回復と悪化を繰り返す慢性疾患であるとの考えから，慢性期の患者を焦点にしてきた．しかし，薬物依存や摂食障害など，人格障害圏の患者を多く抱える急性期病棟での看護も無視できなくなってきた．そこで，全体としての構成は大きく変えていないが，心的外傷の概念を中心に加筆し，章として独立させることにした．こうした人々はとくに心的外傷の影響を強く被っていることが多く，そのことの理解なしにケアするのは困難だと考えたからである．ほかにも睡眠に関する項を追加するなど，いろいろと手を入れた．

　＜おすすめブックス＞にも新しい本を追加し，また，最近はビデオテープよりDVDが主流になりつつあるので＜おすすめビデオ＞を＜おすすめシネマ＞とした．以前に『精神看護学ノート』を読んで下さった方にも，改めて興味を持っていただければ幸いである．

2005年3月

武井麻子

本書のねらい

　本書は，これから精神科看護を学ぼうとする人々と，精神科看護の実践においてなんとか自分なりの看護を実現していこうと努力している人々に向けて書かれたものである．自分たちが行なっていること，行なおうとしていることにどんな意味があるのかを理解し，精神科看護の面白さとやりがいを感じるためのヒントとなればと思う．

　もちろん，人々の生き方や個性はさまざまで，とても1冊の本で書き切れるものではない．これは，筆者が出会った人々から実際に学んだことの一端であるが，本書に登場するアルファベット名の患者たちは実在の人々ではない．患者をより身近に理解してもらうために，幾人もの例から，筆者が新たに創り出した事例であり，もし，実在の誰かと似ているとしてもそうではない．

　本書は精神看護学のサブ・テキストとして使っていただけるようにと意図して書かれてはいるが，1人の著者の能力には限りがあり，精神看護学のすべてを網羅したものではないことをはじめにお断りしなくてはならない．また，本書は精神科看護を中心とする精神看護学の1つの考え方を示したものであるが，読者がこの中から精神科の看護だけではなく，看護一般にわたる普遍的なものをくみ取って戴けたらと思う．

　なお，精神科には多くの看護士が勤務しているが，看護婦・看護士と書くべきところを本書では，煩雑さを避けるため，看護婦・看護士の総称として看護婦という名称を用いた．また，准看護婦・准看護士の方たちもこの名称の中に含めさせていただいた（補助看護者まで含めて考えているところもある）．それぞれにあらかじめお断りし，謝っておかねばならない．

　最後に，この本のあらゆる部分に長年海辺の一精神病院でともに働き，指導していただいた鈴木純一医師の考え方が反映していることをつけ加えたい．もちろん筆者が間違って理解している部分も，言葉足らずのところもあるかもしれないが，この病院での体験がなければ本書は誕生しなかった．同じ職場で働いた多くの同僚たち，そして患者さんたちにも合わせて心からの感謝を捧げたい．

1998年 4月

武井麻子

精神看護学ノート 第2版 目次

第1章 精神の健康と精神看護学 001
- 精神の「健康」と「障害」 001
- 精神障害と偏見 002
- 精神科の外来にて 004
- 精神障害の原因についての考え方 008
- 精神障害と学習 011
- 病気と退行 012

第2章 人格の成熟と人間関係の発展 014
- 対象関係論の考え方 014
- 対象関係の発展 016
- 全体対象と抑うつ態勢 017
- 移行段階と「甘え」 020
- 言葉の獲得と個の確立 022
- 気質について 023
- 気質と不安のあり方の違い 025
- 同一化のメカニズム——投影と取り込み 026
- 子どもと両親の三角関係 027
- アイデンティティと遊び 028
- 大人になること 031

第3章 死との出会いと心的外傷 034
- 心的外傷後ストレス障害（PTSD） 034
- 心的外傷体験としての非道処遇 039
- 二次的外傷性ストレスとバーンアウト症候群 041
- 心的外傷からの回復 042

第4章 防衛としての精神障害 045
- 不安と神経症 045
- うつの諸相 049
- 統合失調症という病 055

第5章 精神科における入院治療と看護　059

- 患者の訴えを理解する　059
- 日常生活における不安と防衛　066
- 水中毒のDさん　069
- 看護と境界（バウンダリー）　071
- B子さんの入院　075
- 感情の容器になること　078

第6章 こころと身体──身体的ケアの意味　083

- 毛づくろい信号と症状　083
- 身体に表れるこころの病気　085
- 存在の基盤としての自我感覚　086
- 身体的ケアの持つ意味──B子さんの場合　087
- 精神科における身体的ケア　091
- 睡眠の健康と援助　093
- 薬物療法と看護　100
- 向精神薬と有害反応　102
- 薬の意味　105

第7章 クライエントとしての家族　107

- 家族という幻想　107
- 病因としての家族　108
- 全体としての家族　111
- 家族理論から学ぶもの　116

第8章 グループのダイナミクス　121

- グループと看護　121
- グループ・アプローチの起源とグループ理論　125
- 「全体としてのグループ」の見方　128
- グループ文化とグループ役割　130
- グループを実践する　132
- SSTと看護　138

第9章　治療の場のダイナミクス　140

- システムとしての組織　140
- 治療的環境と看護　144
- 環境療法としての治療共同体　149
- 治療と抑制　153
- リハビリテーションの意味　155

第10章　看護という職業　162

- 看護師の職業意識と画一性　162
- 感情労働の概念　165
- プライマリ・ナースの悩み　167
- スーパーナースの落とし穴　169
- 病院という劇場──結びに代えて　177

文献　181

索引　187

COLUMN

診断について——007　　人間の成長と「時」——033
凍りついた記憶と作られた記憶——042　　心的外傷と「難しい患者」——044
告知と病識——056　　入院するとき——058　　人生の知恵——062
精神科のトリアージュ——082　　合同面接のすすめ——120　　口をきかない日本人——136
環境の色——144　　サリヴァンにとっての「社会的回復」——148
専門分化の落とし穴——159　　サリヴァンとペプロウ——163
「わかること」と「分けること」——172

おすすめブックス

『くるい きちがい考』——001　　『自閉症だったわたしへ』——003　　『つきのふね』——005
『分裂病の起源』『総合失調症入門―病める人々への理解』——009
『バラの構図』『思い出のマーニー(上・下)』——012
『人格の成熟』『人格の精神分析学』『対象関係論を学ぶ―クライン派精神分析』——014
『孤独―自己への回帰』——021　　『言葉のない世界に生きた男』——022
『ゾマーさんのこと』——024　　『あなたが子どもだったころ―こころの原風景』——028
『シンデレラ・コンプレックス』『パーフェクト・ウーマン』——031
ライラの冒険シリーズ『(1)黄金の羅針盤』『(2)神秘の短剣』『(3)琥珀の望遠鏡』——032
『心的外傷と回復』——034
『ネルソンさん、あなたは人を殺しましたか?』―ベトナム帰還兵が語る「ほんとうの戦争」』——036
『夕凪の街 桜の国』『死の内の生命』——038
『手を洗うのが止められない―強迫性障害』——047
『心の病が癒されるとき』『見える暗闇』——053　　『レトリートとしての精神病院』——060
『閉鎖病棟』——065　　『精神病者の魂への道』——071
『愛しすぎる女たち』『買い物しすぎる女たち』——074　　『母という経験』——075
『ブループリント』——076　　『ことばが劈かれるとき』——086
『癒し人のわざ』『レナードの朝』『左足をとりもどすまで』——087
『ロリの静かな部屋―分裂病に囚われた少女の記録』——090
『お医者さん―医者と医療のあいだ』『娘の学校』『きみはくじらを見たか』——105
『チャーリー・ブラウンなぜなんだい?―ともだちがおもい病気になったとき』——111
『怒りのダンス―人間関係のパターンを変えるには』『親密さのダンス』——116
『恋の死刑執行人―心の治療物語』——127　　『こんな夜更けにバナナかよ』——161
『感情労働としての看護』『感情と看護』——165
『慟哭の部屋―エイズと戦った息子を看取った母の日記：愛と献身と勇気の記録』——167
『方法としての面接』——169　　『常識福祉のウソ』——175

おすすめシネマ

『スタンド・バイ・ミー』——029　　『恋愛小説家』——048　　『K-PAX―光の旅人』——061
『スパイダー―少年は蜘蛛にキスをする』——091　　『レナードの朝』——098
『スリング・ブレード』——103　　『普通の人々』——107
『ギルバート・グレイプ』『シザーハンズ』——110
『12人の優しい日本人』『十二人の怒れる男』『正義は終わりぬ』——130
『ハーモニー』——133　　『ファインディング・ニモ』——135
『カッコーの巣の上で』——151　　『すべての些細な事柄』——155

装丁・目次デザイン　松田行正＋中村晋平

第1章 精神の健康と精神看護学

精神の「健康」と「障害」

　人間が精神的に健康であるとは，一体，どういうことなのだろう．悩みを持つのは不健康なことなのだろうか．おかしなことを言ったりやったりしなければ，正常なのだろうか．朝，家を出てから鍵をきちんと掛けたか，アイロンのコンセントを抜いたかどうかが気になるのは，異常だろうか．クラスの友人から自分が嫌われているような気がするときは？　もし，一晩中眠れなかったら…？

　このようにこころを悩ます出来事を思い浮かべるのは難しいことではない．むしろ，まったく悩みや気がかりがないという人のほうが珍しいのではないだろうか．気分の落ち込みはだれでも体験するし，「アタマがヘンになりそう」と思うことだってある．親しい友人と仲違いしたとき，試験に失敗したとき，大事なものや人をなくしたとき，わかってほしい人にわかってもらえないとき，誤解されたとき，わたしたちは多かれ少なかれ，「オカシク」なる．むしろ，「オカシク」ならないほうが「ヘン」かもしれない．

　そんなときの対処法はさまざまだ．だれかに相談にしたり，逆に八つ当たりしたり，好きな音楽を聞いたり，食べたり，飲んだり，あるいはだれもいないところで大声でどなったり．さまざまな対処法を使って「オカシイ」状態を乗り切ることができれば，それはそれで健康といってもよいのだろう．しかし，場合によってはそれでは済まないときや，対処したつもりがかえって問題をこじらせてしまうときがある．

　一生の間一度でも精神障害を体験する人は，約10人に1人といわれている．日本の傷病別の入院受療率をみると，精神疾患はもっとも高い疾患となっている．中でも代表的な精神疾患である統合失調症の罹患率は国や文化の違いにかかわりなく，大体0.7パーセント程度といわれており，日本全体では約80万人，世界には約2000万人以上の患者がいるとみられている．しかし，最近でこそ，日本でも精神科のクリニックや

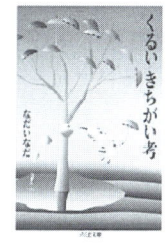

おすすめブックス

『くるい　きちがい考』（なだいなだ著，ちくま文庫）

　正常って何だろう，異常ってなんだろうという質問は，実はとてもやっかいで，これという正解はなかなか得られるものではない．なだいなだ著『くるい　きちがい考』は，この疑問について，編集者との対話を通して答えようとしているものである．なかなかすぐに答えは出てこないが，読み進むうちに日頃われわれが疑いを持つことのない「常識」の罠に気づかされる．

相談施設が増え，精神科の敷居は低くなってきているとはいうものの，精神障害やその治療に対する一般の理解は，まだまだ十分とはいえないのが実情であろう．

精神障害と偏見

●二重の現実を生きる精神病者●

　精神病者と聞いて，人々はどういう人を連想するだろうか．ブツブツと理解不能な独り言を言い，こちらの話は通じない人．何を考えているかも，何をしでかすかもわからない人．「あちらの世界」の人…．

　よく耳にする「キレる」という言葉には，現実とのつながりが突然切れるというニュアンスがある．突然，まったく別の世界に行ってしまった人のようなイメージである．統合失調症は，2002年の日本精神神経学会総会で名称変更されるまで，「精神分裂病」と呼ばれていたが，この名称はもともとスイスの精神科医オイゲン・ブロイラーが作り出した「スキゾフレニア Schizophrenia」を訳したものであった．この名称が，人格がバラバラに壊れてしまった人というイメージを助長し，さらには多重人格者と混同されたりするような誤解や偏見が一般に広まってしまったために，患者や家族から変更の要望が出てきたという経緯があった．

　実際には，精神障害といっても現実からまったく遊離して，別世界に生きているわけではない．初めて精神科病棟に足を踏み入れた看護学生が，そこで日常生活を営んでいる患者を見て，「笑っている」「話をしている」とびっくりすることがある．彼女らは，精神障害になると人間らしさが失われ，「ふつう」の生活が不可能になると思っていたのだ．だが，精神障害ほど人間的なものはない．後述するように，精神障害が発症するのは，人間関係の中でであり，生きていく上での深刻な危機が訪れたときなのだ．

　また，看護学生の中には，患者と親しくなるにつれて，彼らがあまりにも「ふつう」で，どこが病気かわからないから「不安」だという者もいる．「そういう自分が正常ではないのかもしれない」という不安に駆られるのである．

　そこには，あくまで精神障害を「異常」として，「正常」な自分とは切り離して考えたいという心理がある．ところが，実際に対面してみると，自分のほうが不安になる．というより，自分の中の不安に気づくようになるといったほうがよいかもしれない．つまり，ふだん，人は自分の不安を自分から切り離して「精神病」というイメージに投影し，自らの中にはそのようなものが存在しないかのように思い込もうとする．そのためには，できる限り精神病者を自分から遠い「特殊な存在」としておきたい

のだ．そこから，物理的にも心理的にも遠い精神科病院に「隔離」すべきだという考えが生まれてくるのである．

一方，「いっそ気でも違ったほうがましだ」と思う人もいる．「気が違え」ば現実から逃れられて，悩みもなくなると思っているのだ．また，映画や小説の中で，精神障害者のある意味での感受性の高さが美化され，一種の憧れを持って狂気が語られることもある．純粋で繊細すぎる人というイメージだ．そこには精神病に至るまでの現実の苦悩と，精神病に伴う激しい恐怖と苦痛への理解はない．それは「狂えば完全に現実と無縁になってしまう」という同じ幻想を語っているにすぎず，精神病者を隔離してしまう偏見と根は同じなのだ．

精神病者は現実から逃避しているどころか，病気になるほどのストレスに満ちた厳しい現実を生きながら，苦痛な病的体験をしているのであり，いわば二重の現実の重みを背負っているのだ．ある患者は自分の幻聴についてこう語った．

「仕事をしている途中で幻聴が聞こえてくると，仕事を必死に続けようとしてもできなくなる．よく人から『幻聴なのだから無視して聞かないようにすればいいのに』と言われるけれど，自分にとっては幻聴と現実の音とはまったく同じ次元のリアルな音として実際に聞こえるので，区別することはできない．ひどくなると，幻聴のほうがはるかに現実味を帯びてくる．まるでスピーカーの音量を最大にしたように頭にガンガン響いてきて，とても幻とは思えなくなる…」．

それでも彼は毎日仕事をし，家庭を持って生活している．彼の対処法は，幻聴と実際の声が区別できない以上，幻聴だろうが事実だろうが，「だれに何を言われても腹を立てないことにする」というものであった．しかし，健康な人でもそれを実行することは難しい．しかも，幻聴とはいえ，周囲の人たちがみんなひどい悪口を浴びせてくるとなると，その悔しさ，怒り，孤独感，恐怖に耐えるには相当の気力と忍耐が必要になるだろう．私には，とてもそれに耐える自信はない．

●精神障害はその人の生きるプロセス●

精神障害者は，精神障害そのものの苦痛の上に，さらに「精神障害者であること」を引き受けなければならないのだ．彼らは世間一般の人と同様，精神病を恐れ，入院して精神病者の仲間入りをすることに恐怖と不安を感じている．そうした状況に立ち至ったことへの，絶望感，無力感も並大抵のものではない．しかも，周囲の人が考える以上に彼ら自身が，こうなったのは自分の心の弱さや頑張りが足りなかったせいであると信じ，病気になったことを恥じ，自分を責め，自己嫌悪に陥っている

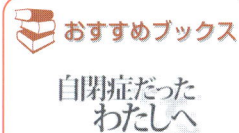

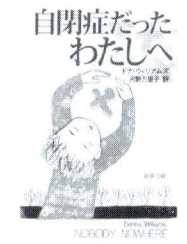

📚 **おすすめブックス**

『自閉症だったわたしへ』（ドナ・ウィリアムズ，河野万里子訳，新潮文庫）

ウィリアムズ作『自閉症だったわたしへ』は自閉症の女性が書いたものであるが，その世界の傷つきやすさ・危うさは統合失調症患者の世界にも通じるものがある．彼女は，通常人々が見えていても無視してしまう光の粒子も無視できない．彼女の世界を知れば知るほど，われわれがふだんどれほど選択的に物事を受け入れ感じているかがわかる．NHKでウィリアムズ本人を取材したドキュメンタリー番組が放送されたこともある．その後，続編も出ていて，3作目の『ドナの結婚』では，自閉症を持つ恋人との結婚が綴られている．

のである．

　どんな病気の場合でも，いったん仕事や家庭という現実の責務から離れて休むことがもっともよい対処方法である．場合によっては病院という避難所に避難し，回復を待つことも必要になる．ところが，それを現実逃避のようにみなして，入院を，できれば避けたい悪いことのように思う人も少なくない．とくに最近では，医療経済の観点から，入院の短期化やできる限りの外来治療が推進されている．リハビリテーションの名の下に，患者に「働くことはよいことだ」という観念を押しつけようとする傾向も強い．社会参加＝働くことという考え方である．中井久夫は，精神障害者が障害のため働けないでいることに自分自身引け目を感じていることを指摘した上で，「患者の自尊心は『治療という大仕事』を行なっていることに置いてもらうのがいちばんよいと思う」(中井, 1991b, p. 36)と述べている．精神障害者が一人前に働けないでいるからといって，現実の責任から逃避しているようにみなすのは間違いだというのである．

　精神障害に対する偏見は，精神障害者を隔離すればするほどますます増幅され，強固なものとなって，精神障害者をさらに追い詰めることになる．それが治療を遅らせたり，治療の妨げになって，結果的に「事件」を引き起こすことになり，さらにそれが偏見を助長するという悪循環が起こる．

　精神障害とは，人間ならばだれでも体験する可能性があること，精神障害となったからといって，人間としての人生が終わるわけではなく，むしろ精神障害はその人の生きるプロセスなのだということを理解し，社会全体でその問題について考えることが大切なのだ．そして，精神看護とは，人々が障害の有無にかかわらず，その人らしく生きていくこと，すなわち**自己実現**に向けた援助なのである．

　同時に，援助者自身が精神障害者から学ぶことも多い．たとえば，「甘える」ということがいかに難しいものであるか，自分が自分であることとはどういうことか，生きるとはどういうことか，看護する中でいつも考えさせられることである．問題は，患者にだけあるわけではない．援助者自身も自らの問題に気づくことが必要なのである．

　表1は本書の精神看護学についての基本的な考え方をまとめたものである．

精神科の外来にて

●高校1年生A君●

　高校1年生の長男を伴って精神科の外来を訪れたある母親が，その息子A君に代わってこう訴えている．

表1　精神看護学の基本的な考え方

- 人はさまざまな危機に遭遇し，乗り越えながら生きていく．危機に対しては人はさまざまな反応を示すが，精神障害は1つの反応の仕方である．したがって，精神障害は特殊なものではない．
- 人は精神障害の有無にかかわらず，自己実現を目指してその人らしく生きていく権利があり，すべての人が変化と成長の可能性を持っている．その過程を援助するのが精神看護の役割である．
- 人がその人らしく個性を持って生きるには，人と人とのつながりが不可欠である．
- 人の自己実現を妨げるのは，その人の問題だけではなく，その人をとりまく家族，友人，地域社会の問題である．したがって，精神看護の対象は，個人だけでなく，家族，集団，組織，地域社会をも含む．
- 障害や問題を抱えた人を援助する人が，必ずしも障害や問題を抱えていないわけではなく，自らの問題にも直面せざるをえないものである．

「息子はこのところ，人が変わってしまったみたいで，明るい，いい子だったのに，口をききたがらないんです．食事も一緒にとろうとしません．いよいよ反抗期かなって思っていましたが，最近は親の顔を見るのも避けるみたいで…」と手に持ったハンカチを握りしめる．

「今まで成績の心配なんかしたことなかったのに，この間の模擬試験の点数ったら，今まで見たこともない点数で…．どうしたのって聞いたら，『なんでもない．集中できないだけだ』なんて言うんです．おまけに，ときどき何かに気をとられているふうで，声をかけても返事が返ってこないことがあるんです．先月から，とうとう学校にも行かなくなっちゃって，昼間からカーテンを閉めきって，真っ暗な部屋に閉じこもっていて…．お風呂にも入らないし，心配で，心配で…」

A君は不安げな母親の話を聞いているのかいないのか，目を伏せて表情を変えずにいる．確かに全体的に生気がなく，顔色も悪い．それでも，医師の問いかけにはポツリポツリと受け答えし，時間をかけて聞き出すうちに次のような事情が明らかになった．

A君はもともと歴史や地理が好きで，その方面に進学したいと希望していた．ところが，父親がそれでは就職先に困るので理科系にするか文科系なら経済か法科にしろというので，高校に入ってすぐの模試の際に志望を変更した．もともと中学の頃から頑張って塾通いをしており，高校に入学してホッとしていたら，2学期の初めからだんだん学校に行かなくなったという．父親は自分が学歴がなくて苦労したので，そんな苦労をA君にはさせたくないのだろうと母親は言う．

そこで医師が，「お母さんはどう思っているのですか」と尋ねると，母親は「私はこの子が行きたいのならどんな学校でもいいんです」と言う．しかし，すぐに「主人は仕事をしょっちゅう変えましたからねえ．苦労しました．だからこの子だけはと思っていたんですよ」と言う．「でも，別

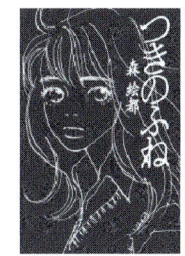

おすすめブックス

『つきのふね』（森絵都，講談社）

中学2年生にして「人間をやっていることに疲れてしまった」という主人公さくら．万引き常習だったさくらは，悪い仲間と遊び続けている梨利と，自分のせいで仲違いしてしまう．そんな2人を心配しておせっかいを焼く同級生勝田くん．そんなとき，さくらは「宇宙船の設計図」を書き続ける青年智と出会う．何を考えているかわからない彼ではあるが，一緒にいるとなぜか心の平和を感じるさくら．児童小説ながら統合失調症者の世界と共存することの可能性をここまで書き込めることに感動せずにいられない．同じ著者による『カラフル』（理論社）もまたおすすめ．

に勉強，勉強って強く言ったことはないんです．この子はだれに言われなくても，自分で勉強する子でしたから．皆，先が楽しみだねって言ってくれてたんですけど…」と母親はA君のほうを見ながらため息をつく．

●主婦B子さん●

隣の診察室では，サラリーマンの夫に付き添われて主婦のB子さんが座っている．化粧もせず，パーマが伸びきっている．憔悴したようすで，問いかけにはかすれたような小さな声で，とぎれとぎれに答える．

B子さん「このところ，身体の調子が悪くて…．朝は起きられないし…頭に石でも詰まったようで…．家事も手につかないんです．ただ，だるくて，だるくて…．内科で診てもらっても，異常はないって…．主人は更年期だって言うんですけど…．（涙ぐんで）子どもですか？　上の娘は去年大学に入って…．今は東京で下宿しています．…息子は高校生ですけど，なんだか友だちと一緒に出歩いてばかりで…．以前はよくお姉ちゃんとも一緒にテレビを見ていたものなんですけどねえ…．主人ですか？　勤め先から帰ってくるのは早くても10時頃ですね．「フロ．メシ」ですよ…．どこのお宅でもそうでしょうけど…（ため息）」

夫が横から口を挟む．

夫「私が忙しいのは事実ですが，実を言うと，最近家に帰ってくると，妻が台所のテーブルで寝てしまっているんです．『キッチン・ドリンカー』っていうんですか？　夕食もご飯だけは炊いているみたいですが，おかずはコンビニかどっかで買ってきたお惣菜です．前は，こんなにだらしなくなかったんですよ．掃除，洗濯，育児，何ごとにも完璧主義っていうんですか．だから，私も安心して家庭を任せていられたんですけどね…．それに，もともと職場結婚だったんで，仕事のこともよくわかってくれていると思ってたんですがねえ」

B子さん「ごめんなさい．ごめんなさい．自分でも，こんなでは主婦失格だと思ってます．子どもたちにも申し訳ないし．（涙ぐんで）自分でもしっかりしなくちゃと思って，お酒も止めたんですけど…．でも，もうだめなんです．お酒を止めても身体のだるいのは治らないし，かえって夜は眠れなくなるし…．そりゃあ，お酒を飲んで寝ても結局，朝早く目が覚めてしまって，同じことでしたけど…．前には，子どもたちの手が離れたら，またパートでもいいから仕事をしようと思ってたのに…．でも，どっちにしても，こんなおばさんを雇ってくれるところなんてありませんよね（と自嘲気味に）」

夫「また，そんなことを言う．家のこともできないくせに，働くどころじゃないだろう．しっかりしなさい」

●「現実の問題」と患者の「生きにくさ」●

人々が精神科へやって来るのは，その人の生活の日常性がなんらかの

形で損なわれてしまったときであり，自分ではどうすることもできない「現実の問題」を抱えているからである．それがなんという病気か，正常か異常かはその人たちにとっては主要な問題ではない．実際，たとえ病気であっても日常生活に特別差し障りがなければ，それなりに暮らしている人も多いのだ．それに，病気と診断がついたからといって，それで問題が解決するわけでもない．

A君が受診するきっかけとなった現実の問題は，まずは学校に行かないことであり，B子さんの場合は主婦として家事ができないということだった．しかし，不登校のA君自身の問題は学校に戻れば解決するのだろうか．「主婦失格」と言うB子さんにとって主婦としての生活は，どのようなものなのだろうか．どうやら2人とも，そこにある種の「生きにくさ」があるようだ．

A君は自分の望みとは違った道に進もうとしている．もしここで自分の我を通せば，期待してくれている親を裏切ってしまうことになる．それに父親の言う通りにしたほうが，将来，就職という点では確かに有利かもしれない．けれども，それは自分の本当に望むことではない．そこでA君はジレンマに陥っているのだ．

一方，B子さんは，完璧な主婦をやってきて，その結果，子どもたちも立派に成長し，自分の手を離れてしまった（だが，その寂しさについてははっきりと語っていない）．また，B子さんは以前から仕事をしたいとも思っていたようだが，その点でも夫の理解は十分得られていないようである．にもかかわらず，B子さんは夫を責めるわけではなく，自分が夫に迷惑をかけて申し訳ないと思っている．

ここに挙げた例が示すように，精神科を受診する患者たちは「現実の問題」とともに，なんらかの生きる上での壁，「生きにくさ」を体験しているのだ．そしてその背景には，自分ではどうすることもできない**葛藤（コンフリクト）**がある．葛藤は，A君やB子さんがそうであったように，

COLUMN 診断について

患者一人ひとりをよく知れば知るほど，統合失調症の症状もうつの症状も実に多彩であることがわかる．しかも，たとえば統合失調症の診断も，アメリカやイギリスとでは診断の幅が異なるといわれている．一方，DSM-5やICD-10などの医学的な診断基準は多様な患者の症状の共通項をまとめて一般化し，普遍化しようとしたものであって，それを当てはめただけでは個々の患者を理解したことにはならない．看護診断にもいえることだが，いくら細かく問題項目を挙げてみても，人間というものは部分の総和を越えた存在である以上，その人の全体像がみえたことにはならないのである．

家族，職場，学校，友人同士などの人間関係の中で起こるものだ．単に患者一人のこころの中の問題ではない．しかもそれが親しい関係であればあるほど，葛藤は深刻かつ長期にわたるものとなる．現実の問題は，そうした葛藤がどうしようもならなくなって顕在化したものなのだ．それは，単なる助言や励ましで解決するものではない．だからこそ，患者や家族は専門家に助けを求めて相談に訪れるのである．

精神障害の原因についての考え方

生物学的要因はあるか

　精神障害の中には，脳の変性疾患や衝撃的な事件による外傷性ストレスが引き金となったものなど，明らかなきっかけが認められるものがある．しかし，実際にははっきりとした原因はわからないものが多く，中でも，統合失調症やうつ病の原因についてはさまざまな考え方があり，個体要因か環境要因かという議論が長く続いている．

　かねてから免疫抑制剤や抗生物質，副腎皮質ホルモン，覚醒剤，麻薬などさまざまな薬剤が精神病様状態を引き起こすことが知られており，精神障害になんらかの生物学的な要因が関与している可能性が指摘されてきた．たとえば「マタニティ・ブルー」という名で知られる産後のうつ状態にはホルモンの関与が考えられている．

　現在，統合失調症の生物学的要因に関する研究では，**ドーパミン仮説**というものが注目されている．ドーパミンとは，大脳の神経伝達物質の1つで，人間の行動や注意といったものに関わりがあると考えられている．これが過剰になると，外界から大脳皮質への感覚刺激が強まり，情報を処理しきれなくなるというのである（西川，2002）．うつ病に関しても同様に，**セロトニン**という脳内の神経伝達物質の代謝との関連がいわれている．

　しかし，現在までのところ，何が原因で，脳内のどこがどう障害されて精神疾患が起こるのかについての決定的な証拠は何もない．だからこそ仮説と呼ばれているのだ．そうした生理学的異常自体，さまざまなストレスに対する防衛的反応の結果である可能性も否定できないのである（八木・田辺，1996）．

精神疾患と遺伝

　精神疾患の発症に生物学的要因があるとしたら，それは後天的なものなのか，それとも遺伝的なものなのだろうか．昔から，精神疾患は同じ家系の中に発症しやすいといわれてきた（ただし，精神疾患が家系内に発生する確率は，感染症である結核と同じ程度といわれている）．だが，それ

> **ひとロメモ**
>
> **精神病の原因**
> 　統合失調症の原因に関するさまざまな研究をみると，どれ1つとして決定的な原因が見つかっていないことがわかる．
> 　入院患者の生育歴や家族背景を調べると，確かに不幸な環境にあった人が多い．しかし，それが病気の原因なのか，入院せざるを得なくなった理由にすぎないのかはわからない．ストーがいうように，「私たちが知らなければならないのは，何が統合失調症を引き起こすのかではなく，何が統合失調症を予防するのか」（1960/1992, p. 94）なのだ．

は，必ずしもその病気に遺伝性があることを意味するわけではない．そこには文化や習慣，なんらかの感染，模倣といったさまざまな可能性があるからだ(Gottesman, 1991/1992)．おそらく，がんや糖尿病などの多くの身体疾患と同じく，素因としてある特定の病気になりやすい体質(生得的な生物学的脆弱性)というものは精神疾患の場合も否定できないだろう．しかし，そうした疾患の発症にも，促進的に働く遺伝子と抑制的に働く遺伝子が，いくつも関与し合っているのだ．メンデルの法則のように一定の割合で発症するわけではない．

さらに重要なのは，がんも糖尿病も，環境やストレスによって発症が大きく左右されるという事実である．精神疾患もまた同じように，個体要因と環境要因とが複雑に絡み合っていると考えるのが妥当だろう．

現実的に考えれば，近親者に重篤な精神障害者がいる場合，その家族はハイ・リスクとみなしていつでもサポートが得られるように，十分配慮したほうがよいのは確かである．たとえば親がうつ状態であったり，精神的に不安定であったりすれば，子どもが十分ケアされない可能性が相対的に高くなるからだ．障害に伴う失業や離婚など，社会経済的な問題もストレスになりうる．しかし，現実に精神病の両親から生まれた子どもたちでも，健康に成人する人のほうが多数である．つまり，遺伝要因があっても精神障害になると100パーセント決まったわけではなく，適切な養育環境や本人自身の力，あるいは教育や経験，経済的・社会的・文化的環境，そして幸運といったものが防御因子として働いて，健康に成長することができるのである．

●さまざまな要因の相互作用●

図1は，統合失調症の起源についてのさまざまな研究結果をまとめたゴッテスマン(Gottesman, 1991/1992, p. 264)の図をもとに，その発症(増悪)と回復のプロセスを示したものである．この図が示す通り，統合失調症の症状が発現するには，個体要因と環境要因との双方がかかわり合っているが，いずれにも障害に対する**促進因子**と**防御因子**とがある．たとえば，個体要因としては，気質的なものと神経生理学的障害が促進的に働くが，豊かな経験を積むことによってその人の対処能力と自己効力を高めることができれば，発症せずに済む可能性が高くなる．向精神薬も発症を抑制する効果がある．

一方，環境要因としては，第7章でみるように，ある種の感情表出の高い家族の中で，ストレスフルなライフイベント(本人や家族の病気，事故，不和，離婚，転居，転校，失業など)が繰り返し起こるといった条件が促進要因となる．さらに，そこに災害や経済不安，治安状態の悪化，時代風潮などの社会的・文化的な要因が重なり合うと，さらに促進

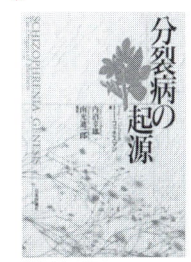

📖 おすすめブックス

『分裂病の起源』(アービング・I・ゴッテスマン著，内沼幸雄・南光進一郎監訳，日本評論社)

『分裂病の起源』の著者ゴッテスマンは統合失調症の病因論研究の第一人者として世界的に有名である．この本は，社会心理学モデルから生物学的モデルまで，統合失調症の原因に関するさまざまな説が紹介されている．学生・院生用のテキストとして書かれているだけに，狂気の歴史から，遺伝学や疫学的研究の新しい知見までが網羅されている．中でも感心させられるのは，患者や家族の生の苦しみの声を伝える手記を掲載していることである．知識に偏ることなく，統合失調症という現象のあらゆる側面を理解してもらおうとする著者の姿勢が伝わってくる．

それに比べれば多少古くなるが，アリエティ著『統合失調症入門─病める人々への理解』(星和書店)もまた，統合失調症と診断された人々とその体験をどう理解し，援助すればよいかについて，多くの示唆を与えてくれる本であり，看護師だけでなく，患者の家族にも参考になるだろう．

される．そして発症の引き金となるのは，思春期や更年期といった，ライフサイクル上，だれでも一度は通る，いわゆる**成熟の危機**かもしれないし，阪神・淡路大震災や新潟大地震などの自然災害や事件・事故のような**偶発的な危機**かもしれない．受験の失敗や失恋などの大きな**状況的危機**のこともある．いずれにしろ，だれの身にも起こりうるものである．もし，それまで何度も繰り返しストレスに晒されていると，発症を抑制

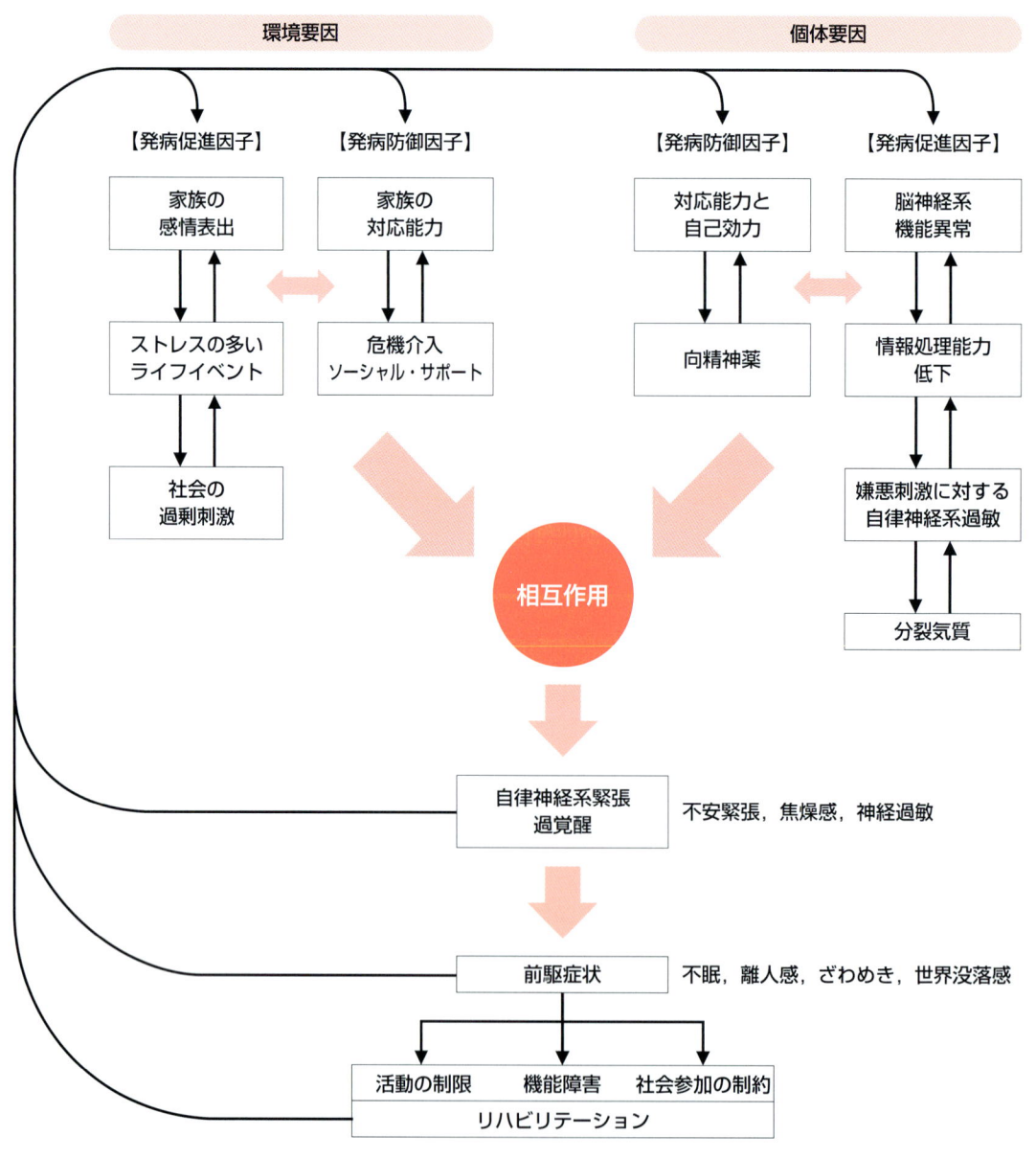

図1 統合失調症の発症/増悪とケアの構造

（ゴッテスマン，内沼幸雄・南光雄一郎監訳「分裂病の起源」日本評論社，1992の図を参考に作成）

するはずのさまざまな防御因子が機能しなくなってしまい，発症しやすくなる．伸びきったゴム紐が，最後にちょっと引っ張っただけで，プツンと切れてしまうようなものである．

同じような状況下でも，精神障害ではなく，なんらかの身体疾患（たとえば，がん）を発症する人もあれば，事故を起こしたり，非行や犯罪に走ったりする人もある．それらはすべて，人間の危機に対する反応なのである．しかし，そこでも有効なサポートが得られたり，家族自体に高い対処能力が培われていれば，破綻に至らない可能性もあるのだ．

今，「健康」な人は，さまざまな危機に遭遇しても，援助してくれる人がいたり，うまく対処する術を身につけていたりした結果，精神障害にまで至らないで済んできた，あるいは一過性の軽いもので済んだ幸運な人といえる．この図のプロセスのどこであれ，なんらかの介入によって発症や増悪へ進まず，回復へと向かう道もあることに注目してほしい．また，発症したとしても，治療やリハビリテーションの成果によって発病を抑制する因子を強化することができるのだ．重要なのはその道を太くすることである．なお，統合失調症だけでなく，あらゆる障害についても，この図と同じようなシステムが働いていると考えることができる．

精神障害と学習

精神障害者をよく知れば知るほど，彼らにはある種の**脆弱性**として心理的なストレスに対する際立った感受性の高さがあり，似たようなストレス状況に繰り返し敏感に反応しているということがわかる．とくにストレスになるのは，前にも述べたように，人間関係の中の葛藤状況である．彼らは葛藤する現実に，他の人のように無関心でいることができず，彼らなりの対処をしようとした結果が，不登校やひきこもり，飲酒，トラブルなどの問題となって表れているのである．

こうした彼らの感受性の高さや心理的な弱点が出来上がるには，何年もの体験の積み重ねがある．おそらく，彼らは人生の途上で深刻な葛藤に何度も巻き込まれ，傷ついてきたのだろう．それが繰り返されると，ある種の葛藤状況＝傷つきというネガティブなパターンが学習されてしまい，やがてその人の弱点となっていく．

そこで，少なくとも，彼らがどのような葛藤状況に対してとくに弱いのか，そのパターンを見つけることができれば，新たな破綻を回避したり，精神障害の再発や悪化を予防したりしやすくなる．そして，もっと有効な対処ができるようになり，自己効力を高めることができれば，生きていくことがもっと容易になるに違いない．そのためには，新たな社

ひと口メモ

自己効力 self-efficacy
バンデューラの社会学習理論の中の概念．人間の動機づけに作用して，行動をコントロールする自己の能力に対する評価のこと．「自分はこのことならここまでできる」という感覚で，自己効力感ということもある．

人間は，認識している自分の能力をはるかに超えた課題には，なかなか挑戦しようとは思わない．逆に，自分の能力以下の課題も魅力がなく，できて褒められてもうれしくはない．常に褒めればよいというものではないのだ．自己効力は，①自分自身で実行する体験を通して，②他者の行動結果を観察することを通して，③他者から言葉で説得されて，④体験しなくとも感覚的に，獲得される．

会的スキルを再学習することが必要である．つまり治療には，学習と成長という要素が不可欠であり，ただ症状を取って発病前の状態に戻せばよいというものではないのだ．その人なりに生きぬく力（ストレングス）を育てていくことが重要なのである．

同時に，そのような弱さや生きにくさを持った人びとを，周囲の人びととはどのように受け入れ，対処していけばよいかを学び，障害を生み出す自分たちの社会のあり方や生き方を問い直す必要がある．治療は患者だけが対象なのではない．

病気と退行

どんな病気でも，なんらかのストレスに対して手持ちの対処法や防衛策がすべて尽きてしまったり，破綻してしまったときに起こる．ストレスがたまると風邪を引きやすくなるのも，防衛としての免疫力が落ちるためであり，症状が軽ければ，一時的に仕事や社会的な責任を回避し，休暇をとるだけで回復する．横になって寝ていればさらによい．具合がもっと悪ければ，軟らかく消化のよいおかゆを作ってもらい，さらに重くなれば，重湯かジュースのような流動食になって，だれかに食べさせてもらうようになる．寝巻を取り替えてもらったり，身体を拭いてもらったりすることもある．もっとひどくなると，寝たきりになっておむつをつけるようになる．

この変化は，ちょうど赤ん坊の成長段階，すなわちおっぱいからジュース，離乳食へと進み，やがておむつがとれていく過程，寝て抱っこされる状態から立って歩くまでを逆さにたどっているようにみえる．つまり，病気は一種の子ども返り＝**退行**なのである．この退行状態から回復するには，赤ん坊の成長と同じく，手厚い**世話**（ケア）が必要なのだ．

退行という言葉は，依存的な状態へ逆戻りすることを意味するために，一般に否定的な意味にとられがちである．しかし，眠っているときは無防備で自分では何もできない状態であり，一時的な退行状態にあるといってよい．健康のためには毎日の睡眠が不可欠なように，退行することはある意味で人間の健康の維持や成長にとって必要なものでもある．スポーツやレクリエーションなどで子どものように楽しんだり，宴会やカラオケでワイワイとハメをはずして騒ぐのは健康な退行といってもよいだろう．ファンタジーが癒しの機能を持つのも同じことである．

人間は「生理的早産」の状態で生まれ，他の哺乳類の誕生時の発達状態にまで追いつくには，だいたい1年の猶予期間が必要とされる．その1年間は，妊娠の「子宮外時期」ともいうべき，他者による特別の保護とケアを必要とする強度の依存状態が続くのである（Portmann, 1951/

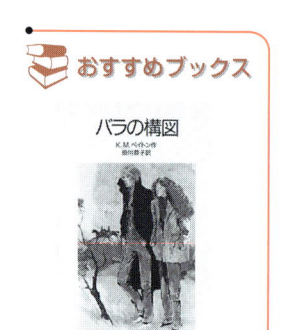

おすすめブックス

『バラの構図』（K.M.ペイトン作，掛川恭子訳，岩波書店，絶版）

ファンタジーには人の心を癒す力が潜んでいる．岩波少年文庫には，さまざまな悩みや病気を持った子どもが，ファンタジーを通して成長していくといったテーマの物語がいくつかある．そのうちの2冊を紹介しよう．

ペイトン作『バラの構図』では，登校拒否を起こしたティムという14歳の少年が，移り住んだ古い田舎家の屋根裏で，偶然，少年の肖像画を見つけたことから，60年前の事件が蘇ってくる．この本が書かれたのは1972年のことで，世界中で若者が親の世代の価値観に反逆し始め，自分の生き方を模索していた時代である．ペイトンは，そうした若者の揺れ動く心理を，ファンタジックな物語の中にいきいきと描き出している．

ロビンソン作『思い出のマーニー（上・下）』では，喘息で身体が弱く孤独な少女アンナが，保養のためにやって来た海辺の村で，同い年の少女マーニーと巡り合う．

この2つの物語の主人公はいずれも，不安を抱え，自分というものがわからずにいる．ところが，過去と現在とが交錯し，幻想と現実とが入り混じる不思議な体験を通して，彼らは自己を発見し，傷ついたこころと身体が癒されていく．

1961).そして人間にとってもっとも傷つきやすいこの時期に,子どもは母親*との関係の中で,人生最初の葛藤を経験することになる.そして,この時期の葛藤がその後のすべての人生の悩みにつながっていると考えられ,統合失調症やうつ病などに現れる精神病理の起源もここにあるといわれる.精神障害も部分的ではあるが一種の心理的退行とみなすことができるのである.

そこで次章では,この人格の成熟過程と人間関係の発展とに焦点を当ててみていくことにする.

*必ずしも生物学的な母親である必要はない.要するに絶対的な依存の対象となる養育者のことを,代表して「母親」という.

第2章 人格の成熟と人間関係の発展

対象関係論の考え方

●人間の成長と人間関係●

　人間のあらゆる葛藤の起源が幼児期にあるという考え方は，ジクムント・フロイトが**精神分析理論**の中で確立したものである．フロイトは当初，人間の行動を促す内的な動因は性本能であると考えた．この性本能に基づく衝動が満たされず，抑圧されることによって，人はさまざまな障害をきたすと考えたのである．

　フロイト以後，精神分析理論の中からメラニー・クラインやフェアベーンといった分析家たちによって**対象関係論**と呼ばれる考え方が英国を拠点に発展してきた．フロイトのいう性衝動自体は，特定の対象に向かう性質のものではない．それに対して，対象関係論では人間の本能的な欲求がはじめから他者に向けられていることに注目する．つまり，人間は関係を求めて生まれ，育っていくというのである．こうした対象関係論の流れに，サリヴァンやエリクソンといった米国の精神科医を位置づける学者もいる（Guntrip, 1971/1981）．

　対象関係論の基本的な考え方は，人間の成長は常に自己と他者との関係の発展とともにあり，この関係こそがその人の人格を作り上げていくというものである．したがって人間の成長の度合いは，人間関係のありようで測ることができる．もっとも初期の成長段階では，人間は他者に完全に依存しているが，成長とともに，他者に依存しつつも次第に分化の度合いを高めていく．フェアベーンは，人の成長の究極の到達目標である自己と他者との理想的な関係を「**成熟した依存関係**」と呼んだ（Fairbairn, 1952/1995, p. 79）．この関係においては，「与えるもの」と「受け取るもの」とのバランスがとれ，真に対等な相互関係が実現する（Storr, 1960/1992, p. 54）．

　しかし，このような関係が本当に実現できるのかどうかは，フェアベーン自身もあくまで理想とみなしている．現実には，人間は一生を通じ

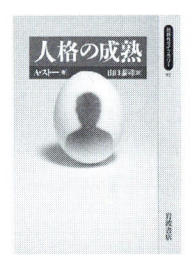

おすすめブックス

『人格の成熟』（アンソニー・ストー著，山口泰司訳，岩波書店，絶版）

　対象関係論に関する専門書は多いが，メラニー・クラインの著作をはじめとして，難解なものが多い．この著者ストーは，ユング派の分析家として出発し，クラインやフェアベーンらの対象関係論や動物行動学など幅広い知識をもとにした独自の考えを持つイギリスの精神科医であり，本書の内容も大きくこの本に依っている．参考図書としてはフェアベーンの『対象関係論の源流』（遠見書房）があるが，読んで理解するには，ある程度の予備知識が必要であろう．日本人の書いた入門書としては，松木邦裕の『対象関係論を学ぶ―クライン派精神分析』（岩崎学術出版社）がある．

て与えることと受け取ること（ギブ・アンド・テイク）をめぐっての葛藤——人類普遍の葛藤——に直面し，そのつど乗り越えていかなければならない．それがすなわち，成長するということなのだ．そして，この葛藤とそれに対する反応がさまざまな連鎖を引き起こしていき，その連鎖の中に精神的な障害が生まれてくると考えられる．そこで，精神障害を理解するということは，つまるところ人間を，自分自身を理解するということにほかならないということになる．ただし，対象関係論は，精神障害の原因を生育の特定段階に求めようというわけではない．むしろ，そのときどきの人間関係の中に現れる人間の基本的なありようを理解するための見方なのである．

対象関係論は，その後，**一般システム論**を内包する形で発展し，個人精神療法における患者−治療者関係ばかりでなく，対人関係上のあらゆる問題に新たな視点を提供するようになった．たとえば，家族や集団内に起こる特有の現象から，病院や組織の問題まで，さまざまなレベルでの社会的関係を対象関係論によって理解することができる．看護においても，患者個人の病理としてだけではなく，病棟内の人間関係や病棟文化といった文脈において患者の訴えや行動を理解したり，患者をめぐる家族のダイナミクスを理解し援助するために，対象関係論はさまざまな手がかりを与えてくれる（Jamison & Kane, 1996；Teising, 1997）．

ただし，対象関係論の中にもさまざまな異なる考え方があり，1つにまとめて解説することは難しいのだが，ここではその基本的な考え方の骨子を，関連した諸学説も織り交ぜながら紹介していくことにする．

●成長とはどういうものか●

人間の成長は1個の受精卵から始まる．1つの卵細胞は2つ，4つ，8つと分割されていき，いくつかの胚葉部分に分かれる．そこからさらにさまざまな器官が分化し，統合されて，ようやく一人の人間が形作られていく．

このように成長とは，もともと1つの未分化な存在が，段階的に分化を遂げながら，しかも1つの全体性を持った統一体として統合されていくプロセスなのである．この**分化と統合のプロセス**は，生命がある限り，停滞することはあっても常に一定の方向性を持って進んでいく．しかも成長のプロセスには人類共通の順序があり，その時期に応じて達成すべき課題が存在する．だれも飛び越えて進むことはできないのだ．もちろん，後になって穴埋めすることは不可能ではないものの，ある発達課題を達成するための特定の時期を逃すと，それは大きなハンディキャップとなる．

人間の成長は，単に自ら成長しようとする個人の自助努力的なプロセ

✏️ ひとロメモ

「人格」か「パーソナリティ」か

2002年に「精神分裂病」が「統合失調症」に呼称変更されたのに続き，日本精神神経学会は2005年8月，「人格障害」という疾患名を「パーソナリティ障害」に改訂した．人格障害という呼称は，それに悩む人々の人格を否定するような響きをもつということが理由であった．ただし，「人格の成熟」のように人格という言葉が単独で使われる場合には，とくべつ否定的な意味はない．そこで本書では，「人格障害」を「パーソナリティ障害」とするが，人格という言葉もそのまま使用している．

✏️ ひとロメモ

刷り込み imprinting

オーストリアの動物行動学者コンラート・ローレンツは，アヒルやカモなどが孵化してすぐ，目の前にある動くものを追いかけようとする行動を示すことに気づいた．自然の状態では，通常それは親鳥であるが，動くものがたとえ玩具の自動車であれ，人間であれ，お構いなしにどこまでもついていこうとする．この行動によって幼鳥は親鳥からはぐれず，餌をもらうことができる．しかも，この習性がみられる時期は，孵化後一定の時期に限られている．ローレンツは，この習性を刷り込み（インプリンティング）と名づけ，動物の行動を促すものは先天的な本能か，後天的な学習かという議論に1つの答えを出した．ローレンツの研究は，精神分析家や心理学者との交流を通じて対象関係論やボウルビーの愛着理論など，人間の成長には食物だけでなく，関係が必要であるという考え方の科学的基盤を作り上げた．彼はこの一連の研究により，ノーベル医学・生理学賞を受賞している．彼の研究のいきいきとした様子は，『ソロモンの指環』（早川書房）にみることができる．

スでも，単に外的な環境に適応しようとする受動的なプロセスでもない．「自ら成長しようとする内部からの力と，この生命に働きかけようとする外部からの力との絶え間ない相互作用のプロセス」（Storr, 1960/1992）なのである．

対象関係の発展

●原初的一体化から生まれる万能感●

人生の始まりにおいて，赤ん坊が最初に関係を持つのは母親の乳房（もしくはその代理としての哺乳びん）であり，それは人間というよりも，1つの物体＝対象としてとらえられる．しかもその対象は，母親の一部でしかないので**部分対象**と呼ばれる．そして，この時期の母子関係における主体と客体との関係を**部分対象関係**という．

生まれたての赤ん坊は，ほとんどの時間まどろんでいるが，空腹で目覚め，大声で泣く．乳房が与えられるとむしゃぶりつき，満腹するとまたまどろむ．そこで赤ん坊にとっては，この部分対象である乳房は，自分が欲したときに現れ，満たされて欲求が消えるとそれも消えていくために，ほとんど自分と一体のものと体験され，世界が自分の意のままになるという誇大的な錯覚（**万能感**）を引き起こす．

実際，赤ん坊が吸えば吸うほど乳の出がよくなり，母親も与える満足感を味わうことができるが，赤ん坊が吸わなければ乳房は張り，母親も苦痛を感じる．この赤ん坊と乳房の最初のありようを，精神科医であり，詩人でもあったレインは次のように描写している．

> 満足させ満足させられるということは，授乳にその端緒的な起源を持っている．これは真に相互的でありうる．乳房を求める赤ん坊の欲求と，赤ん坊を求める乳房の要求とは，当初から共存している．赤ん坊は母親から受け取るし，母親は赤ん坊から受け取る．〈しあわせな乳房〉とは，与えるとともに受け取ることのできる乳房である．…（中略）…取る行為が同時に与えることになり，与えることが同時に取ることになる．（Laing, 1961/1975, p. 96）

これが，人間の人格を形成する出発点となる人間関係の姿であり，赤ん坊と母親（乳房）との**原初的な一体化**の状態である．フロイトは，母親の乳房を吸うことは後年のあらゆる性的満足の類のない手本となると述べている（Freud, 1917/1973, p.428）．そこで，この時期は**口唇期**と呼ばれる．実際，成人してから後も，人間は欲求不満やストレスに晒されると，やけ食いをしたり，アルコールやタバコを嗜むといった口唇的な満足を求めようとする．これは一時的な部分対象関係への退行とみなされる．

🖉 ひと口メモ

人間の攻撃心

赤ん坊に攻撃心があるという主張には抵抗を示す人も多い．しかし，もともと産声からしてそうだが，手足をばたばたさせ乳を求めて泣く顔は，怒りで紅潮しているようにも見え，乳房にむしゃぶりつく様は吸うというより，歯茎で噛みつくといってよいほどの力である．メラニー・クラインは，対象へ向かっていく攻撃心を性欲求と並ぶ，人の基本的な本能欲求とみなした．

攻撃心は，単に破壊のためのものではない．食べ物を歯で噛み砕いて消化するように，生きるためには不可欠のものである．ウィニコットは，赤ん坊にとっての攻撃性は活動性と同義だと述べている．自己主張もまた，攻撃心なしにはできない．最近注目されているアサーティブ・トレーニングは，健康な攻撃心を示すための訓練でもある．そして芸術もまた，攻撃心が創造的な形で昇華されたものとみることができる．

●人生最初の挫折●

　赤ん坊にとって最初の対象である母親の乳房は，この上ない満足を与えるものにもなれば，逆に欲求不満によってこの上ない苦痛を味わわせるものともなる．自分が求めているのに与えられない乳房に対し，赤ん坊は**羨望**を抱き，貪欲にそれを手に入れようとする．そして欲求不満に陥った赤ん坊は，怒りと苦痛のうちに，どうしようもない**無力感**と**空虚感**を体験するのだ．人生最初の挫折である．先ほど紹介したレインの描写の先を読んでみよう．

　反応のない，とりつく島のない他者は，自己に空虚感や無能感を引き起こす．空想における他者の破壊は悪循環を生じる．自己は受け取り，与える．他者は与えることを，受け取ることを要求される．自己は受け取れば受け取るほど，一層与えることを必要とする．他者が受け取ることができなければできないほど，一層自己は破壊を必要とする．自己が他者を破壊すればするほど，一層自己は空虚になる．空虚になればなるほど嫉妬深くなり，嫉妬深くなればなるほど破壊的となるのである．（Laing, 1961/1975, p.96）

　原初的一体化の状態の中で，赤ん坊は，怒りと苦痛という不快な感情を乳房に投影し，無力感と空虚感をもたらす乳房を自分を迫害する**悪い乳房**と感じている．一方，万能感と幸福感をもたらす乳房には自分の快感を投影し，理想的な**良い乳房**と感じる．良い乳房（対象）と悪い乳房（対象）とが別々に存在しているかのように錯覚してしまうのである．これがこの時期を特徴づける**スプリッティング（分裂）**と呼ばれる防衛機制である．

　この状態にある赤ん坊は，理想化された万能感にせよ，被害的な無力感にせよ，ある錯覚の中に生きており，妄想的な状態にある．そこで，メラニー・クラインはこの状態を**妄想分裂態勢**と名づけた．クラインが段階という言葉を用いず，態勢（ポジション）と名づけたのは，この状態が初期の成長段階の1つであるばかりでなく，人生を通じて繰り返し現れる心理的状態であり，人間の基本的病理を示していると考えたからである（Segal, 1973/1977, p.7）．この妄想分裂態勢における赤ん坊の不安は，自分が貪欲に求めれば求めるほど，空っぽになってしまうという感覚から，「自分の愛がほかでもないその対象を破壊してしまう」という不安である．

全体対象と抑うつ態勢

　次第に目覚めている時間が長くなり，首が据わって周囲が見渡せるようになってきた赤ん坊は，初めて対象と自分とが分離した別個の存在であることに気づく．そしで今まで別々のものだと思っていた良い乳房と

🖉 ひとロメモ

スプリッティング（分裂）

　良い対象と悪い対象とに世界が二分されてしまうスプリッティング（分裂）の防衛機制は，通常の人間関係の中にも頻繁に現れる．たとえば，好きな人と嫌いな人とが極端に分かれてしまうような場合，この機制が働いていると考えられる．

　看護師集団の中にも，師長対スタッフナースや，古い看護師対新しい看護師などのスプリッティングが起こりうる．ほかにも，医師対看護師，看護師対ソーシャルワーカーなど，職種ごとの対立や，スタッフ対家族といったスプリッティングもありうる．こうした現象が起こる場合，どちらが正しいとか悪いとかいう問題になってしまいがちであるが，根本的にはそれとは別のなんらかの不安が存在するのであり，その不安に直面することを回避するために，スプリッティングという防衛が働いているのである．したがって，スプリッティングが起こったときには，本来の目的に立ち返って，そこにどんな問題があるのかを検討する必要がある．

悪い乳房とが，実は同一のものであるということを知覚するようになる．つまり，部分対象としての乳房の背後に，母親という一個の全体性を持った対象＝**全体対象**が存在することを知るようになるのである．そして自分の欲求を満たすには他者の存在が不可欠であることに気づくようになる．これが赤ん坊にとっては原初的な母子同一化の状態からの初めての分化の体験であり，部分対象関係から一歩進んだ**全体対象関係**の段階である．

しかし，赤ん坊にとってその体験は，万能なはずの自分が他者に依存するしかない無力な存在であることに気づく体験でもあり，絶望的な孤立無援感を味わうことになる．時期的にも離乳期を迎え，いよいよ母親の乳房から引き離される時期が近づいてくる．ここで生じるのが，**見捨てられる恐怖，分離不安**と呼ばれるものである．この不安はきわめて激しく人間の存在を脅かすほど強烈なものである．

このような赤ん坊を支えるのが，ウィニコット(Winnicott, 1965/1977)のいう「**ほど良い母親 good-enough mother**」の役割である．ほど良い母親とは，直接に赤ん坊の欲求を満たすことに失敗しても，赤ん坊の持つ万能感を理解し，その錯覚を維持してあげようとする母親である．ほど良い母親は，欲求が満たされないときの赤ん坊の絶望感を知っていて，抱いたりあやしたりして応えようとする．ウィニコットは，母親が赤ん坊の欲求を満たす対象(乳房)を差し出すことに加えて，**抱っこすることとあやすこと**に養育上の重大な意義を認めている．つまり，母親は抱っこすることで赤ん坊のバラバラに崩壊してしまうという不安や無力感を防衛し，自我の統合を助け，あやすことで赤ん坊の人格化を促進する．こうして，ほど良い母親は赤ん坊の幻想と付き合うのであるが，それによって赤ん坊は，自らの万能的な幻想を楽しむことを覚え，絶望的な無力感に折り合いをつける術を学んでいく(Winnicott, 1965/1977, p.62)．

こうして赤ん坊は，同一の対象に対して愛と憎しみといった相反する両極端の感情を分裂させることなく，同時に持つ不快に耐えることができるようになる．**アンビバレンス(両価感情)** が成立するのである．

罪悪感の誕生

生後半年も経つと，赤ん坊は顎の力も増し，生え始めた歯で文字通り噛みつくように乳房を吸うようになる．ときに母親は痛みのために授乳することが苦痛になるほどである．また，吸う量も増して，すぐに乳房は吸い尽くされてしまう．そこで赤ん坊は，自分が攻撃し破壊してしまった乳房に，そして自らの空虚感に直面することになるのである．

そのとき生まれてくるのが**罪悪感**である．罪悪感とは，自分の攻撃性が愛する対象を破壊してしまったという観念であり，悪い乳房に投影さ

✏️ ひと口メモ

アンビバレンス

ブロイラーはアンビバレンスを統合失調症の基本症状の1つとして挙げているが，人間の感情は基本的にアンビバレント(両価的)なものである．つまり，ある感情や考えがあると，その陰に相反する感情や考えが同時に存在するものなのである．

このアンビバレンスの根っこは，1つの対象が良い対象と悪い対象に分裂した妄想分裂態勢にある．精神的に健康な人はアンビバレンスになんとか折り合いをつけることができるが，統合失調症患者はそれができない．そこで，近づき過ぎると，かえって怖がって避けてしまったり，攻撃的になってしまったりする．何かをしようと思った途端に，幻聴が「するな」と命令すると訴える患者もいる．

れていた不快な「悪いもの」——怒りや憎しみ——が，自分の内部に再び取り込まれ，内面化されたものと考えることができる．

つまり，人間にとっての初めての分化といえるこの時期に体験されるのは，孤独感と無力感すなわち孤立無援感，空虚感，そして罪悪感である．これらは「うつ」に特徴的な感情でもある．そこでクラインはこの段階の心理状態を**抑うつ態勢**と名づけた．

この罪悪感は，しかし，必ずしもネガティブなものではない．なぜなら，罪悪感は愛する対象を自分が破壊してしまったという不安から生じるのであり，**愛する能力**の存在を示しているからである．他者が部分対象でしかなかった妄想分裂態勢よりは，明らかに一歩進んだ段階である．ここから，**償いの気持ちや他者への思いやり**といった，人間関係にとって不可欠な心の働きが生まれてくる．そこで，罪悪感を持つということ，さらにはうつ状態になれるということは，成長における1つの達成とみなすことができる．

●分離不安と愛着行動

母親が自分とは別の存在であることに気づくようになった赤ん坊は，いつか母親が立ち去ってしまうのではないかという不安を抱き始める．この見捨てられる恐怖，すなわち分離不安は，**狂気に陥ることへの恐れ**もしくは**死の恐怖**と等価であるといわれるほど，強烈な想像を絶する体験である（Winnicott, 1986/1992）．生後半年を過ぎる頃になると，赤ん坊は見知らぬ人物に対して人見知りを始める．「8か月不安」とも呼ばれ，一時的に母親がトイレに入って視野から外れるのでさえ，不安がってしがみつく子どももいる．

母親との分離に伴う子どもの反応を最初に記述したのは，ジクムント・フロイトの娘アンナ・フロイトとその同僚バーリンガムであった．彼女たちは，第2次世界大戦中，ハムステッド育児院に収容された子どもたちを詳細に観察し，記録した．その後，スピッツが，ドキュメンタリー映画『悲嘆—乳幼児期における危機』の中で母子分離を余儀なくされた子どもたちが，体重減少や不眠，人に対する反応の欠如，遠くを見つめる鬱積した表情などを示すさまを映像化し，大きな社会的反響を呼んだ．スピッツはこうした子どもの状態を**依存性抑うつ**と命名した．

1950年にWHOのコンサルタントに任命されたボウルビー（1973/1991）は，こうした**母性剥奪** maternal deprivation に関するさまざまな研究から，次のような知見をまとめた．

母親から切り離された子どもたちは，まず，うろたえて泣き叫んだり，暴れまわったりして，母親と再会しようと試みる（**抵抗の段階**）．だが，徐々に声を出さなくなり，動きも少なくなる（**絶望の段階**）．しかし，こ

> 📝 **ひと口メモ**
>
> **ハーロウの実験**
>
> スピッツの映画に触発されて行なわれたのが，有名なハーロウによる一連のアカゲザルの実験である．彼は出産直後に母親から分離させられたアカゲザルの子どもに，針金で作られた"母親"とビロードの綿毛が巻きつけられた"母親"とを与えた．いずれの"母親"にも哺乳びんがくくり付けられていて，小ザルたちはどちらからも同じようにミルクを飲んだ．しかし，彼らは明らかに綿毛の"母親"のほうを好み，1日の大半をこちらにしがみついて過ごした．針金製の母親からミルクを飲むようしつけられた小ザルも，哺乳びんをくわえながら，手だけは綿毛の"母親"に伸ばして触っていたという．このことは，子どもには何かに接触したり，しがみついたりする生得的な傾向（愛着欲求）があるが，それは食べ物に対する欲求とは直接かかわりがないということを示している．

の段階ではまだ母親を探そうとする行動はみせる．最終段階になると，明るくなり，再び愛想よくふるまうようになる（**脱愛着の段階**）．この段階では，乳児はあえて母親を探そうとはせず，母親と再会しても無視することさえある．あたかも母親がいないことを，まったく気にしていないようにみえるが，実は深刻な傷つきを体験しているのだ．

　ボウルビーは，人間の成長過程に通常みられる，特定の好ましい対象に接近しようとする行動を**愛着行動**と呼んだ．しかし愛着にも，安全感を持つことのできる「**安定した愛着**」と，安全感を持てない「**不安な愛着**」とがある．不安な愛着を持つ人は，激しい愛情と依存，拒絶されることの恐れ，いらだちと警戒心といったアンビバレンスに支配されてしまうのである（Holmes, 1993/1996）．また，「不安な愛着」には，対象に過度に依存的になり，まとわりついたりしがみついたりする抵抗パターンと，反対に愛着の対象を無視する態度をとり，不機嫌になったり，弱い者いじめをしたりする回避パターンとがある．抵抗パターンの子どもはその反応のせいでさらに周囲に嫌われたり，逆に周囲を過保護にさせたりするが，一方，回避パターンの子どもは周囲を落胆させ，そのために拒絶されることが多い．こうして悪循環が成長後まで続いていく．前者はうつ病者にみられるパターンであり，後者は非行や反社会的行動をとる者にみられるパターンといわれている．

　その後，子どもにとって問題は母性剥奪そのものではなく，その意味内容だということが明らかになってきた．母親がいても子どもが出すさまざまなサインにうまく応答できないとき，子どもは同じような反応を示すのであり，分離以前の母子関係によっても障害が左右される．

移行段階と「甘え」

●「甘え」の獲得●

　うつになるほど深刻な分離不安の経験はなくとも，迷子になったり，家に独りぽっちにされたりしたときの不安と恐怖の体験なら，多くの人の記憶にあるに違いない．子どもがこの不安を乗り越えて健康に成長していくためには，1つのステップを昇る必要がある．「甘え」の獲得である．

　土居健郎（1993）は，「甘え」とは乳児が「母親が自分とは別の存在であることを知覚した後に，その母親を求めることを指して言う言葉」（p.87）であり，この「甘え」なくしては母子関係の成立は不可能だという．なぜなら「甘え」は「人間存在に本来つきものの分離の事実を否定し，分離の痛みを止揚しようとすること」（p.88）だからだ．対象関係論的に言いかえれば，良い母親のイメージが**内的対象**として子どものこころの中に取り

✎ ひと口メモ

愛着理論
attachment theory

　ボウルビーは，生まれたての赤ん坊が母親の乳房を求めようとする行動を見て，人間には生まれつきの愛着（アタッチメント）本能があり，それがフロイトのいう性欲とは異なる動機づけの源となっていると考えた．

　愛着の対象である母親は子どもにとってこころの安全の基地となり，成長を促す．成人になってからも恐怖に遭遇したり，疲れたり，病気になったときには，慰められたり，世話されることを求める愛着行動が再び顕著に現れる．

　ボウルビーの愛着の概念と，土居健郎の「甘え」の概念との共通点は多い．しかし，ボウルビーがこうした現象に依存 dependence という言葉を用いなかったのは，それがマイナスの価値を持つ言葉だからで，むしろ健康な成長の基礎となる積極的な意味を持つ現象として説明するには，肯定的なニュアンスの愛着 attachment という言葉のほうがふさわしいと考えたからであった．

込まれ，再同一化した状態といえる．最初の同一化と異なるのは，もはや自分と母親とは別個の存在であるという現実認識が成立している点である．

「甘え」の成立によって，子どもは危険なときや疲れたときには戻ってこられる「**心の安全基地**」（エインスワース）を手に入れることができる．そうして，分離不安を乗り越え，はいはいやよちよち歩きの探索行動を開始することができるのである（Bowlby, 1988/1993）．

ところで，この時期の幼児の多くに，毛布やタオルの切れ端やぼろぼろになったぬいぐるみを四六時中手放さずにいるのをみることができる．彼らは，それを乱暴に引っ張ったりくしゃくしゃにしたりするかと思えば，非常な愛着を示して，親が捨てようものなら，怒り狂ってしまう．ウィニコットは，こうしたものを**移行対象***（1965/1977, p.129）と名づけた．自分の涙や鼻汁，よだれなどにまみれ，自分の匂いの染みついたタオルやぬいぐるみは，幼児にとってみれば自分であって自分ではないもの，外的対象でもあり内的対象でもある，その中間に属する対象だからである．また，ウィニコットは，それまでの母子未分化の段階から，主体と客体との完全な分離段階に到達するまでの中間段階という意味で，この時期を**移行段階**と呼んだ．「甘え」は移行段階にみられる**移行現象**とみることができる．

*過渡的対象と訳されることもある．

●「一人でいられる能力」と「偽りの自己」

母親あるいは母親との安定した関係を内なる良いイメージとして心的現実の中に内在化させることができ，「甘え」を獲得することのできた幼児は，母親が実際にそこに存在していなくても，どこか近くにいるというイメージさえ持てれば，安心して一人で遊んでいられるようになる．母親はこのとき，子どもにとって対象というより，**環境**——まさに「心の安全基地」——となっているのである．ウィニコットはこれを「**一人でいられる能力**」（1965/1977, p.21）と名づけ，子どもの情緒発達の度合いを示す重要な指標とした．

この概念の重要な点は，単に母親がそこにいなくても，一人でいられるということを意味するだけでなく，母親が一緒にいても，自分一人でいられることをも意味している点である．母親がいると母親のことが気がかりで自分のことに没頭できなかったり，母親の顔色をうかがってばかりいるようなら，それは一人でいられないということになる．

この「一人でいられる能力」は，エリクソン（Erikson, 1959/1973, p.61）のいう「**基本的信頼**」という発達課題ともつながりがある．「基本的信頼」は，母親と自分とが一体のものではないという「**基本的不信**」と同時に獲得される．また同時に，母親が内的対象として取り込まれた子どもは，

📖 おすすめブックス

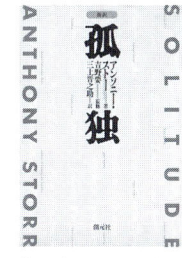

『孤独—自己への回帰』（アンソニー・ストー著，森省二・吉野要監修・三上晋之助訳，創元社）

対象関係論といえば，人間関係がすべてだと誤解されやすい．『孤独—自己への回帰』の著者ストーは，40日間荒野をさまよい，悪魔からの誘惑に打ち勝ったイエスや，断食月の間洞窟に引きこもったマホメットなどの例を引きながら，人間が成長のある段階を越えるためには孤独が必要であることを主張している．まさに「一人でいられる能力」こそが，健康な人間関係のためにも，自我の成長のためにも，必要とされるのである．

希望という能力を獲得する．母親がいなくても，いつかは来てくれるという希望を持って待つことができるようになるのである．

しかし，母親が病気がちだったり，ほかに問題を抱えていて「ほど良い母親」として子どもに対応してやれない場合，子どもは自分から要求する代わりに，状況に服従するようになる．それは一見，外的現実に適応し，受け入れたようにみえるが，実は防衛としての「偽りの自己」（Winnicott, 1965/1977, p. 160）なのである．彼らは，しばしば周囲の世話をしてくれる人物と同一化して，「世話役の自己」（Winnicott, 1965/1977, p.173）と呼ばれる性格を持つようになる．弱い母親の保護者代わりとなったり，家族の大黒柱となって弟や妹の面倒をみたりする「良い子」となるのだ．彼らは本当の子どもの部分を抑圧して，一見大人びたしっかり者の子どもとして成長し，やがて人々をケアする職業を選ぶことも多い．他人から甘えられることによって，自分の甘えを満たそうとするのである．しかし，本当の自己ではないために，どこか空虚感や自分でない感じが付きまとうことになる．

言葉の獲得と個の確立

子どもがコミュニケーションの道具として言葉を使うようになるのは，個人差もあるが，だいたい生後1歳半から2歳頃である．それまでも，赤ん坊は泣き声や身振りなどの非言語的な信号や，マンマ，ウマウマなど，いわゆる喃語(なんご)を発しているが，この時期になってようやく視覚や聴覚，発語するためのノド・顎の筋肉や神経の機能，さらには呼吸の調整機能などが十分発達して，互いに協応して働くことができるようになるのである．

それと同時に，言葉が出る時期が移行段階に当たることの意味は大きい．それ以前の，母子同一化の段階では，母親は泣き声やむずかり方，表情などで赤ん坊の気持ちを察することができ，欲求を満たしてやることができるために，とりたてて言葉は必要ない．しかし，母親が子どもの欲求を満たすことに失敗することによって，子どもは母親が自分とはまったく別個の人間であることに気づき，自分の気持ちや意思をどうにかして伝えなくてはならないことがわかってくる．そのための道具が言葉である．

日米の母親の養育態度を比較研究したコーディルは，米国人の母親が赤ん坊に言葉でよく話しかけるのに対し，日本人の母親は言葉を用いず，抱いたりあやしたりすることに気づいた（Caudill & Doi, 1963）．日本人の母親は，米国人の母親のように言葉で自分の意思を伝えようとするのではなく，母親がともにいて，赤ん坊の気持ちをすべてわかっていること

おすすめブックス

『言葉のない世界に生きた男』
（スーザン・シャラー著，中村妙子訳，晶文社，版元品切中）

耳は音声を取り入れる器官であり，言語機能にとって不可欠の器官である．三重苦で知られるヘレン・ケラーが，水に触れることによって「水」という言葉（音声）を思い出したことをきっかけに，世界を理解し始めていったエピソードは有名である．

スーザン・シャラー著『言葉のない世界に生きた男』は，音が聞こえないということの本当の意味について教えてくれる．耳の聞こえる人間は，物や色に名前があるということや数という概念を無前提に信じて疑わないが，それは聴覚というもののお陰であるとは誰も思っていないだろう．音の長さがわからないと，時間の概念も生まれてこないという．音声を自分のものとすることができて，人は初めて言葉というものの概念を知り，ものを考えることができるのだ．

しかし，言葉が生まれるのは伝えたいと思える相手がいてこそということも，この本は教えてくれる．そういう相手のいない環境では，人は無口になるか，独語するしかない．

を非言語的に赤ん坊に伝えようとする．そうして赤ん坊の万能的な幻想に付き合いながら，同一化幻想としての「甘え」を育むのである．

　言葉が必要なのは，相手と自分とが別々の人格であり，悲しいことに決して一心同体ではないからなのだ．大人になってからも，親しい人に対して，言葉に出さずとも気持ちを「察してほしい」と願うのは，分離の事実を否定しようとする「甘え」があるからにほかならない．だからこそ親しい人にわざわざ言葉にして気持ちを伝えようとすると，「水くさい」と言われてしまうのである．また，「言葉にすると嘘になる」という歌詞*にあるように，本当の気持ちは言葉では伝わらないという思いが日本人にはある．自分の気持ちや意見を言葉にすることによって，一心同体であるという幻想が壊され，両者の間にある距離を自覚させられることをどこかで恐れているのだ．だからこそ，分化した自己を達成するためには言語化という作業が不可欠なのである．

*山下久美子『JOY FOR U』

気質について

　人間にはさまざまな気質がある．気難しい人，気取らない人，むらっ気な人，気位の高い人など．気質の違いは人付き合いによく表れる．つまり，人間関係の鍵を握っているのは気質だといってもよいくらいである．

　安永浩（1982b, p.513）は，自分と異なる気質の者の気持ちや考えについてはなかなか理解しづらく，その違いを知らないと気質の違う相手に勝手な期待を抱いて裏切られたり，無用な誤解をしたりすることが少なくないので，自覚して用心しておかなければならないという．看護においても，最初のアセスメントの際には必ず病前性格を尋ねるが，それは1つには患者の気質をつかむためであり，それによってその患者の基本的な対人関係上の特徴を予測し，かかわり方のヒントとすることができるからである．看護にとっては，精神医学的な診断より，気質の見立てのほうがずっと役に立つ．

　ギリシャ時代から，さまざまな気質の分類法があった．代表的な例としては，ユングの**内向型−外向型**の分類法や，クレッチマーの**統合失調気質***と**循環（躁うつ）気質**の2大分類などがある．安永はこれに中心気質を加えて，統合失調気質，躁うつ気質の3つのタイプを論じている（1992a, pp. 153-157）．そこで，この3つの気質の特徴について簡単にまとめ，さらに対象関係論的にみた，これら3つの気質の意味について考えてみることにする．

　だが，統合失調気質者がすべて統合失調症になるわけでも，うつ病者がすべてうつ気質であるわけでもないということは断わっておかなけれ

*分裂気質は「精神分裂病」（統合失調症）との関連で，そう名づけられたのだが，「精神分裂病」が「統合失調症」と名称変更した後に，この気質を何と呼ぶのが適切かについては十分議論されたとはいえないが，統合失調症という名称が定着するにつれて，これを統合失調気質と呼ぶことが多くなってきたので，本書でもこの名称に変更することにした．

ばならない．

統合失調気質

統合失調気質の人は，他者との密接なかかわりに消極的で，どこか超然として距離があるのが特徴である．人に合わせるよりも，一人でいることを好み，そのほうが安心できる．孤高を保っているといった感じがある．世間のルールや道徳といった決まりごとにはあまり縛られない．感情を表に出すことが少なく，一見，何を考えているかわからないところがあるので，鈍感と誤解されやすいが，感じていないわけではない．自分でも表現できずに悩んでいることがある．

行動することより知的な思考や空想を好む傾向があり，理屈がつけば納得する．「できないこと」より「わからない」ことに悩む．行動の基準は「安全か安全でないか」であり，何事にも慎重で，前もって準備し，危険には容易に近づこうとしない．「槍が長く」，不意打ちや予定変更に弱い．

集団に馴染みにくいのも，統合失調気質の特徴である．彼らは集団の中にいるだけでも精一杯のようなところがあるが，意外と影響を受けている．彼らにとっては，集団は所属するだけで意味があり，一緒に何かをすることは重要ではない．役割は与えられれば行なう．まわりの者は無理に仲間にしようとせず，彼らが「変わり者」であることを一緒に楽しむほうがよい．

躁うつ気質

躁うつ気質の人は，適度に感情表現もでき，一見オモテとウラがないようにみえる．大勢の人と仲良くすることを好み，人と一体感を求める．孤独は苦手である．

行動基準は「善か悪か」であり，何事にも秩序を重んじる．几帳面で常識や道徳，規律といった枠組みにこだわり，そこから逃れられないところがある．人間関係においても義理人情に厚く，親分一子分の関係になりやすい．

また，論理的，抽象的に考えることは苦手で，空想するだけでは満足しない．頭で考えるよりは具体的に行動することを求める．「槍が短い」．「わからない」ことには悩まないが，「できない」ことに悩む．

集団に馴染みやすく，環境に順応しやすい．ムードに流されやすいが，そのわりに集団から影響を受けて内面的に変化することは少ない．深いところに自己評価の低さが隠れていて，なんらかのきっかけでそれが表面化すると，際限がなく崩れることがある．そんなときには叱咤激励せず，そばでしっかり支える必要がある．

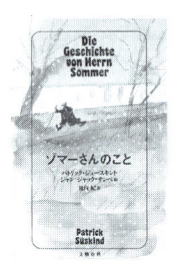

おすすめブックス

『ゾマーさんのこと』（パトリック・ジェースキント著，ジャン＝ジャック・サンペ絵，池内紀訳，文藝春秋）

ぼくがまだ木のぼりをしていたころ……で始まるジュースキントの掌編『ゾマーさんのこと』は，ある村に住む少年の目に映ったゾマーさんと呼ばれる男についての，たった120ページほどの物語である．

ゾマーさんはどこから来るのか，どんな仕事をしているのか，だれも知らない．いつも長く曲がったステッキとほとんど空っぽのリュックサックを持って，ただ黙々と歩いている．ただ一言聞こえたゾマーさんの言葉は，「ほっといてもらいましょう」．ゾマーさんは戦争の記憶の残る村の少年の不安とおびえを映し出す存在でもある．『プチ・ニコラ』で知られるサンペの描く挿絵も，少年のこころに映った世界をよく伝えている．

● 中心気質 ●

　中心気質は，安永が独自に作り出した概念であり，その名称が示す通り，「どんな人の心にも，その基底にはこの性質がひそみかくれている」（安永，1992a, p. 289）．元来はのびのびとした子どもらしい天衣無縫型の軽やかなタイプであるが，ときに爆発する粘着型の重苦しいタイプ，竹を割ったようなさっぱりしたタイプなどのいくつかの辺縁型がある．

　自分と他人との区別がなく，自分中心に世界が回っているといったところがある．自分が好きなものは他人も好き，自分が嫌いなものは他人も嫌いなはずだと無前提に信じ込んでいるところがある．なんにでも感情移入ができ，理屈ではなく，快－不快，好き－嫌いといった自分の感覚や直感で判断し行動する．行動も人間関係も刹那的で衝動的なところがあり，熱中したかと思うとすぐ飽きてしまう．時間的一貫性や連続性がないので，昔のことを言っても通じない．瞬間勝負である．

　中心気質には，人を引き付ける魅力があるが，双方が満足する関係は作りにくい．密着するかと思うと，掌を返したように逆恨みすることがある．正義感が強く，公平であるかどうかには敏感で，フェアではないと怒る．単純な安定した枠組みを与え，静かに対応する必要がある．

気質と不安のあり方の違い

　フェアベーンもまた，人間の基本的な気質を統合失調気質と躁うつ気質の2つのタイプに分類し，それぞれの気質の特徴を，妄想分裂態勢と抑うつ態勢という2つの基本的な心理的態勢と結びつけた．つまり，この2つの態勢に固有の不安に対応して，それぞれの気質が形成されると考えたのである（Fairbairn, 1952/1995, p. 34）．

　妄想分裂態勢の不安の特徴は，「**自分の愛が対象を破壊する**」という恐れである．この態勢においては，対象は良い対象と悪い対象とに分裂しており，基本的な信頼がまだ達成されていないために世界はきわめて不安定で，万能感を与えてくれると思うと，すぐに迫害的になって自己を脅かすものとなる．こうした不安に対応して出来上がった統合失調気質は，親密な関係を恐れ，自分の感情が刺激される情緒的なかかわりに対しては距離を置こうとする．危険か安全かが判断基準となり，それを確かめたうえでないと行動できない．また，現実の行動で直接自分の欲求を満たすよりも，空想や思考で満足する傾向もここから生じる．

　一方，抑うつ態勢は，「**自分の憎しみが対象を破壊する**」という不安が大きな特徴である．躁うつ気質者が何より恐れているのは孤立であり，怒りや憎しみは対象に向けられずに内攻し，「悪いのは私」という自責的な傾向となって表れる．喪失の原因となる対立や分裂を恐れ，他者との

ひとロメモ

中心気質とファントム理論

　本書では安永浩の気質論を紹介しているが，彼は精神障害の原因を人間の生育上の問題と関連づける考え方とは一定の距離をおく立場をとっている．安永の理論はファントム理論と名づけられているが，それは統合失調症のさせられ体験や幻聴，妄想といったさまざまな症状の背後にある体験の構造と精神機能全体のメカニズムを明らかにしようとしたものである．たとえば，駅に並んで止まっていた電車の一方が動き出したとき，乗っている乗客は，止まっている向こうの電車が動き出したと感じることがある．逆に向こうの電車が動いたのに，自分が動いたように感じることもある．このように，意識の中では自分の位置や他者との距離は絶対的なものではなく，相対的なものである．自分が心理的に近づいたのに相手が近づいて来たと感じる恋愛妄想などは，そうした図式で考えると納得がいく．

　ファントム理論の一部に気質論がある．中心気質についてもっとわかりやすく知りたい向きには，矢幡洋著『「星の王子さま」の心理学』（大和書房）がおすすめである．ちなみに，安永自身もあるエッセイでこの本に触れており，その中で「精神療法の"中心"を貫いているのは純度の高い『中心気質的交流』なのだ」と述べ，さらに「これが技術や理論武装とうまくかみあい，相互に高めあうように持って行けたときに，最大限の結果が自然と出てくる．その辺を見通す感性と技術こそが真の"技術"なのだ」（『心と社会』No. 82, 1995）と記している．看護にもいえる洞察ではないだろうか．

一体感や和を求める．常識や道徳，規律といった秩序を大事にするのも，それらが人間関係を保証する枠組みとなるからである．躁うつ気質者がたいてい人から真面目な「良い人」とみられる裏には，見捨てられる恐怖が根にあるのである．そのため，他者の評価よりも自己評価が低く，いったん表の防衛が崩れると救いようがなくなる．

それでは，中心気質はどんな不安と対応しているのだろうか．中心気質の辺縁型における自他の区別のなさや刹那的な感覚優位といった特徴は，いわゆる境界例によくみられる．この特徴は，移行段階における不安とのつながりを思わせるものがある．この時期，母子の心理的分離がうまくいかない場合，マーラーが「**分離-個体化の失敗**」(Mahler, 1975/1981)と呼ぶ特殊な母子共生の状態が引き起こされる．つまり，「甘え」が成立しないために，病的で不安定な再同一化が起こるのである．密着した関係を求めるかと思うと逆に恨んだり反抗したりと安定しないのも，母親が安定した1つの内的対象として内在化されていないためと考えることができる．

このように，人間の固有な不安への防衛として形作られた気質は，日々の対人関係や行動様式となって，その人のライフスタイルを形作っていく．しかし，そうした気質的防衛がかえって仇となることがある．たとえば，分裂気質の人にいざというとき悩み事を相談する親しい人がいなかったり，躁うつ気質が頼りにする人や役割を失ったりする場合である．そうしたときがまさに危機といわれる状況になるのである．

同一化のメカニズム──投影と取り込み

誕生とともに母胎から切り離された人間は，対象との同一化と分化の繰り返しを通して成長していく．**同一化**は，不安に対する自我の防衛機制の1つである．

同一化には**投影**と**取り込み**という2通りの様式がある．投影は自分の内にある特質やイメージを，他者に移し替え，あたかもその人物のものであるかのように認識する同一化の様式であり，取り込みは他者の特質やイメージを自らの内に移し替え，あたかも自分のもののように認識する同一化の様式である．

最初にみられるのは，赤ん坊と母親の間の**投影同一化**である．その結果，赤ん坊の満ち足りた幸福感は理想的な良い乳房と一体となり，欲求不満と空虚感は迫害的な悪い乳房と一体になっていた．

やがて移行段階の時期になると，親はしつけを通して，社会的に承認されることとされないことを子どもに教え，子どもは親の賞賛や厳しい叱責を取り込み，再同一化していく．フロイトのいう**超自我**は，親の理

✏️ ひと口メモ

アダルト・チルドレン（AC）

もともとは，アルコール依存症の親のもとで成人した人のことをこう呼んでいたが，次第にその概念が広がり，今ではさまざまな機能不全家族で育った結果，自分自身でなんらかの生きにくさを抱える人々を総称していうようになった．彼らは「偽りの自己」を育てるが，他人を信頼できなかったり，感情に気づいたり表現したりするのが苦手であったり，自己評価が低いといった生きにくさを抱えることが多い．その結果，うつ病やパーソナリティ障害，摂食障害，アルコール依存などといった問題が表立ってくることもある．ACという名称は診断名でもレッテルでもなく，セルフヘルプ活動の中で，当事者が自分たちの問題に気づいて，こう定義するようになった．米国のクリントン元大統領は，自らACであると名乗っている．生まれる前に実父が交通事故で死に，継父はアルコール依存症者だった．彼は国家という大きなファミリーの世話役となったのである．ちなみに母親は看護師であった．

想であると同時にコミュニティにとっての理想でもあるものを取り込み，自己の一部としたものといえる．これによって子どもは，親から直接指図されたり規制されたりしなくとも，自分で自分を律することができるようになる．

取り込みによる再同一化の現象は，たとえば母親から叱られた子どもが，人形に向かって母親の口調をそっくり真似して叱ったり邪険に扱ったりする姿に見ることができる．そうして子どもは母親に対する自分の耐えがたい怒りや悲しみに対処しているのである．このとき，母親への怒りと悲しみは，同一化を通して自分への怒りや悲しみとなることがある．実際，子どもが母親に腹を立てているのに，自分の手を噛んだり，自分の髪の毛を掻きむしったり，頭を何かに打ちつけたりすることがある．かんしゃくを起こしている子どもは，実は自分に対して腹を立てているのである．それを叱るのは，まさに火に油を注ぐようなものだ．

一方，人間には自分の中にあって，自分のものとしては承認できない否定的な部分を自分から切り離し，他者へ投影しようとする傾向がある（Storr, 1960/1992, p. 129）．自分にとって許しがたいと思う他人の欠点は，実は自分の中にあって受け入れられない部分でもあるのだ．

子どもと両親の三角関係

母親からの分化を達成するためには，新たな同一化の対象が必要となる．なぜなら，いったんは自分の一部となっていた対象からの分化には，激しい喪失の痛みとうつが伴うからである．そこで登場するのが父親*である．

フロイトは2歳半から5歳にかけての子どもと親との葛藤こそが，人類普遍の葛藤の心理であるとして，これを**エディプス・コンプレックス**と名づけた．彼の考えでは，子どもは異性の親との性的な結合を願い，同性の親とライバル関係を形成する．しかし，社会には近親姦をめぐるタブーがあり，そのような子どもの願望は超自我からの抑制を受け，罪悪感を伴う強い不安を引き起こす．これが**去勢不安**である．そして，この不安を防衛するために，さまざまな神経症の症状が形成されるというのである．

しかしこの葛藤は，必ずしも子どもの近親姦的な願望やタブーといったものを想定しなくとも説明することができる．なぜなら，もともと親という存在は，子どもを保護する存在であると同時に，子どもの欲求に限界を設定し抑制しようとする存在でもあるからだ．親は子どもにとっては本質的にアンビバレンスの対象となる存在なのだ．どちらの親も，愛情の対象にもなれば憎しみの対象にもなりうる．子どもが一方の親に

*必ずしも生物学的な父親であることを意味しない．親密な関係の中で心理的・手段的に母親を支える第三者としての存在を指す．

✏️ ひとロメモ

オイディプス王

エディプス・コンプレックスの語源となったオイディプスとは，ソフォクレスの描いたギリシャ悲劇の王の名前である．テーベ王ライオスと妃イオカステの子として生まれるが，「もし男子をもうければ，その子は父を殺し，母を娶るであろう」とのアポロンの神託を受けた父ライオスは，オイディプスを殺すよう命じる．しかし哀れんだ家臣によってオイディプスはさびしい山中に捨てられ，通りがかった羊飼いに助けられる．やがて子どものないコリントス王の王子として成長したオイディプスは，アポロンの神託を知り，実の親と信じるコリントス王のもとを去って放浪の旅に出る．その道すがらライオスと出会ったオイディプスは，実の父とは知らず殺してしまう．その後，オイディプスはテーベの国を苦しめていた怪物スフィンクスの謎を解き，実の母とは知らずに未亡人であった王妃イスカリオテと結婚する．後に自らの出生の秘密を知ったオイディプスは，絶望のあまり自らの目を突き刺し，盲目となってさまよう．

なお，ユングは女性にとってのエディプス・コンプレックスを，これまたギリシャ悲劇になぞらえエレクトラ・コンプレックスと呼んだ．

肯定的な感情を投影し，他方に否定的な感情を投影するという分裂が起こっても不思議ではない．しかし，いずれにせよ親を憎むことは，子どもにとって親を喪失することでもあり，自分が見捨てられたように感じられる．そこで，罪悪感と同時に見捨てられる恐怖が生じるのである．しかも，現実に両親が仲のよい夫婦であればまだしも，亀裂の入った夫婦であれば，どちらかを選ばざるをえないという子どもの不安はさらに現実味を帯びてくる．

　大人がよく子どもに向けて発する「お父さんとお母さんと，どっちが好き？」という不用意な質問は，その大人自身がエディプス的な感情にとらわれているという事実だけでなく，子どもの葛藤に対する鈍感さも示している．このほかにも，人を嫉妬したり，ライバル関係になったりする場合や，同性の親の死に際に際して（ときにはその死を想像するだけでも）深刻な不安や罪悪感を持つことがある．これもエディプス状況が再現されるためと考えることができる（Malan, 1979/1992）．

アイデンティティと遊び

　他者とは区別される自己についての持続性とまとまりを持ったイメージ，すなわち自分が何者であるかという意識を**自己同一性**という．同一性（アイデンティティ）はまさに同一化（アイデンティフィケーション）を通じて確立されていく．最初のアイデンティティの感覚は，母親の世話によって支えられた基本的信頼の中で形成される．そして，「大丈夫だ」という感覚，自分が本当の自分自身であるという感覚，さらには他人が信頼を持って期待してくれている者に自分はなるのだという感覚などと結びついていくのである（Erikson, 1968/1973, p.130）．

　やがて子どもは友だちとままごとやごっこ遊びを始めるが，それは単に外部にあるものを模倣しているのではない．自らの内に取り込んだ母親や父親のイメージや家族役割，医師や看護師，運転士やお店屋さんといった職業役割や社会的イメージを外在化し試しているのだ．そして，子どもは何者かになろうとする自分というイメージを遊ぶのである．子どもはそうした遊びの中で自分と，そして他者を発見していく．

　子どもは自分とは異なる家庭や文化の中で育った友だちと一緒に遊びながら，社会の中でやって良いことと悪いこと，望ましいことと望ましくないことを学んでいく．遊びを通してコミュニティの文化が取り込まれ，受け継がれていくのである．そして学童期に入ると，同じ好みや似たところを持つ仲間が新たな同一化の対象となり，次第に同質性の高い集団を形成するようになる．仲間意識＝**われわれ意識**の誕生である．男女に分かれ始め，ジェンダーアイデンティティが生まれてくるのもこの

おすすめブックス

『あなたが子どもだったころ―こころの原風景』（河合隼雄，講談社＋α文庫）

　『あなたが子どもだったころ』（講談社＋α文庫）は，日本のユング心理学の第一人者として名高い河合隼雄が，評論家，作家，詩人，作曲家，漫画家，劇作家，画家，動物学者など，各界の著名人10人を相手に行なった対談をまとめたものである．テーマは「子ども時代を語る」．語っているのは，さまざまな分野で成功を収めた人たちである．ところが，それぞれが語る子ども時代はすさまじい．不登校，虚言，盗み，家出，自殺，落ちこぼれ，反抗，孤独……なんでもあり，である．

　河合隼雄は「まえがき」で，「『子育て』のことに悩んでいる人や，何とか自分の子を『よい子』にしたいと努力している親に，ぜひ本書を読んでいただきたい」と書いているが，「よい子」になれずに悩んでいる子どもや，「よい子」になりたくないと反発している子どもにも，ぜひ読んでもらいたいものである．

頃である．

やがて，遊び play はゲーム games に発展する．ゲームでは参加するすべてのメンバー間の複雑な役割関係を理解しなければならない．その全体を規定するのがルールである．子どもたちはゲームという組織化された社会的活動に参加するには，誰もが共有するルールを知り，それに従わなければならないことを学習する．こうした過程を通じて，ミードのいう「**一般化された他者**」という形で社会が個人の思考に入り込み，その行動を規定していくようになる（我妻，1987，p.226）．

そうした子どもたちの前に，やがて親以外の憧れの対象が現れてくる．最初は，教師であったり，先輩であったりする．自分自身とは異なる価値観や魅力を持った人間に対して，憧れや畏敬の念を抱くのだ．このとき，理想化した他者の中に見出している肯定的な部分は，実は自分の中にある肯定的な部分を切り離し，投影しているのだが，最初はそうとは気づかず，自分にはない良さがその人にだけあるように思うのである．

やがて，理想化した対象に近づくうちに，そうした肯定的な部分が対象の中にではなく，自分の中にも存在することに気づくようになる．ときには，対象が自分の理想とは異なる面を持つことに気づいたりもする．そのとき同一化していた対象からの分化が起こるが，それは一種の喪失体験でもある．かつて井伏鱒二が「さよならだけが人生だ」とうたったように，若い日には憧れとともに失望と幻滅がつきものなのだ．

● 集団と自己 ●

アイデンティティとは，自分は何者であるかという問いへの答えであるが，単にそれはレッテルのように貼り付けられるものではない．それは，自分はいつも同じ自分であり，そうあり続けるだろうというダイナミックな感覚なのであり，しかも仲間からもそう認められているという感覚が不可欠である．自己同一性はグループアイデンティティ（**集団同一性**）の確立とともに獲得されていくのだ（Erikson，1959/1973，p.9）．しかも，児童期から青年期にかけては，性的欲求を含めてさまざまな欲求が芽を出す．人間関係も複雑になり，周囲から求められる社会的役割や期待もこれまでとは違って，複雑になる．一人でいくつもの顔を持つようになり，ときには自分が何者なのかが自分でもわからなくなる．こうした状況の中で，自分への信頼を失わず，いくつもの面を持つ自分を統合していくことのできる自我感覚を持つこと，すなわち**自我同一性**を獲得することは，この時期の大きな課題となる．

かつて日本のあちらこちらに，ある種の**通過儀礼（イニシエーション）**として，一定の年齢になると若者が家を出て，親方のもとで共同生活を営みながら仕事や儀礼などの固有の文化を身につけていく「若衆宿」とい

🎬 おすすめシネマ

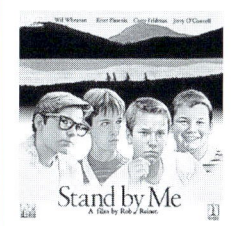

『スタンド・バイ・ミー』（ウィル・ウィートン監督，ソニー・ピクチャーズエンタテインメント）

「クルッテル」「キチガイ」という言葉は，放送禁止用語となっていて，「時計が狂っている」と言ってもいけないのだそうだ．思春期を迎えた少年たちの世界を描いた映画「スタンド・バイ・ミー」には，この類の英語が少年たちの口からふんだんに飛び出し，その語彙の豊富さに驚かされる．

ところが，がっかりしたことには，日本語字幕には「バカ」としか訳されていないのだ．そのため，少年たちの言葉の応酬がなんとも迫力のない，精彩を欠くものとなってしまっている．たしかに，こうした「差別用語」は言われた当人を傷つけ差別するもので，使われるべきものではないのだけれど，一方で，そうした残酷さや恥ずべき心性を持っている人間がいるのも事実なのだ．そういう人間の一面を，文学はどのように描けばよいというのだろう．また，言葉が使われなくなったといって，差別がなくなるというものでもない．

逆に，最近，はやりの推理小説や映画で，凶悪な殺人犯人がはっきりと「統合失調症」とされたり，「おぞましい」精神障害者であることを強調して描かれたりすることに対して，ほとんどなんの抗議も起きないのは，本当におかしなことだ．差別用語のほうがよほど罪がないし，文学や映画からこの種の言葉が消えていくのは，ある意味で文化の消滅のような気もするのだが．

う習慣があった．成人としてのアイデンティティを社会的に認知するためのシステムが存在したのである．成人式はその名残りといえる．

現代社会では，そうした伝統的アイデンティティが失われてしまった．しかも，就職や結婚といった形で新たなアイデンティティを得るまでの**モラトリアム**(猶予期間)も長い．しかしアイデンティティの感覚なくしては，人は生きているという感覚を持つことはできない．そこで，肯定的なアイデンティティ感覚が得られない場合，逆に，親や社会が認めないライフスタイルを選び取ることがある．エリクソン(Erikson, 1968/1973, pp. 236-242)のいう**否定的同一性**を選択するのである．

また，特殊な服装や髪形にしたり，自分たちだけに通じる言葉やシンボルを用いたりすることで集団同一性を強調した，排他的な集団を形成することもある．さらに，この時期特有の攻撃性と結びついて，暴走族や非行少年グループなどの反社会的集団となる場合もある．1960年代には日本だけでなく世界中で若者を中心に反戦運動や学生運動などが盛んになり，ヒッピーや反体制活動家らがカウンターカルチャーと呼ばれる新しい文化を形成していたが，それらの現象もまた，こうした青年期特有のアイデンティティ課題を示すものであった．福島章(1994)は，これを非行などとは違って必ずしも否定的な意味のないものとして，**対抗同一性**(カウンターアイデンティティ)と呼んでいる．

反抗と「甘え」

性的な成熟期を迎えた思春期の子どもは，親やその象徴としての社会や学校に対して，激しい怒りと攻撃性を向けるようになる．**反抗期**とは，自分自身の中にある，子どものままでいたいという欲求や親を見捨てることができないという不安と，子どものままでいてほしいという親の欲求に抗して，自分のアイデンティティを確立しようとする戦いなのである．怒りはその戦いに必要な感情的エネルギーなのである．

だが，攻撃性は「憎しみが愛する対象を破壊する」という抑うつ態勢の不安を刺激するため，対象に向けられず，自分の内部に向かうこともあり，この時期うつや自殺の危険性も高い．また，それほど激しくはないが，なんとなく不機嫌になることが，この時期にはよくみられる．

また，罰せられることを意識的あるいは無意識的に期待して，問題を起こす場合がある．こうした場合はすぐに見つかったり，自分から名乗り出たりする．これは自己主張であると同時に，罰せられることで抑うつ態勢が生み出す罪悪感を癒すためとも考えられる．自傷行為や無謀ともいえる冒険に挑戦しようとする若者たちも，自分で自分を罰しているとみることができる．いずれにせよ，反抗には**依存と自立をめぐる葛藤**が常に付きまとっているのであり，そこには喪失の痛みと悲しみが潜ん

✎ ひとロメモ

チャム Cham

サリヴァンは，児童期と青春期の間に前青春期と呼ぶ発達上の時期を想定した．年齢からいうと，ほぼ小学校高学年の時期に当たる．この時期の特徴は，家族以外の同性の人物との親密な関係に対する強い欲求の出現である．サリヴァンはそうした人物を表すのに，英語でもあまり使われなくなった親友という意味のchamという言葉を用いた．チャム同士は長い時間ともに過ごし，互いの感情や考えを包み隠さず分かち合う．チャム関係 chamship には，相手の幸福が自分の幸福と同じくらい大切に感じられるほどの親密性が生まれるが，それは性的感情とは別物である．サリヴァンは，こうした親密性を持つ良いチャム関係は，過去の傷ついた人間関係によって歪められた対人関係パターンを矯正する治療的な力があると信じた．そして「似た者は似た者によって治される」との信念から，若い感受性豊かな男子看護者と男子患者だけを集めた6床の特別病棟を創った(Sullivan, 1962/1995)．

でいる．そして，それは成長の痛みでもある．

●性的な成熟と人格の成熟●

人間が成長し，一人前になるということは，他者と性的な結合を含む**親密性**を確立するということでもある．これには，単に性機能が成熟するだけでは足りない．自分のアイデンティティを損なうことなく，他者と全人的なかかわりを持つことが求められるのだ．身体的には成熟していても，相手を単なる性的欲求の捌け口としてしか利用できない人や，お金という対価だけを目的に「援助交際」する少年・少女などは，人格的な発達が部分対象関係の段階に止まっているとみなすことができる．自分も相手も，人としての全体性を欠いた部分的な「もの」にすぎないのである．

しかし，親密で対等な二者関係を実現するのは，実は，たいへん難しい．性的なオーガズムは赤ん坊のときの原初的同一化と類似の体験とみなされるが(Freud, 1917/1973, p. 426)，このとき自己と客体が融合し，その境界が限りなくあいまいになる．これは人間の自我にとって脅威ともなる．また，幸福な一体感と性的満足は自己の充足感と万能感をもたらすが，同時に欲求不満や失望，破壊されてしまうのではないかという恐れ，見捨てられる恐怖，アンビバレントな感情などが再び呼び起こされる．恋の不安は，まさにこうした不安の混交物である．

仲の良い夫婦や恋人には，ある程度同じように感じている，お互いにわかり合えているという幻想が必要ではある．しかし現実には，感じ方や求めていることには性差や個人差がつきものである．この現実検討がなければ，分化を遂げた大人同士の成熟した関係とはいえない．かといって，あまりに距離がありすぎては関係を維持することができない．親密な二者関係でこそ，ウィニコットのいう「一人でいられる能力」(21頁参照)が試されるのである．

また，人との親密な関係には，過去の親との体験が大きく影響してくる．しかも，人は過去の体験を再現しようとして，自分の親に似た対象を求める傾向がある．もし，過去の親との葛藤が解決されないままであれば，恋人や伴侶との関係に繰り返し同じような葛藤状況を作り出すことになる．

大人になること

本章では，人間の成長は，分化と同一化の繰り返しであることを学習してきた．同一化の度合いが徐々に小さくなり，分化の度合いが大きくなるにしたがって，人間は成熟していく(Fairbairn, 1952/1995, p. 91)．

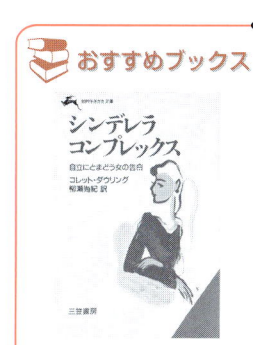

おすすめブックス

『シンデレラ・コンプレックス』(コレット・ダウリング著，柳瀬尚紀訳，三笠書房・知的生き方文庫，絶版)

自立と依存の葛藤に悩む現代女性の心理に関しては，先駆的な読み物『シンデレラ・コンプレックス』が面白い．女性の社会進出レースのトップを走っていたはずの米国女性たちは，今，自分たちが依存の問題を解決しないまま置き去りにしてきたことに気づき始めている．フェミニズムの論者たちも，自分たちの問題を深く見つめる中から，問題は依存を否定するだけでは解決しないことを認め始めた．看護も今やフェミニズムの視点なしには論じられない時代になってきた．ダウリングのほかの著書には『パーフェクト・ウーマン』(三笠書房)もある．

ところで，分化には他者との分化だけでなく，自分の内部の分化も含まれる．自分の内部に，他者との関係でさまざまな自己イメージが形成され，それらが次々と自己の部分となっていくのである．画家であり，エッセイストでもある宮迫千鶴は次のように表現している．

　しかし，成長するということは，そういう(子どもは子どもらしく，少女は少女らしく，大人は大人らしくというような――引用者注)単一な心を築きあげることではなく，より多くの「心の部屋」を持つことである．「子どもの心の部屋」「少女の心の部屋」そして「仕事をする女性の心の部屋」「恋をする心の部屋」「妻の心の部屋」「母の心の部屋」そして「おばあさんの心の部屋」というふうに，より多くの「心の部屋」を持つ時に，私たちの人間性は豊かになるのである．(宮迫，1995, p. 200)

　こうした「部屋」は出会う人の数だけ増えていく．さまざまな役割に応じた自分がいくつもの自分に構造化され，1つの人格を作っていくのである．もちろんその中には「私だけの部屋」(Woolf, 1929/1952)もある．いわゆる「オモテ」と「ウラ」もそうした構造化の1つといえる．こうしたいくつもの自分がありながら，混乱することなく，「自分」であり続けることができるのは，前に述べた自我同一性が機能をしているからである．このおかげで人は，考えごとをしながら，車を運転したり，人と会話したりすることができ，葛藤がありながらもいくつもの役割を同時にこなすこともできる．

　しかし，自分で認めることも他者に投影することもできない自己の部分は，自分の中で他の部分から切り離され，解離して無意識の中にしまわれる．こころの中に自分も知らない「開かずの部屋」ができるのである．この部分は子どものまま閉じ込められているが，やがて「症状」という形をとって存在を主張するようになる．つまり，さまざまな形で現れるこころの病いは，成長の過程において自分の中に閉じ込められ，見捨てられてきた子どもの部分が存在を主張しているのであり，さらには内なる子どもを救い出そうとする試みでもあるのだ．次章では，もっとも解離が起きやすい外傷的体験についてみていくことにする．

おすすめブックス

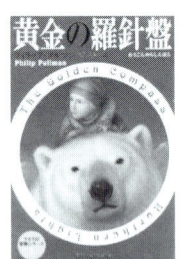

ライラの冒険シリーズ『(1)黄金の羅針盤』『(2)神秘の短剣』『(3)琥珀の望遠鏡』(フィリップ・プルマン，新潮社，新潮文庫)

事故で両親を亡くし，オックスフォードの学寮で暮らすお転婆で嘘つきな少女ライラ．なんといっても数々の賞を受賞したこのファンタジーの驚きは，人々がそれぞれダイモンと呼ばれる動物の姿をした守護精霊を持っているという発想．ダイモンと人間は強い絆で結ばれていて，切り離されると人間は死ぬ．子どもたちの場合はそのときどきの感情によって，その姿は猫になったりワシになったり蝶々になったりと変幻自在である．やがて子どもが大人になると，ダイモンの姿はその人の個性を表す動物になって生涯変わらない．それがどんな動物になるかは，本人にもわからない．さて，あなたのダイモンは？

COLUMN

人間の成長と「時」

　人の成長には定まった時期というものがある．下の詩は，左がキリスト教の聖書の中にある「伝道者の書」の一節（訳）であり，右は1960年代に人気を博したザ・バーズの曲「ターン・ターン・ターン」の歌詞である．後者はいわゆるプロテスト・ソングの仲間なのだが，内容は前者とまったく同じということがよくわかる．ここに歌われているのは，人の生き死にを含めて，すべてのことに「時」があるということであり，人ができるのは，その「時」を待つことなのである．

〔伝道者の書三部 1－8〕

すべてのことに時あり．
天が下にて
人のなすすべてのわざに時あり．
生まるるに時あり，死ぬに時あり．
植うるに時あり，
植えたるものを抜くに時あり．
殺すに時あり，癒すに時あり．
毀（こぼ）つに時あり，建つるに時あり．

泣くに時あり，笑うに時あり．
悲しむに時あり，躍るに時あり．
石を投げ打つに時あり，
石を集むるに時あり．
抱くに時あり，
抱くことをつつしむに時あり．
得るに時あり，失うに時あり．
保つに時あり，捨つるに時あり．
裂くに時あり，縫うに時あり．
黙（もだ）すに時あり，語るに時あり．

愛するに時あり，憎むに時あり
戦うに時あり，和（やわら）ぐに時あり．

TURN! TURN! TURN!

　　To everything, Turn, Turn, Turn
　　There is a season, Turn, Turn, Turn
　　And a time to every purpose
　　Under heaven　（以上くりかえし）

A time to be born, a time to die
A time to plant, a time to reap
A time to kill, a time to heal
A time to laugh, a time to weep
　　（くりかえし）
A time to build up, a time to break down
A time to dance, A time to mourn
A time to cast away stones
A time to gather stones together
　　（くりかえし）
A time of love, a time of hate
A time of war, a time of peace
A time you may embrace
A time to refrain from embracing
　　（くりかえし）
A time to gain, a time to lose
A time to rend, a time to sew
A time for love, a time for hate
A time for peace
 I swear it's not too late

TURN! TURN! TURN!（TO EVERYTHING THERE IS A SEASON）
Words : Book of Ecclesiastes
Adaptation and Music by Pete Seeger
TRO-03 Copyright 1962 by MELODY TRAILS, INC., New York, N.Y., U.S.A.
Rights for Japan controlled by TRO Essex Japan Ltd., TokyoAuthorized for sale in Japan only
日本音楽著作権協会（出）許諾第 9804166-502 号

第3章 死との出会いと心的外傷

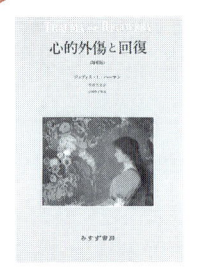

おすすめブックス

『心的外傷と回復』（ジュディス・L・ハーマン著, 中井久夫訳, みすず書房）

　トラウマという言葉は, 流行語にもなった. だが, 看護に携わる者にとっては, 一時の流行では終わらせることのできない重要な意味を持つ. トラウマ問題のバイブルともいわれる『心的外傷と回復』の著者ハーマンは, 社会はつねにこの古くて新しい問題に蓋をしてきたと述べている. その結果, 虐待や暴力の生存者が繰り返し被害者もしくは加害者となっていくのだ. 本書は, 心的外傷の歴史から, その体験の意味と影響を論じている. とくに読んでほしいのは, 後半の回復の諸段階についての諸章である. そこには, 傷ついた人びとに何をし, 何をしてはならないかがはっきりと示されている. 同時に, 自分たちがなぜ反治療的なことを行なってしまうのかもわかる. とくに看護者自身に心的外傷の生存者が多いという事実を考えれば, この本は看護にとっての必読本といってよいだろう.

　「死は, これまでつねに私たちとともにあった. これからもつねに私たちとともにあるだろう. 死は人間存在の欠くべからざる一部である」.
　これは, 死と死にゆくことの意味を問い続け, 2004年8月に亡くなった, エリザベス・キューブラー＝ロスの言葉（1975/2001, p.36）である. しかし,「人間は太陽も死も直視できない」とラ・ロシュフーコーはいう. 死の恐怖は人間にとって最大の不安の要因であり, それほど強烈なのだ.
　近年, 終末期ケアという言葉が生まれ, 注目されている背景には, 現代医学をもってしても, 死を免れることができない患者がいるという, 考えれば当たり前のことを, 人々が認めざるを得なくなってしまったからでもある. 病院では, 最後まで死は否認され, 隠される. 手を尽くしても無駄だとわかった患者のもとへは, 看護師や医師が足を運ぶ回数が自然と減るという（Sudnow, 1967/1992）. 死にゆく患者の恐怖や, 医療者として何もしてあげることができない無力感と罪悪感に直面することに耐えられないからだ.
　医療に携わる者は必ずや, 自分自身の中の死の恐怖と対面せざるを得ない. 今や, ほとんどの人が病院で死ぬ時代である. しかも市場経済が医療にも導入されるようになって, 病院はますます重症化した患者ばかりを治療し, 看護する施設となってしまった. 何人もの死と立て続けに出会うのは, 人間の精神に計り知れない影響を残す. 死の恐怖をどう乗り越えるかは, 患者だけでなく医療者自身の問題でもある.

心的外傷後ストレス障害（PTSD）

　1995年1月17日に起きた兵庫県南部地震による阪神・淡路大震災は, 多くの被災者に心の痛手を負わせ, 心のケアの必要性が広く認められるきっかけとなった。2011年3月11日に発生した東日本大震災は, 原子力発電所の事故もあり甚大な被害をもたらした. 阪神・淡路の経験を生かして, 全国から「心のケアチーム」が救援に集まったが, あまりの被害の大きさに救援者が二次的に傷つくケースも出てきた. 心的外傷は実

際に被害にあった人だけのものではないのである．

　心的外傷とは，人々に強烈な恐怖と孤立無援感を起こさせるものであり，その最初の反応は，**急性ストレス障害**と呼ばれる一種のショック反応である．神経が麻痺して，動けなくなったり口がきけなくなったりする．吐き気に襲われ震顫(しんせん)が止まらなくなる．一時的に幼児的な反応を示す退行現象も生じる．ちょっとした刺激に過敏に反応するようになり，眠りも浅くなる．こうした反応は，戦闘に参加した兵士たちにしばしばみられ，**シェル(砲弾)ショック**あるいは**戦争神経症**と呼ばれてきた(Kardiner, 1947/2004)．

　ところが，こうした反応は危機状況から解放されれば次第に軽減してよいはずなのに，そうはならないことがある．たとえば救出された後にうつに陥ったり，時を経てから睡眠障害，自律神経系の失調，悪夢，解離症状，感覚麻痺といった症状が出たりするのだ．**心的外傷後ストレス障害**(Post Traumatic Stress Disorder：PTSD)と呼ばれるものである．

　やがて，PTSDは兵士だけのものではないことがわかってきた．病院の救急部でレイプ被害者のカウンセリングを行なった精神科看護師のアン・バージェスと社会学者のリンダ・ホルムストロームは，被害者たちが戦争神経症とそっくりな症状を示していることを報告した(Herman, 1992/1996, p.44)．女性にとってレイプは日常生活での戦争体験だったのだ．こうした研究の積み重ねにより，よくメカニズムがわからなかったさまざまな問題が，心的外傷との関連で見直されるようになってきた．

● PTSDの特徴 ●

　PTSDの症状は，〈過覚醒〉〈侵入〉〈狭窄〉の3つのカテゴリーに分類される(Herman, 1992/1996, p.49)．

　〈過覚醒〉とは，被害場面を連想させるような音，匂い，振動，光景，イメージなどのちょっとした刺激に対して過敏になり，過剰に反応するという状態である．危険に晒された結果，交感神経のスイッチが慢性的にオンの状態になったようなものである．

　〈侵入〉とは，心的外傷の記憶が消すことのできない刻印となって，突如として現実に侵入していく，いわゆる**フラッシュバック**や悪夢の現象である．この外傷性の記憶を，バージェスは「**ことばをもたない凍りついた記憶**」と形容した(Herman, 1992/1996, p.53)．

　〈狭窄〉は一種の**解離状態**である．自分ではどうしようもない状況に陥ったとき，人間は外的状況よりも自分の意識のほうを変えようとする．知覚が鈍くなり，感情が凍りつく．身体感覚や現実感そのものがなくなり，**離人感**に襲われたり，時間の感覚が変化したりする．受傷時の記憶が失われることもある．リフトン(Lifton, 1976/1989)はこうした状態を

> **✎ ひと口メモ**
>
> **急性ストレス障害とPTSD**
>
> 　最近ではPTSDという言葉がすっかりお馴染みになり，事件や事故が起きるたびにメディアはPTSDだと騒ぎ立てる．だが，生命を脅かされるような出来事の直後に起きるのは急性ストレス障害である．これは，だれにでも起きうるが，多くの場合，一過性で時間の経過とともに軽減する．
>
> 　これに対してPTSDは，外傷的体験後，時間を経て生じるもので，繰り返し再現され，少なくとも1か月以上，その症状が続くものをいう．急性ストレス障害の約半数がPTSDを引き起こすといわれているが，逆にいえば，約半数はPTSDにならずに済むのである．危機的な出来事直後の取り組みが重要なのは，その後何年も苦しむ可能性のあるPTSDの予防になるからでもある．

心的感覚麻痺と呼んだ．やがて，意識的・無意識的に事件の起こった場所を避けたり，外出や人間関係を避けて引きこもるようになると，生活や人生そのものが狭隘化し，貧困化していく．

●心的外傷の生存者●

PTSD の概念は，1970 年代に米国でベトナム戦争に反対する帰還兵のグループの中から生まれた．それまで，戦争神経症は個人のひ弱さのせいとみなされ，軽蔑の目でみられていたのだった．しかし，彼らは自分たち自身が加担した戦争犯罪を告発し，戦争によって受けた心的外傷を癒すことの必要性と，戦争がそうした傷跡を残すという事実を社会に向かって突きつけた．

ベトナム帰還兵の面接調査を行ない，PTSD 研究の先駆者となったリフトン (1976/1989, p.63) は，朝鮮戦争当時，米国軍医として日本を訪れ，広島の原爆被爆者の面接調査を行なっている．そして彼らの中に，死の恐怖を乗り越えて生き抜いていこうとする力を見出した彼は，心的外傷の被害者を「身体的もしくは心理的にきわだった形で死と接触する機会がありながら，それでもなお生き残ってきた者」として，**生存者**（サバイバー）と呼ぶことを提唱した (Lifton, 1967/1971)．

●「死の不安」と生存者の心理●

リフトンは，そもそも人間は母胎から切り離され生まれ落ちたときから，死滅と解体の危機に晒されているという感覚＝死の不安を抱えているという．その不安を生き延びるためには，「**自分は生きているという自己感覚**」が必要である．赤ん坊にその感覚を与えてくれるのは母親の養育であり，ケアである．一方，心的外傷とは，この感覚が脅かされ，死の不安に直面する体験にほかならない．

リフトン (1976/1989, p.129) は生存者の心理パターンの特徴を 5 つ挙げている．

その第 1 は，拭い去ろうとしても拭い去ることのできない死のイメージ，すなわち死の不安である．彼はこれを「**死の刻印** death imprinting」と名づけた．

第 2 は，死によってもたらされる**罪悪感**である．加害者ではなく，被害者である生存者が責任を感じたり，ましてや罪悪感を抱くのは，論理的には筋が通らないのだが，あらゆる生存者に共通してみられる現象である．いじめられた子どもが，誰にも相談できずに自殺することがあるのは，いじめられた自分に非があるように感じるからだ．社会の中に存在する，いじめられる子どもにも問題があるという考え方は，さらに被害者を追い詰める．同様なことが，レイプ被害者などにも起こっている．

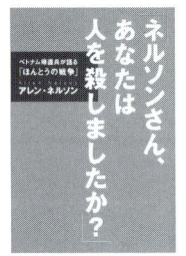

📚 おすすめブックス

『「ネルソンさん，あなたは人を殺しましたか？」―ベトナム帰還兵が語る「ほんとうの戦争」』（アレン・ネルソン，講談社）

女の子は瞬きもせず，私をまっすぐ見つめて尋ねた．「あなたは人を殺しましたか」．運命的な質問だった．そのとき，ためらいながらやっとのことで「イエス」と答えたネルソンさんは，やがて戦争の真実を語りだした．人を殺せるように徹底的に自尊心を粉砕する軍隊のトレーニング．戦場の音，そして臭い．戦場はどのように人を狂気に追い立てるのか．そして，どうして海兵隊に黒人やヒスパニックが多いのか．イラクでも繰り広げられた米英の兵士による捕虜虐待のおぞましさ．この子ども向けの小さな本を読むまで，海軍と海兵隊の区別もつかなかった私だが，沖縄や本土で事件を起こす米兵のほとんどが海兵隊であることの意味がようやくわかった．ネルソンさんは 2009 年 3 月，ベトナムで浴びた枯葉剤によるとみられる白血病のため死去した．

自分以外の人が犠牲になった場合，生存者の罪悪感はさらに強まる．死んだ人を救えなかったという後悔や恥，自分がほかの人の生命を犠牲にして逃げ延びたという申し訳なさから自分を責め，犠牲になった人のほうが自分より助かる価値があったのではないかという意識に苛まれる．そのため，せっかく助かった人が，その後うつに陥って自殺したり，アルコール依存症から身体を壊し，命を落とすようなことが起こる．神戸の震災後の仮設住宅でたびたび起こった孤独死の背景には，こうした生存者の心理が潜んでいるのではないだろうか．

生存者の特徴の第3が，**心的感覚麻痺**である．生存者は自分の感覚や感情を麻痺させ，現実から解離することによって，その痛みと恐怖から身を守るのである．これは知らず知らずに何年も続くことがありうる．

第4は，生存者の疑惑や相互不信であり，リフトンはそれを**死がうみだす腐敗**と呼ぶ．この根っこには，自分が死んだ人に比べれば価値のない，罪深い人間のように感じる生存者の心理が潜んでいる．生存者が救援者に向ける，自分たちを利用するための行為ではないかという疑惑の目と不信感は，善意の救援者をしばしばとまどわせる．また，生存者同士が支援物資や優先順位をめぐって争うこともある．ときには憎しみさえ生まれる典型的な例は，関東大震災時の朝鮮人虐殺である．

しかしこれらのすべてを乗り越えて，死と出会って生き残った体験の中になんらかの意義を見出そうとする生存者も多い．これが生存者の心理の第5の特徴，精神的再構成である．ベトナム帰還兵が自らの体験を告白して戦争の悲惨さ，無意味さを訴え，反戦運動の中に再び生きていることの意義を見出そうとしたのも，こうしたこころの働きである．生存者が痛ましい思いをしてつかみ取ってきた知恵は，人類にとって普遍的な知恵となりうるのだとリフトンはいう(pp.128 - 129)．

●死と再生のイメージ●

人間の生が＜結合＞＜統合＞＜運動＞によって特徴づけられるのに対し，死は＜分離＞＜解体＞＜停滞＞によって特徴づけられると，リフトンはいう(1976/1989, p.33)．分離不安や見捨てられる恐怖は，まさにこの死のイメージとつながっているのであり，自由と能動性を奪われるあらゆる体験が，死の不安と結びついている．そして「生きているという自己感覚」を持つことができず，死のイメージがあまりにリアルに迫るとき，人は「より安全な死」である精神病になることで生き延びるとリフトンはいう．統合失調症者が体験する，自己の解体と世界の崩壊という不安は，死のイメージそのものといってよい．

幼い子どもは死という観念を持っていないように思われがちだが，実際には3歳から5歳頃には，故障したおもちゃを見て，「死んじゃった」

> **ひとロメモ**
>
> **関東大震災と朝鮮人大虐殺**
>
> 　1923年，9月1日，相模湾中央を震源としてマグニチュード7.9の大地震が起き，関東・東海一円で10万人近い死者を出した．地震直後，交通・通信が途絶する中，これまで虐げられてきた朝鮮人が武器をもって日本人を襲いにくる，井戸に毒を投げ入れたなどといった噂が飛び交い，武装した自警団が次々と朝鮮人を大量虐殺する騒ぎに発展していった．犠牲者は，朝鮮人と間違われた日本人や中国人も含めて6000人近くにのぼるともいわれている．

と大泣きしたりするようになる(Lifton, 1976/1989, p.35). 動かないもの＝死という観念を持つようになるのだ.

また，赤ん坊は「いないいないばあ」が大好きだ. まだ対象の永続性という概念(Piaget, 1952/1998)を獲得していないために，何かが視界から外れると，それは赤ん坊にとって存在しないことになってしまう. そのときの当惑した表情は，「ばあ」という声とともになくなったものが再び現れると，一瞬にして驚きと喜びの表情に変わる.

この遊びには，いったん見えなくなった＝死んでしまったものが，再びよみがえり見出されるというドラマが隠れている.「かくれんぼ」もそうだ. 子どもたちは，死と再生を繰り返し遊びながら，次第に死の観念を受け入れ，死の不安を乗り越えていく. それは**死の象徴化**といってもよい. つまり，死の観念を受け入れるためには，人は再生すなわち不死のイメージを獲得する必要があるのだ. それをリフトンは「**象徴としての不死性の感覚**」と呼ぶ(1976/1989, pp.26-29).

死の超克と象徴としての不死性

不死性の感覚には5つの様式がある.

第1は生物学的様式と呼ばれるもので，親から子へと生物的な連鎖が永遠に続くというイメージである. 民族意識などもこれと結びついている.

第2は観念的様式と呼ばれるもので，死後の生にまつわる輪廻転生，天国や来世といった宗教的信念によって獲得される.

第3の様式は創造性の様式である. 自分が達成した仕事や活動を通して，後々まで人間的な影響を与えることができるというイメージである. たとえば，芸術家や文学者ならばその作品を通して，職人は技の伝承を通して，自分の痕跡がどこかに残っていくと感じる.

第4の様式は自然的様式である. 自分の存在を自然の一部と感じることによって，永遠に生き続けるイメージを得ることができる. 海や山に遺灰を撒く自然葬もこの様式の不死の観念と結びついている.

最後に，体験的様式である. 宗教的な瞑想や悟り，あるいは薬物や催眠術などでトランス，エクスタシーといった忘我体験を引き起こし，死(肉体)を超越したという感覚を得る.

ところが現代では，家族の崩壊や大量虐殺などによって生物学的様式は破壊され，観念的様式は自然科学崇拝と宗教の無力化によって崩れ去った. また，創造性の様式は大量生産と使い捨て文化に伴う伝統文化の衰退によって，そして自然的様式は環境破壊によって，不可能になってしまった. 残るは最後の体験的様式だけのようにみえる. LSDなどの薬物や荒唐無稽な修行によって解脱を図ろうとしたオウム真理教は，まさ

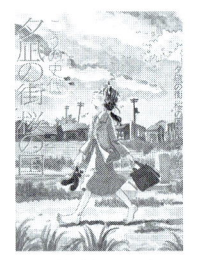

おすすめブックス

『夕凪の街 桜の国』(こうの史代著, 双葉社)

おすすめブックス唯一のコミック. 100ページ足らずの薄い本だが，中身は重い. 最初の舞台は原爆が落とされてから10年後の広島. 姉を失い生き延びた主人公・皆実(みなみ)は，自分に思いを寄せる若者に問いかける.「教えて下さい. うちはこの世におってもええんじゃと教えて下さい」. 私たちは，戦争とはいったいなんなのかを知らない. 絵でつなぎ合わされた漫画ならではの手法で描き出された生存者の罪悪感.

リフトンが原爆被災者の証言を集めた『ヒロシマを生き抜く—精神史的考察(上・下)』が，岩波現代文庫より復活した. 原爆と戦争の現実を伝える貴重な文献であり，日本人の必読文献である.

に象徴的不死性の感覚を持ちえなくなってしまった現代社会の落とし子というべきなのだろう．

●心的感覚麻痺と現代社会●

現代では，誕生も死も病院という特殊な場に囲い込まれてしまい，身近に死を経験することがほとんどなくなってきた．その一方で，世界中で戦争やテロによる大量殺戮が毎日のように起こっており，死者のニュースはメディアを通じてわれわれの日常世界に容赦なく侵入してくる．こうした悲惨な現実を目の当たりにしながら，なぜわれわれは食事をしたり笑ったりできるのだろうか．それは心的感覚麻痺に陥っているからにほかならない．そして，これこそがわれわれにとってもっとも深刻な問題なのだとリフトンはいう．なぜなら感覚麻痺によって，人はみずから感じることを止めてしまうと同時に，精神が死を乗り越えて成長しようとすることを止めてしまうからである．

だが，死のもたらす感覚麻痺からわれわれが抜け出ることは不可能なのだろうか．リフトンは，そのための鍵は人間の**想像力**にあるという．これは大江健三郎が一貫して主張していることでもある．私たちは，「リアルなものを想像すること」（ブーバー）を学ばなければならない．それは「世界の終わり」を想像することであり，その死のイメージに打ち克ち，生き延びる闘いを続けることなのである（Lifton, 1976/1989）．

心的外傷体験としての非道処遇

ハーマン（Herman, 1992/1996）は，人間の感情的紐帯（アタッチメント）を引き裂き，無力化してしまうことこそが心的外傷の核であるという．戦争や震災，テロ，犯罪などで極度の恐怖に晒される体験は，まさに心的外傷体験そのものである．しかし，そうした非日常的な偶発的事件以外にも，心的外傷体験は日常的に起こっている．

フロイトは無意識のうちに抑圧された性的衝動が神経症の原因と考えたが，近年，現実の生活世界に繰り返し起きる外傷的事件が人格形成に見逃すことのできない影響を与えることが明らかになってきた．

なかでも子ども時代の性的虐待による心的外傷は，成人した後にまでも深刻な傷痕を残す．なぜなら，性的虐待の多くは家庭内か身近で起こる近親姦であり，それは子どもの身体を傷つけるだけでなく，安全感の源泉である基本的信頼をずたずたに引き裂くからである．さらに，子どもに秘密を強いることによって罪悪感と恥の感覚を刻印し，自己感覚を脅かす．こうした性的虐待以外でも，長期にわたり日常的に身体的，精神的恐怖に晒され続けた場合，一過性の限局的な外傷体験とは異なる反

📝 ひとロメモ

非道処遇と虐待

米国で児童虐待 child abuse の問題が注目されるようになったのは，1962年にヘンリー・ケンプという小児科医が「打撲児症候群」という論文を発表してからである．以来，身体的，性的，感情的虐待の数々が報告されるようになり，さらに，無視放置，遺棄を意味するネグレクトと呼ばれるものまでを含めて，子どもへのひどい扱いという意味で一括して非道処遇 maltreatment と呼ばれるようになった．日本でも年々その数は増加しているが，最近になって初めて登場したわけではない．昔から子どもへの非道処遇はあったが，親が子どもに暴力を振るっても，しつけや体罰とみなされ，不当だとは考えられていなかったのだ．「児童虐待の防止等に関する法律」（2000年）が法制化されてから，明るみに出るケースが増えたということだろう．

応が引き起こされる．そして，その影響はその人の身体から対人関係にまで及ぶ．

●複雑性外傷後ストレス障害●

性的虐待，身体的暴力，心理的虐待，ネグレクト（無視放置あるいは遺棄）などは総称して**非道処遇**（マルトリートメント）と呼ばれる．非道処遇の対象となりやすいのは，子どもや高齢者，障害者などであり，アダルトチルドレン（AC）と呼ばれる人びとはたいていこの犠牲者である．

とくに子どもにとって，非道処遇は逃れることのできない恐怖の体験であり，彼らにとっての命綱ともいうべき感情的紐帯（アタッチメント）を引き裂く．この恐怖はあまりに強く，生き延びるためには引きこもって自分を守るか，基本的自己感覚を喪失するしかない．人格の一部を解離して身を守るのだ．

解離は，「意識が飛ぶ」という現象である（中井，2004）．軽いものはだれにでも起こる．たとえば，だれかと話をしていて，ふと気がつくと別のことを考えていたり，知っているはずの名前を度忘れしたりするのがそうだ．**解離性同一性障害**とも呼ばれる多重人格では，別々の人格の意識が入れ替わる．古くは『ジキル博士とハイド氏』が有名である．自発的に解離することができない場合に，アルコールや薬物で人為的に解離状態を引き起こそうとするうちに，依存症に陥ることがある．また，身体と感情とが解離して，多彩な身体的愁訴を執拗に繰り返す，いわゆる**身体化患者**などの背景にも，非道処遇による心的外傷がしばしば認められる．

非道処遇は何度も繰り返され，しかも，いつその恐怖がやってくるのかがわからない不確実さが特徴である．そのため，身体が常に恐怖に備えて**過覚醒状態**となり，交感神経優位のストレス準備状態となってしまう．慢性疼痛は身体に刻み込まれた恐怖とこころの痛みなのだ．

境界性パーソナリティ障害（ボーダーライン）の患者は，対人関係が安定せず，べったりと甘えたかと思うと，次には手のひらを返したように攻撃的な態度になったり，コロコロと態度が変わるという特徴を持つ．**離散型行動状態**と呼ばれるこうした傾向は，非道処遇を行なう者自身が，すさまじい憎悪にかられて暴力を振るったかと思うと，それを子どもを愛するがゆえの行為であると言い繕ったり，涙を流して許しを請うたりするようなことを繰り返すことと関連している．この不安定な状況の中で生き延びた子どもたちは，自分の中で自己も他者も一貫性のある内的対象としてイメージを結ぶことができなくなるのだ．そして，感情と行動のつながりもわからなくなる．自分の身を守るために，危険をいち早く察知する対人的な過敏性（アラートネス）ばかりが強まり，安定した関

> **✎ ひと口メモ**
>
> **離散型行動状態**
>
> 　幼児はみんな，気まぐれである．泣いたかと思うとすぐ笑い，「今泣いたカラスがもう笑った」と揶揄されるようなことがしょっちゅうある．怒ってかんしゃくを起こしたかと思うと，べったり甘えてくる．このような感情や行動に論理的な一貫性がなく，まるでスイッチが切り替わるような気まぐれさをパットナム（1997）は離散型行動状態と名づけた．彼はパーソナリティ障害患者などにみられる離散型行動状態を心的外傷による解離の一形態とみた．この状態の患者に治療者や看護師が振り回されることがよくある．しかしいくら理屈で説明しても，内部でつながっていないので，修正が難しいのだ．それをつなげるのは，幼児と同様，ともに同調する養育者の辛抱強いケアしかない．

係を築くことが難しくなる．

　ここに挙げた患者たちの多くは，治療においても安定した関係を保つことが難しく，臨床の場では「困った患者」「難しい患者」というレッテルを貼られてしまうことが多い．そして，治療スタッフとの間で，支配とコントロールをめぐっての争いが生じ，過去の恐怖体験を再現するような治療が行なわれることもある（第9章参照）．ハーマン（1992/1996, p.187）は，彼らのために**複雑性外傷後ストレス障害（複雑性PTSD）**という診断名を提唱しているが，それは医学的な治療以外にも心理社会的な援助が必要であることを示すためでもある．自殺企図を含む抑うつ症状と多彩な身体症状を示し，アルコールやギャンブルなどの嗜癖があり，ときに幻聴もあるというような患者で困ったなら，複雑性PTSDを疑ってみるとよいかもしれない．

二次的外傷性ストレスとバーンアウト症候群

　衝撃的な出来事で死に直面した生存者に起こるPTSDと同じような症状が，自身は生命の危機に遭遇したわけではないのに，傷ついた人々を助けようとする救援者や治療者にも引き起こされることがある（**二次的外傷性ストレス**）．いわゆる**二次的PTSD**である．多くの児童が犠牲となった2001年の池田小学校児童殺傷事件では，被害に遭った多くの子どもの救急治療に当たり，その無残な姿を目撃した救急隊員や救命救急センター，救急外来のスタッフに，深刻な二次的PTSDが生じた．2003年の米国の9・11同時多発テロ，2011年の東日本大震災でも，救援活動に当たった消防隊員やボランティアに同じことが起こっている．

　外傷的出来事により傷ついた生存者を目撃した人は，実際に被害に遭ったわけではないのに，生存者に同一化し，あたかも自分の生命が脅かされたようなショックを体験する．心的外傷は伝染するのだ．そしてPTSDと同じような侵入症状に悩まされたり，過覚醒状態や抑うつ状態に陥ったりする．しかも加害者であるわけではないのに，その出来事を防げなかったことで傷ついた人々に責任を感じたり，自分が無力で傍観していただけのように思えて，自分が無事で健康でいるというだけで申し訳ないような感じを抱いてしまうのである．こうした**目撃者の罪悪感**は，自らが傷ついていない分，生存者の罪悪感より深刻な場合が多いといわれている（Herman, 1992/1996, p.225）．しかも，実際の被害の大きさに比べれば，救援体験がそれほど深刻な影響を及ぼすとは本人も含めてだれも思わないので，二次的PTSDの症状とはと気づかないまま，苦しんでいる場合も少なくない．

　だが，二次的外傷性ストレスはこうした突発的な事件や事故の救援者

🖉 ひと口メモ

心的外傷の反復性

　PTSDの特徴はその反復性にある．外傷性の記憶は，何年も経って忘れたと思っていても，何かのきっかけで蘇ってくる．また，忘れようと努力しても繰り返し襲ってきて，なかなかその衝撃に慣れるということがない．また，心的外傷の生存者は，似たような状況に繰り返し遭遇することがある．たとえば，レイプの被害者が結婚して夫の暴力の被害者となったり，自ら風俗業に従事したりする．戦争に従事した帰還兵が，救急救命士になる例もある．九死に一生を得るような体験をした人が，何度も冒険に挑戦したりする．心筋梗塞で命を取りとめた人が，退院した後にまた無理をして再発する．まるで，自ら進んでその体験を再現しようとしているかのようである．

　これには，外傷のシーンに立ち戻ってやり直そうとする，取り消し（復元）の防衛機制とする見方や，新たな痛みによって過去の心的外傷の痛みを麻痺させようとする試みとする見方など，さまざまな仮説があるが，はっきりとしたことはわかっていない．ただ，自ら望んでいるわけでは決してなく，やむにやまれぬ衝動に突き動かされているといった感じがある．

だけが体験するわけではない．フィグリー（1995）は，家族療法家に生じる心理的疲弊について研究し，その本態はクライエントに対する強い共感から生まれる**共感ストレス**であることを明らかにした．共感ストレスは傷ついた人を見て「何とかしてあげたい」「何とかしなくては」という思いにかられる状態を言い，「**共感疲労 compassion fatigue**」にもつながる．この言葉は，もともと看護師のバーンアウトの研究（Joinson, 1992）から生まれたものである．日本には「気疲れ」というぴったりの日常語があるが，鈴木純一のいう「心の『こり』」（鈴木，1991）もそれに近いものであろう．共感は対人援助職に特有の抑うつ症状を引き起こす．とくに複雑性PTSD患者の治療や看護に当たる場合には，強烈な投影同一化から独特の巻き込まれが起こり，周囲のサポートがない場合には共感疲労の危険性が高くなる．

心的外傷からの回復

それでは，心的外傷からの回復は，どのようにして可能となるだろうか．そのヒントは，心的外傷の核は**無力化と他者との離断**にあるというハーマン（1992/1996）の指摘にある．つまり，その回復は，**有力化（エンパワメント）と絆の再生**がテーマとならなければならないのだ．

この2つを念頭においた治療的アプローチをハーマンは提唱する．とくに患者のエンパワメントという視点は，精神科治療においてこれまで

COLUMN

凍りついた記憶と作られた記憶

近年，PTSDが広く知られるようになり，なんでもかんでもPTSDと片付けてしまう困った傾向もみられるようになってきた．が，それに反比例するように，PTSDなどは存在しないという主張も強まってきている．米国では，治療によって外傷性記憶が蘇り，父親が近親姦で訴えられるというような事態が起こっているが，一方で，蘇った記憶そのものが事実ではなく，治療によって植えつけられた「作られた記憶」だと認定され，無罪となるケースも出てきている．

確かに，先入観を持って患者の話を引き出そうとすれば，事実とは異なる物語を作り上げる危険性はないとはいえない．だが，こうした専門家の議論などまったく知りようのない患者の口から，期せずして性的虐待を示唆する言葉が漏れてくることがある．そして患者のこれまでの症状や言動を振り返ってみると，確かに心的外傷生存者の特徴と一致するということが多い．こうしたことを何度も見聞きするにつけ，PTSDはまったくのでっち上げとする激しい反論に同意するわけにはいかないと思うのである．

ハーマンは，心的外傷は歴史の中で繰り返し忘れられてきたという．人間は，自分たちがそれほどおぞましい犯罪行為をすることのできる存在であるという事実を正視できないのだ．そして，その事実を目の前に突きつけようとする人間を憎みさえする．南京大虐殺や従軍慰安婦などの旧日本軍の残虐行為をヒステリックに事実無根と否定する議論と根は同じなのだ．

もっとも欠けていたところであり，多くの示唆に富む．

まず必要なのは，**安全感**である．患者を力で脅したり，権威で押さえ込もうとすることは禁忌といってよい．そして，患者と治療について話し合い，患者の考えを聞くこと．患者の自由を束縛するのを最小限にすること．**自己決定**を尊重すること．患者のできることまでも看護師がやってしまわないこと．とくに患者の言いたいことや表現する機会を奪ってしまわないこと．**失敗する**ことも認めること．患者が自ら責任をとれるよう援助すること．待つこと．そして，いつも気にかけているだれかがそばにいるというメッセージを送り続けること．こうしたことは，単に人権尊重の理念のために必要なのではなく，治療のためにこそ不可欠であり，毎日の看護実践になくてはならないことなのだ．

また，ハーマンは，繰り返し**ユーモア**の重要性を述べている．どんなに緊迫した状況であっても，むしろ真剣であればあるほど，後から冷静になって振り返ってみればおかしなことがあるものだ．その瞬間の恐怖から自由になってくるにしたがって，出来事やそのときの自分を笑って話せるようになる．それは不安を笑ってごまかす躁的防衛とは異なり，どこか落ち着きと余裕が感じられるものだ．とらわれからこころが放たれ，違った図柄で出来事を振り返ることができ，出来事の意味が変化していくのだ．

遊びと**ユーモア**はどんな障害であれ，治療と回復に欠かせない要素である．お互いに了解し合えるところがなければユーモアは通じないし，遊びには**イニシアティブ**（主体性・能動性）が必要である．まさにつながりと有力化が，遊びとユーモアには備わっているのだ．まじめさばかりがいいわけではない．

●感情について語る●

衝撃的出来事に遭遇した直後には，急性ストレス障害からPTSDに発展しないための介入が必要である．それにはまず何よりも**安全感の回復**が優先されるので，信頼できる家族や親しい友人などがそばに付き添うだけでもよく，辛い体験を根掘り葉掘り聞きだすのは避けたほうがよい．ただし，同時に同じ体験をした人が何人もいる場合には，1つのグループになってともに体験を語り合うことが，絆の回復に役立つ．ただし最初は，何が起こったかについての事実を共有するにとどめ，PTSDの可能性について教育的な介入を行なうことが中心課題となる．

また，1人で体験した人も，ある程度安全感が取り戻せたなら，次には同じような体験をした仲間のいるグループで，自分の体験を語ることが回復の助けになる．仲間同士の信頼感によって結ばれた**共世界**の存在によって，人との絆と基本的信頼を取り戻すことができるのである．そ

> **ひと口メモ**
>
> **デブリーフィング**
> デブリーフィングという言葉は「任務完了後の報告」という意味で，情報機関や軍隊などでよく使われていた．たとえば，亡命者を尋問して出身国の情報を聞き出すのもデブリーフィングである．ちなみに，任務前にあらかじめ情報を入れておくことをブリーフィングという．筆者の研究室では，大学院生がフィールドワークから戻ると毎回ゼミで報告を行なっていたが，ある院生はそれを「デブってもらう」と表現していた．デブリーフィングして，自分の気持ちを聞いてもらい，整理するという意味である．

して，外傷的体験に伴うどのような感情を表出しても，それで評価されたり，批判されたりすることなく，グループに受け入れられることを通して，外傷的体験に新たな意味を見出すことができる．

　米国では，共感疲労に陥りやすい対人職種や二次的外傷性ストレスにさらされる消防士，救急隊員などには，その予防のために**デブリーフィング・グループ**がルーティン化されているという．これは仲間や同僚が集まって，一緒に体験を振り返る方法である．グループの中で体験した感情が語られ，共有される．かつては日本の病院でも申し送りがデブリーフィングの機能を担っていたのだが，ケアの効率化の名の下に次々に廃止され，看護師たちが自分の体験と感情について語るチャンスが奪われてしまった．看護師や看護研究者のメンタルヘルスのためには，特別にデブリーフィングの機会を設ける必要がある．

COLUMN　心的外傷と「難しい患者」

　圧倒する恐怖と孤立無援感とによって引き起こされた心的外傷は，人間のこころと身体，さらには対人関係に大きな傷跡を残す．ハーマンは精神科患者の大部分は非道処遇の生存者（サヴァイヴァー）だという．だが，これまでそうした事実にあまり光が当たってこなかったのには訳がある．1 つには，そうした外傷の記憶はあまりに強烈すぎて，生存者自身の無意識の中へ閉じ込められてしまうということがある．第 2 に，外傷体験は，加害者ではなく被害を受けた側に罪悪感や恥の感覚を持たせてしまう．自分に非があったように感じてしまうのだ．第 3 には，家族の中でも非道処遇の事実は恥ずべきこととして秘密にされてしまうために，あたかも被害に遭った者が恥ずべき人間であるかのように扱われ，なかったことにされてしまうことがある．社会もまた，人間の非道さ，残虐さに目を向けようとはしなかった．

　しかし，身体に刻み込まれた痛みや苦しみは，やがて慢性疼痛などの執拗な心身症的症状の形で再現されたり，繰り返される自傷行為といった形でマグマのように噴出してくる．ところが，非道処遇の事実のそのものが否認されているので，そうした症状や訴えは過去とのつながりを見出しにくく，意味のない了解不能な訴えや問題行動として片付けられてしまうことが多い．

　しかも，外傷体験によって人間に対する基本的信頼や安全保障感が破壊され，無力感を植えつけられてしまった生存者たちは，孤独と恐怖に怯え，自分を救ってくれる他者を激しく希求しているにもかかわらず，その愛と関心を真正のものと信じることができず，試すようなことを繰り返す．彼らは恐怖に怯えながら生きてきた者ならでは対人敏感性（alertness）を持ち，ちょっとした不調和のサインから裏切りと不信を読み取ろうとする．そして自分たちがどのような目に遭ってきたか，自ら暴力と混乱を引き起こすことによって伝えようとするのだ．

　身体化や行動化が激しく，病棟でのトラブル・メーカーや「難しい患者」となってしまっている患者は，一般科の病棟にも多いがそのケアには心的外傷と回復についての十分な知識が不可欠である．

第4章 防衛としての精神障害

　この章では，いくつかの精神疾患について触れる．だが，疾患の診断基準は国によって微妙に違っており，時代によって疾患の名称も変わってきている．また，現実の患者の見立てとなると，さらに難しい．たとえば，神経症的症状は統合失調症にもみられるし，うつ状態は統合失調症にも神経症にも，そしてパーソナリティ障害にもみられる．

　だが，厳密に診断できなければ看護できないわけではない．看護にとっては，患者がその「症状」をどのように体験しているか，それが患者の生きている世界とどのようにつながっているかを理解するほうが医学的診断よりも重要である．そこで，ここではあえて厳密な定義にこだわらず，伝統的な分類と名称を示した上で，さまざまな精神障害と人間だれしもが抱える不安とのつながりについて，1つの考え方を示しておくことにする．

不安と神経症

　人間は健康でいる限り，自分の身体を意識することはない．病気になって初めて，思いのままにならない自分の身体を意識するようになる．したがって，身体病は「身体の異物化」だと土居健郎はいう．そして，こころの病は「こころの異物化」，すなわちそれまで意識していなかった自分のこころが，思いのままにいかなくなる病といえる．

　こころの中で異物のように感じられるもの，それが**不安**である．もともと，不安はこれとはっきり説明することができない．「お化けが怖い」とか「犬が怖い」という恐怖は，その原因や対象がはっきりしている．しかし，不安の場合は，きっかけはあったとしても，何が不安と特定することができない，漠然としてつかみどころのない，不快な感情なのである．それだけに，さっさと取り除くというわけにもいかず，自分でも対処しにくい．そこで，適切に処理できないでいると，次第にこころの異物感が高まっていく．そして何かが気になって仕方がなくなり，ついにはそれにとらわれてしまうようになる．

> **ひとロメモ**
>
> **気の病**
> 　土居健郎は，精神障害は医学的な診断名によらなくても，気との関連で説明できるという．たとえば，神経症は「気になってしかたがない」病気であり，「気が進まなかった」り，「気が滅入る」のがうつ病，「気をとられる」のが統合失調症というわけである．そこで，精神障害というものは「こころの病」というより，まさに「気の病」といったほうがよいという．

●**不安の身体感覚と「とらわれ」**●

不安の実体はつかみどころのないものではあるが，不安を感じるときには明確な身体感覚がある．脈が速くなり，ドキドキと動悸が激しくなる．胸が圧迫されるように苦しくなる．呼吸が浅く，速くなり，喉が締めつけられるようになる．筋肉がこわばり，冷や汗が出て，手や足の先が冷たくなる．頭痛や吐き気，頻尿や下痢などを伴う場合もあれば，睡眠障害や性的な機能障害を伴うこともある．

こうした身体的な不安感を基調として，「今にも自分は死ぬのではないか」「気が違うのではないか」という不安発作に襲われる病気がある．かつては**不安神経症**と呼ばれ，最近では**パニック障害**という名称で知られるようになった神経症である．また，不安が身体に置き換えられ，手足の神経が麻痺して動けなくなったり，目が見えなくなったり，声が出なくなったりする神経症もある．かつては**転換ヒステリー**と呼ばれていたが，最近は**身体症状症**と呼ばれるようになった．失神や健忘，一種の朦朧状態で行方不明になり，まったく知らない場所で見つかったりする遁走（フーガ）と呼ばれる症状も，かつてはヒステリーとして分類されていたが，最近では**解離性障害**と呼ばれるようになった．これについては後に改めて述べる．

また，身体と密接にかかわる神経症として，**心気症**がある．ちょっとした身体的な徴候を心臓病やがんなどの重大疾患と結びつけ，死ぬのではないかという恐怖から医者通いや検査を繰り返したり，くよくよと思い悩んだりする．こうした神経症は，身体症状が主たる訴えではあるが，問題は身体症状そのものではなく，身体症状に気持ちが「とらわれ」てしまうことにある（土居, 1979, p. 3-27）．

不安が身体にではなく，ある特定のものや場所などに限局された形で表れる**恐怖症**と呼ばれる症状群がある．蛇やクモなどの動物，先の尖ったもの，閉じ込められるように感じられる乗物や場所，だだっ広いところや足元のおぼつかない高い場所，バイ菌や病気など，さまざまなものが恐怖と「とらわれ」の対象となる．

また，こうしたものや場所などではなく，もっぱらイメージや観念にとらわれてしまうのが，**強迫神経症**もしくは**強迫性障害**と呼ばれるものである．たとえば，出かける際に，鍵を掛けたか，アイロンのスイッチを切ったか，ガス栓を閉めたかなどが気になるような「とらわれ」は，ごくありふれた神経症である．置いてあるものの位置や歪みなど些細なことが気になったり，汚いものに触ったのではないか，何かを踏んだのではないかと心配になる．そして，意識すまいとすればするほど，逆に**強迫観念**となってとらわれてしまうのだ．

さらに，観念だけで終わらず，何度も戻って確認せずにはいられなく

> **ひと口メモ**
>
> **反復強迫と予期不安**
>
> 神経症には何かに「とらわれ」てしまうと否応なく同じことを繰り返すという特徴がある．反復強迫と呼ばれる性質である．何度も同じ失敗を繰り返すとしたら，それは神経症なのだ．
>
> また，神経症のもう1つの特徴は予期不安である．統合失調症の不安が，すでに悪いことが起こってしまったという不安だとすれば，神経症の不安はこれから悪いことが起こるだろうという不安である．たとえば，不安発作が起きるのではないかと思うだけで不安になり，外出できなくなったり，わざわざ迂回しなければならなくなったりする．また，予期しているとますます不安が高まり，発作が起こるという悪循環が生じ，「とらわれ」が増していくのである．

なったり，汚れを洗い流すための手洗いが止められなくなったり，不安を鎮めるために，ある決まった動作を決まった手順で行なわなければならなくなったりする．ついには1日中そうした儀式的行為＝**強迫行為**をし続け，強迫観念が日常生活を乗っ取ってしまうようなことも起きる．また，それでも収まらず，だれか自分以外の人に確認してもらわなければ済まなくなることがある．他人まで自分の「とらわれ」の世界に巻き込んでしまうのである．

こうした患者の「とらわれ」は，他人の目にはばかげたこととしか映らない．実は本人もばかばかしいとはわかっているのだが，どうにもならないでいるのだ．こうした強迫症状を持つ患者が入院してくると，看護者は患者をばかばかしい「とらわれ」からなんとか解放してやりたくなる．そこで，いちいち注意したり，説得したりしはじめる．だが，「とらわれ」はほかの症状と同じく，説得や助言で治るものではない．すると看護者はますますムキになり，止めさせることが看護者の強迫観念と化す．その結果，やらなければ気の済まない患者と無理やりそれを止めさせなければ気が済まない看護者という神経症のペアが出来上がり，果てしない不毛な戦いが始まる．だが，ことは矯正すべき行動の問題ではなく，不安の問題なのだ．

● **症状としての「とらわれ」と対人関係の「こだわり」** ●

フロイトの精神分析は，もともとヒステリーの研究から始まった．彼は，幼少時の不安を呼び覚ます異性の親への性的衝動が超自我によって抑圧され，さまざまな症状に置き換えられたものがヒステリーという病気だと考えた．**置き換え**は，不安によって自己が破壊されるのを防ごうとする自我の防衛機制の1つである．何度も同じことを儀式的に繰り返す強迫行為は，やってしまったことをやらなかったことにしようとする**復元（取り消し）**と呼ばれる防衛機制と解釈される．また，失神や健忘といった症状には，**解離**や**否定**と呼ばれる防衛機制が働いている．つまり，さまざまな症状や問題行動には**防衛**としての意味があり，防衛が働く裏には，なんらかの**不安**があるというのである．

では，その不安はどこから生まれてくるのだろうか．土居（1979）は，神経症の「とらわれ」の陰には，必ずや対人関係上の「**こだわり**」があるという．たとえば，特定の家族員や職場の上司，あるいは教員や先輩，友人などが「こだわり」の対象になるが，その「こだわり」には，「甘えたくても甘えられないこころ」が隠れていると土居はいう．

神経症の人は律儀すぎたり，気を遣いすぎたりして，自分の感情を表に出せない人が多い．それが言葉にできない「こだわり」になっていくのである．そして，この「こだわり」の源をたどれば，幼少期にまでさかの

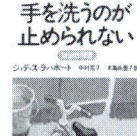

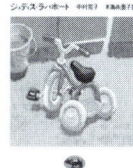

📚 **おすすめブックス**

『手を洗うのが止められない――強迫性障害』（ジュディス・ラパポート著，中村苑子・木島由理子訳，晶文社）

ジュディス・ラパポート著『手を洗うのが止められない』は，強迫性障害（強迫神経症）について一般向けに書かれた本である．あまり知られていないこの奇妙な障害に悩む患者や家族の数は相当な数に上ると考えられるが，ほとんどの人がその悩みを誰にも打ち明けられずにいるという．この本では，薬物療法でかなり改善することが報告されているが，残念ながら，著者も述べているとおり，だれにでも効く治療法というものはまだ見つかっていない．アメリカではこの本がベストセラーのリストにも載ったほど注目を集め，精神科に受診してくる人が増えたというが，日本ではどうだろうか．

ぼることができる．その時期に体験された重要な他者との葛藤のパターンが，その後の人生の中で繰り返し再現されるのである．

●精神療法とは何か●

精神療法は，精神障害の原因探しを行なうものではない．問題の背後にある不安と葛藤を明らかにし，そこにどのような感情が隠されているのかを患者自身が気づくこと，すなわち**洞察**を得ることによって，人格の統合を果たすこと——自己実現——が目的なのである．それは，こころの中に閉じ込められていた子どもの人格部分を救い出そうとする作業といってよい．それは，患者と治療者との信頼関係の上に立ってのみ可能となる，共同作業なのである．

だが，基本的信頼を粉々にされてきた患者にとって，治療者がどんなに良心的な人であっても，無条件に信頼することは難しい．患者は，隠れている子どもの部分から，強烈な感情を治療者の上に投影する．あるときは治療者を，自分を傷つけようとする親，いつ自分を見捨てるかもしれない信用ならない親のようにみなすかもしれない．また，あるときは自分を孤独と苦悩から救い出す万能の救世主，何があっても無条件に許し愛してくれる理想的な親というファンタジーを，治療者の上に投影するかもしれない．**転移**と呼ばれる現象である．治療関係の中で起こる怒りや憎しみの**陰性感情**も，愛情や好意，崇拝といった**陽性感情**も，現実の関係に過去の重要他者との関係が二重写しされているのだ．

患者の不安の陰にある隠された感情を見つけるために，治療者と患者は協力して，転移の中で生じる感情やイメージを吟味する．しかし，それは認めがたいからこそ切り離され，閉じ込められてきたもの以上，簡単に直面できるものでも受け入れられるものでもない．治療は痛みを伴う作業なのだ．そこで患者は治療を回避しようとしたり，見出したものを否定したりして治療に**抵抗**を示すこともある．治療者は患者がそうした反応を見せても，見捨てたり復讐したりせずに，治療者として生き残らなければならない．

しかし，患者の投影してくる感情は強烈で，治療者の中にもさまざまな感情を引き起こす．**逆転移**あるいは対抗転移と呼ばれる現象である．人は攻撃されれば腹が立ち，好意を抱かれればうれしくなるものだが，治療者の中に愛情や攻撃性にまつわる未解決の葛藤があれば，なおさらである．治療者にも治療やサポートが必要不可欠なのである．

●森田療法と「あるがまま」●

日本には森田正馬（まさたけ）という精神科医が大正時代に創始した，世界的にも有名な**森田療法**という精神療法がある．この療法の対象は，完璧である

おすすめシネマ

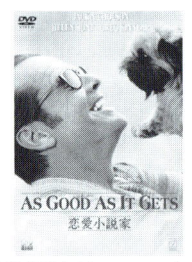

『恋愛小説家』（ソニー・ピクチャーズエンタテインメント）

ジャック・ニコルソン演ずる売れっ子作家とヘレン・ハント演ずるバツイチ子持ちウェイトレスとの不器用な恋愛ドラマ．どの映画紹介を見ても，主人公は「病的なまでに潔癖症で，自己中心的で偏屈な男」と書かれている．だが，「病的なまでに」どころか，実は立派な強迫神経症なのだ．そしてそのこだわりが，この映画のおかしさの重要な一部になっている．病名を表に出さないのは病気の人を笑いものにしてはいけないという配慮なのだろうか．ニコルソンの巧みな演技を通して，ナンセンスなこだわりにとらわれる人の哀しさも同時に伝わってくるのだが…．2人はこの演技でともにアカデミー賞主演男優・女優賞を獲得した．

ことにとらわれた**森田神経質**と呼ばれる一群の人々である．彼らが，外界から隔離された時間・空間の中で，自分の中にある「とらわれ」や「こだわり」に気づき，次第に「**あるがまま**」の自分を受け入れ，やるべきことを**目的本位**にやるということを学ぶことが森田療法の主眼である．「とらわれ」と「こだわり」の悪循環を絶ち，あるがままの自分に立ち戻ることによって自然治癒力を呼び起こそうというのである（土居，1979，p.22）．

このように良い部分も悪い部分も含めて，いわば等身大の自分を「あるがまま」に認めていこうとする考えは，ストーのいう「自己を1つの全体として実現しようとする試み」（Storr, 1960/1992）と共通する考え方であろう．しかし，西洋で生まれた精神療法が，基本的には患者と治療者との一対一の対話を通して行なわれるのに対し，森田療法では，治療者は日記へのコメントを通して間接的に患者とかかわるが，基本的には患者は一人きりで作業を行なう．

確かに人格の成長には，他者との絆が不可欠である．しかし，逆に人間はその絆に縛られ，苦しめられるものでもある．森田療法ではいったん自分を縛りつける絆を絶ち，かわりに治療者によって用意された閉鎖空間で1人きりになり，今，生活上なすべきことをなす，実践優位の生活を送ることによって，あるがままの自分に対面する．**孤独は人間を成長させる**．ここでの治療者の役割は，患者の孤独を支える安全な環境を提供し，治癒の方向性を示すことである．

うつの諸相

現代はうつの時代といわれる．うつは周期的に**抑うつ気分**に陥るのが特徴の精神障害（**気分障害**）であり，最近ではその軽症化と増加傾向が認められている．

うつの表現は多彩である．突然深い悲しみにとらわれ，涙が出てきて止まらなくなったり，何をやるにもおっくうでやる気が出なくなったりする．自分が悪かった，だめだと一方的に自分を責める気持ちが湧いてきたり，自己嫌悪に陥ってしまう人もいる．かと思えば，イライラと怒りっぽくなる人や，優柔不断になって物事を一人では決断できなくなったと嘆く人もいる．感情と思考，行動が思うように行かなくなるのだ．ふつう朝方に気分の落ち込みが激しく，朝早く最悪の気分で目覚めて，午前中抑うつ気分が続き，夕方になるにつれて明るくなる．こうした**気分の日内変動**がみられるのもうつの一般的特徴である．

多少の気分の落ち込みならばだれでも経験したことがあるので，うつの心理は理解しやすいように思われがちだが，実は見かけよりもずっと

ひと口メモ

森田療法
　日本で最初に神経症（なかでも森田神経質と呼ばれる人々）の「とらわれ」の心理を明らかにし，そのオリジナルな治療法（森田療法）を作り出したことで世界的にも知られるのが森田正馬である．森田療法は約40日間の入院治療が原則である．最初の第1期約1週間は，患者は限られたスペースの中で，食事やトイレ以外，面会や談話，喫煙，読書など一切の活動を絶ち，絶対臥褥と呼ばれる，ただひたすら何もせずに横になっている時期を過ごす．この段階で患者は，何かせずにはいられない気持ちと戦いながら，やがて次第に自分の内面に目を向け始める．第2期に入ると，交際や談話は禁じられたままであるが，昼間は戸外に出て空気と陽の光に触れる．夜には日記をつけ，自分の内面を見つめる作業を行なう（この日記は治療者が読み，指導する）．第3期には，庭掃除や大工仕事など，日常的な作業を随意行ない，読書なども始める．この時期もまだ，交際や娯楽は禁じられている．第4期に入ると，あらゆる「こだわり」を捨て，現実世界に戻る準備を始める．

深刻でわかりにくい．安永(1991)はそれを「底無しに落ちていくような不安」と表現している．つまり，一般の人の「ゆううつ」には「底」があり，落ちるところまで落ちれば跳ね返ってくるようなところがあるが，うつ病者は足元に無限の深淵があり，本人は奈落の中途でもがきながら，ズルズルと落ちていく不安を感じているというのである．そのため，まるでしがみつくように，必死になって家族に訴えを繰り返したりする．その姿はボウルビーのいう「不安な愛着」そのものである．さらに，自分がとんでもない悪い罪を犯してしまった(**罪業妄想**)とか，全財産を失ってしまった(**貧困妄想**)とか，不治の病に冒されて，もはや救いようがない(**心気妄想**)などと頑固に思い込んでしまい，周囲がどれほど筋道立てて説明し，そうではないと説得しようとしても，頑として応じず，お手上げの状態になってしまうこともある．

また，うつにはたいていさまざまな**身体的不調**が伴う．不眠や食欲不振のほか，胃腸障害や便秘，頭重感，胸部圧迫感，全身倦怠感など，さまざまな自律神経機能の失調を訴え，痩せてやつれてくる．ただし，過食で太ってくる場合もある．最近では，激しい気分の落ち込みや妄想のような精神病的症状をとくに示さない**軽症うつ病**の患者が増えており，精神科ではなく，内科や外科などを受診している患者もかなりの数に上るとみられている．中には，もっぱら身体的訴えのみで，まったく抑うつ気分や精神的な訴えのない**仮面うつ病**と呼ばれるうつもある．

統合失調症のほか，神経症やアルコール依存症，摂食障害などあらゆる精神障害に，うつが伴うことは珍しくない．高齢者の場合には認知症と間違われることもある．また，抗生物質やホルモン剤，降圧剤など，さまざまな薬剤が副次的にうつを引き起こすことがあり，服用している薬剤をすべて中止してみたら，すっきりと良くなったというケースもある．

反対に，うつになっても不思議ではないようなときに，逆に調子が高くなり，多動多弁の状態になることがある．**躁的防衛**と呼ばれるもので，うつを防衛しようとして**反動形成**が起こるのである．お葬式や通夜で妙に張り切る人がいたり，深刻な話になると茶々を入れて冗談にしてしまうのも，躁的防衛の一種である．躁状態とうつ状態は正反対の精神状態と思われがちであるが，実は根底には通じるものがあると考えたほうがよい．

●うつと自殺●

うつの人は，抑うつ気分を正面から訴えることは少ない．身体的な訴えや，「頭が働かない」「馬鹿になった」「ボケてしまった」というような気分以外の表現も多い．しかも，うつの真っ只中にいる本人は，それがう

> **ひとロメモ**
>
> **躁とうつ**
>
> 躁とうつは表現上もまったく正反対の様相を示すが，周囲の受け取り方と本人の意識との関連もまた，正反対である．躁状態のとき，本人は幸せいっぱいでなんでもできる気がしており，治療など無用と感じている．しかし，周囲は大迷惑で，一刻も早く落ち着かせたがる．一方，うつ状態のときには，本人は絶望感に苛まれ，一刻も早く苦しみから逃れたいと思っているのに，周囲は迷惑をかけられるよりはおとなしく引きこもっているほうがましだと考え，あまり深刻に感じない．いつも周囲の思惑と自分の思惑とが反対になってしまうところが，躁うつ病者の悲しいところである．

つという病気であるとは認識できず，しかもこの苦しみは誰にもわかってもらえないと信じ込んでしまっていることが多い．そこで，本人が訴えるより先に周囲の人が「最近どうも様子が変だ」と気がつくことも少なくない．そのとき周囲の人が「しっかりして」「頑張れ」などと叱咤激励すると，それでなくても自分でなんとかしなければと思っているうつの人をさらに孤立させ，追い詰めてしまうことになる．

うつには周期性があり，薬もよく効くので，しばらく辛抱すれば必ず良くなるのだが，あまりの辛さに「もう死んだほうがまし」と考えるようになることもまれではない．**自殺**がもっとも懸念されるのはこのためである．とくに**焦燥感**が強く，落ち着きなく不安を訴えるときは要注意である．周囲の人が，訴えのあまりのしつこさについに音を上げて，強くたしなめたり，突き放そうとした途端，自殺に走ることもある．その反面，うつの落ち込みがもっともひどい状態のときには自殺するエネルギーもなく，実行したくてもできないでいることが多い．少し上向きになってきて，周囲も最悪の状態を脱したとホッとした矢先に，思いがけなく自殺されてしまうということもよくあるので注意が必要である．

●なぜ，自殺するのか●

1998年から2011年まで，日本では自殺者が年間3万人を超える事態が続いていた．2015年には24,025人と，急増する前の水準にまで減ったが，交通事故死の5倍近い数字で，世界的にみても異様な状況である．

世界的にも自殺の危険が高いのは**高齢者**であり，とくに**貧困層**である．老化による身体的・精神的な衰えを自覚し，リストラや退職などで心理的社会的にもつながりを失うとき，自殺の危険が高まるのである．しかし，人が死を選ぶのは孤独からではない．人間関係の葛藤からである．大家族の中で生活していても家族との関係が悪く，孤立している高齢者のほうが，一人暮らしであっても充実した生活を送っている高齢者より自殺率が高いという事実が，それを証明している．

かつては思春期から前青年期の自殺が多かった．この時期には，エリクソンのいう**自我同一性の混乱**を体験する．いよいよ親から離れて一人の人間として生きていかなかればならない時期がきて，自分は何者か，自分らしい生き方とはどんなものかを模索し悩むのだ．それが見出せない場合，自殺という道を選ぶか，その代わりにアルコールや薬物依存という形で慢性的な自殺を図ったり，生きているという実感を得るためにリストカットしたり，あえて命がけの冒険に挑戦したりする．

また，誰かの自殺のニュースをきっかけに，次々と同じように自殺を試みる人が出てくることがある．とくに上のような心理状態にある思春期には，マスコミなどでアイドルや有名人の自殺が報道されると，似た

> **ひと口メモ**
>
> **生の本能と死の本能**
>
> もともと，フロイトが人間に生の本能と死の本能があることを見出したのは，子どもが母親がいない間に，ベッドから糸巻を落として遊んでいるのを観察したことからだといわれている．
>
> はじめ，子どもは糸巻をベッドから落として，それが見えなくなってしまうと，「オーオーオー（いない，という意味）」と言った．やがて手元に残った糸を引っ張ることによって，糸巻を手繰り寄せるということに成功した子どもは，「ダー（いた）」と嬉しげに声を上げた．そしてわざと糸巻を放り投げ，また手繰り寄せるということを繰り返し，遊ぶようになった．これを見たフロイトは，この子どもはいなくなった母親を取り戻すことを遊びに変えていたと解釈し，人間には生の本能と死の本能があると信じるようになったという．

ような方法での自殺が増える．高橋(1998)はそれを，**群発自殺**と呼ぶ．生きている人々の中に同一化の対象を見出せず，死ぬことで同一化するしかないかのようだ．自殺の名所なるものが出来上がるのも，同じ現象といえるだろう．自殺は伝染するのだ．そのため，米国では自殺を公衆衛生上の重要課題として，疾病管理センター(**CDC**)が中心となってその予防と研究を進めている．

　自殺しようとする人は，生きようとする気持ちがないわけではなく，生か死かのアンビバレンスの狭間で揺れ動いている．だから，自分の大切にしているものを誰かに贈ったり，身辺を整理したり，それとなくいなくなることをほのめかすなどして，前もってサインを出していることが多い．だが，人は死にたくなるほどの苦悩に直面することになかなか耐えられない．そこで，だれかがそうした気持ちを漏らしたとしても，冗談扱いしたり，明るく励ましたりして否定したくなる．また，落ち込んでいた人が，急に明るく振る舞ったり，はしゃいだりするようになると，周囲はその明るさを見て，さほど深刻ではないと安心したくなる．だが，その明るさには，どこかしら無理して空回りしているようなところがあるものだ．

　また，実際に自殺を試みて未遂に終わるというようなことが繰り返されると，周囲の人々は「本当は自殺なんてやる気はないのだ」と高をくくってしまいがちになる．だが，自殺企図の傷は，自殺を企てて助かったしるしというよりも，自分は傷ついているのだということを示すしるしとみて，対応すべきである．

　絶望は，人とのつながりを信じられないところから生じる．苦しみに直面し，ともに耐えることが希望を生み出すのである．自殺したい気持ちについて聞くのは，だれしもためらうものだが，こちらの懸念を率直に伝えることは，決して悪いことではない．できれば，どこまで現実的に死を考えているのかを率直に，かつ慎重に聞いてみたほうがよい．

●中年期危機とうつ●

　人間には生きていく上で節目となる時期がある．そして，そうした時期には心身ともに不安定になり，病気や大きな事故に遭遇する可能性が高い．**成熟の危機**と呼ばれるものだ．前に述べた思春期がその1つであるが，ほかには出生時，離乳期，一人歩きを始めるとき，入学・卒業時期，更年期などがそれにあたる．そうした人生の節目はいずれも，それまでの同一化から脱して，新たな分化の段階に到達しようとする時期であり，成熟とともに何かを喪失する時期でもある．そのため，分離不安が呼び覚まされ，抑うつ態勢が引き起こされるのだ．自殺の危険性が高いのもこうした人生の転換期である．

ひとロメモ

うつと芸術作品

　躁うつ気質者は行動すること(doing)に価値を置く．このことが，持って生まれた才能を花開かせ，偉大な作品を生み出したり，偉業を成し遂げさせることがある．ストーはそうした芸術家や偉人の代表として，ミケランジェロ，シューマン，バルザック，チャーチルらの名前を挙げている．彼らは生涯，周期的に襲ってくるうつと戦いながら，後世に残る作品を残したり，偉大な政治家となった．彼らのような天才ではない凡人にとってもまた，やることの何もない生活は精神衛生上良いはずはない．

これまで日本では，自殺の危険性が高いのは40～60代の男性だった．**中年期危機(ミドルエイジ・クライシス)**と呼ばれるこの時期には，さまざまな転換が起こるとカーンバーグはいう(Kernberg, 1980/1993, pp.163-173)．過去の自分と親との関係が，現在の自分の子どもと自分との関係の中に，役割を入れ換えて再現してくる．子どもだった自分が親となって子どもと向き合うとき，自分についても親についても初めて深く理解するようになる．そして同様なことが，職場の上司や部下など，両親のイメージや自己像を投影した人物すべてとの関係にも起こる．追い越す立場から，追い越される立場へ変わり，さらに年老いるとケアする立場からケアされる立場に変わるのだ．

　また，子どもの頃には自分の成長し変化する速さに比較して，周囲はほとんど変わらないように見えるので，時間の進み方がひどくのろいように感じられるものだが，中年期ともなると，子どもたちの成長も，親や自分自身の年をとる速さもすべてが急で，時間そのものが速さを増していくように感じられるようになる．その結果，無常感や喪失感が強まり，自分が人生で達成しうることの限界と死に，日に日に近づいていることを感じないわけにはいかなくなる．現実に起こる体力の衰退やさまざまな老化のサインも，その不安を強める．

　しかも，人間は年をとったからといって，すべてが老成していくわけではない．自分の中の子どもの部分はやはり子どものままに残っている．たとえば，自分を乗り越えて成長しようとする子どもたちや若い世代の人々に対しては，羨望や競争心などの攻撃心が刺激される．親の子どもに対する過大な期待は，愛情というより攻撃心の表れとみなすべきものなのだ．カーンバーグは，父殺しの物語として有名なオイディプスの神話が，そもそもは父親ライオスがわが子オイディプスを殺そうとしたところから始まっていることを指摘する(27頁参照)．わが子を谷底に突き落とす獅子の寓話や組織の中で上の者が若い者をなかなか認めようとせず，いじめたり冷遇したりするモラル・ハラスメントなどは，文化として表れた中年期のエディプス葛藤であるという．

　そうしてみると，親にとって子どもの親離れは，潜在的な攻撃心の対象だった子どもから見捨てられるという意味を持つことになる．そこにおいて，「自分の憎しみが愛する対象を破壊してしまった」という抑うつ態勢の不安が生じる．主婦によくみられる**空の巣症候群**と呼ばれる中年期以降のうつは，こうした構図から説明できる．働く中年男性では，中間管理職にうつがよくみられる．上司にも部下にも攻撃心を向けられず，頼ることもできずに，うつになってしまうのである．うつに陥りやすい躁うつ気質の人は，ただでさえ律儀で責任感が強い．孤立無援のまま仕事を中途半端で放り出すことができずに自殺を図る人もおり，最近では

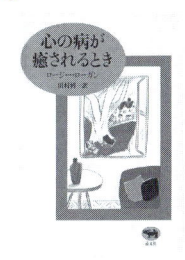

おすすめブックス

『心の病が癒されるとき』(ロージー・ローガン作，田村博一訳，晶文社)

　ローガン作『心の病が癒されるとき』は，失明の危機と酒乱の夫との確執などから自殺未遂にまで追い込まれたうつ病の女性の実話である．『見える暗闇』(新潮社)も，同じくうつ病のウィリアム・スタイロンが自分の体験について書いたもので，さすがにノーベル賞作家らしく，うつの体験が生々しく描かれており，それがどんなに苦痛なものかがよくわかる．

　この2人の著者に共通するのは，はじめは外来で薬物療法を受けるが，最終的には精神科病院に入院することによってようやく救われる点である．入院の意味についても考えさせる木である

うつの諸相　53

過労死として認定されるケースも多くなってきた．

●新たな自分を見つける成長痛●

うつを引き起こすのは，必ずしも喪失や挫折といった出来事ばかりではない．中には昇進や家の新築など大きな目標を達成した途端，うつになる人もいる．**成功うつ病**と呼ばれるものである．他にも，**引っ越しうつ病**や**荷下ろしうつ病**などのように，困難な任務をやり遂げ，ほっとした途端になる場合もある．まるでジェット機が燃料を全部使い果たして失速したか，突然エアポケットに陥ってしまったかのようである．

うつになりやすい躁うつ気質者は責任感が強いだけでなく，自分の存在自体 being より行動すること doing に価値を見出している人々でもある．何かを達成することで自分の存在を証明しようとする人たちである．いったん達成してしまった後，新たな行動の目標を見出せないとき，自分を支える人間的な絆が絶たれ自分の役割を見失ったとき，それまで心の奥底にしまわれていた見捨てられる恐怖と結びついた深い罪悪感と無力感が，こころの表面に立ちあらわれる．それがうつなのである．

しかし，うつには否定的な側面ばかりあるのではない．もともと抑うつ態勢は，愛する能力の獲得という重要な発達課題を達成したことを示すものである．人生の転換期にうつが生じるのは，新たな成長の時期がきたということを告げているのである．成功うつ病にしても，今までわき目もふらず頑張ってきた過程で見失っていたものを改めて発見するチャンスでもある．つまり，うつは新たな自分を見つけるための，精神的な成長痛といえるだろう．うつにならない人は成長しないといってもよい．

●学習性無力感とうつ●

うつ状態を**学習**という観点からとらえた実験研究がある．セリグマンらは，イヌにどう反応しても回避することのできないショックを与え続けると，逃げることができるときでも痛覚刺激を避けるような行動をとらなくなることを発見し，そこから**学習性無力感**もしくは**学習された絶望感** learned helplessness という概念を導き出した．すなわち，うつ病患者は過去に自分が状況を変えることができない体験，言いかえれば，環境からなんら報酬を得ることができない体験をしており，そこから無力感を学習してしまった結果，苦痛に満ちた状況を回避したり，適切に対処することができなくなり，ついに破綻してうつになるというのである (Seligman, 1975/1985, p.21)．

学習性無力感をうつ病の原因と考える研究者たちは，その根拠の1つとして，重症のうつ病の発生率が男性より女性のほうが高いという事実

✏️ ひとロメモ

孤立無援感

　helplessness という英語は，直訳すれば「助けのないこと」ということになる．「無力感」もしくは「絶望感」と訳されることが多く，セリグマンの訳書も「絶望感」を用いている．中井久夫はこれに「孤立無援感」という訳語を当てている．こちらのほうが，世界との絆を失った無力な感じがよく表されているように思われる．孤立無援感は他者からの離断とともに心的外傷の核となる．

を挙げる．米国では女性は男性の 2 倍から 3 倍に達するといわれており，それは自己主張を意識的に抑えようとする女性の傾向と関連があり，その傾向は社会の要請によって強化されているというのである．

　一方，アリエティらは，人が環境から何も得られないとうつになるという点には賛成するものの，問題はむしろ，うつの人々が自分の幸福や価値を自らの活動によって作り出すのでなく，外的環境から与えられることに頼りすぎている点にあると主張する．そのため外的環境からそれらが与えられないと，生きている意義を失ってしまうというのである（Arieti & Bemporad, 1978/1989, p.422）．つまり，学習性無力感はうつの原因ではなく，結果ということになる．

　一方，現代がうつの**時代**と呼ばれるようになったのは，第二次世界大戦時のユダヤ人の大量虐殺や広島・長崎の原子爆弾の投下などが，多くの若者たちに圧倒的な絶望感が生じさせたせいだとする学者もいる．これに対し，アリエティらはむしろ，ミチャーリヒがいったように，人びとから悲しむ**能力**が奪われてしまい，人類がこうした悲惨さに対して，十分涙を流すことができなかったこと，**悲哀の作業**を行なうことができなかったことが，価値喪失感や無意味さを生み出し，うつ病にかかりやすい状態を生んだのだと主張する（Arieti & Bemporad, 1978/1989, p.448）．確かに，過去にうつの原因はいくらもある．だが，より深刻なのは，過去より未来に価値や意味が見出せないことのように思えてならない．

統合失調症という病

　日本では，精神科の入院患者の約 5 割，外来患者の約 2 割が**統合失調症**と診断されている．この疾患の有病率は全人口の約 1％といわれており，日本全国で約 80 万人，世界には約 2000 万人の統合失調症者が存在していると推測される．多くは 10 代から 20 代の青年期に発症し，働き盛りの年代を治療を受けながら過ごすことになるので，社会的にも経済的にも影響が大きく，もっと注目されてよい問題なのだ．

　しかし，統合失調症とは一体どんな疾患なのか，原因はなんなのか，決定的な治療法はあるのかなど，多くの疑問がいまだに謎のままに残されている．問題の大きさに比べるとわかっていないことがあまりに多すぎるのである．けれども，わからないことがたくさんあるからといって，援助できないわけではない．病気を問題にするのではなく，患者の人となりを理解し，その人がその人らしく生きていくのに少しでも手を差し伸べることはできる．

　統合失調症の多くは慢性に経過するとはいえ，中には急激に発症し，その後速やかに改善するケースや，治療しないままに社会生活を続けて

いるケースもある．知能のきわめて高い人もいれば，平均以下の人もいる．大学教授もいれば，芸術家もサラリーマンもいる．明るい性格の人もいれば暗い人もいる．几帳面な人もだらしない人もいる．経済的には，中流より下の階層の患者が多いといわれているが，それも統合失調症の原因なのか，それとも結果なのかは不明である．

統合失調症者には妄想を持つ人もいれば，持たない人もいる．幻聴を訴える人もいるが，全員に幻聴があるわけではない．逆に，幻聴を体験したことのある人がすべて統合失調症というわけでもない．落ち込むこともあれば，おおいに笑うこともある．短気で怒りっぽい人もいれば，やさしくおとなしい人もいる．

しかし，統合失調症者の多くは概して統合失調気質である．人付き合いが苦手で，感情表現もうまくない人が多い．そのため，周囲の人々から誤解され，怖がられたりすることがあるが，たいていの場合，彼らのほうがはるかにおびえているのである．実際，患者が暴力行為に及ぶ場

COLUMN 告知と病識

よく精神病の患者は病識がないと非難がましくいわれる．しかし，実際にあなたは統合失調症ですよと告知された患者はどれほどいるのだろうか．だいたい，統合失調症についての知識もそれほど普及しているとは思えない状況を考えると，告知もされていないのに，自分がそういう名前の病気であると認識できるはずがない．告知されていないがん患者に対しては病識がないといって非難することはないのに，精神病の場合には問題とされることが多いのは不思議なことだ．

だからといってただ告知すればいいというものでもない．今はまだ，統合失調症と告げられることによって，より良い対処が可能になるというよりは，精神病というレッテルが貼られ，絶望的な気持ちにさせられることも多いからだ．しかも，幻聴や妄想が患者にとって現実以上にリアリティーを持って迫ってくる場合，それに統合失調症という名前がついたからといって，納得できるはずもない．かえって自分の現実を理解してもらえなかったという気になるかもしれない．患者の苦痛を理解した上で，どのように伝えるのが良い方法なのか考える必要がある．

一方，最近，統合失調症を「脳の病気」と規定した上で，患者に積極的に告知し，患者会や家族会などで病気のメカニズムや治療法などについて，患者や家族に教育するという方法をとっている病院や医師が出てきた．確かに「脳の病気」なので，ほかの身体疾患と同じような対処が可能であると聞いて安心する患者や家族も少なくない．

筆者がかつて出会ったある女性患者は，IQも高く，信頼関係も築けたと思い，彼女の訴える不可思議な現象は「妄想」というものだから，それが起こってもおびえなくともよいのだと教えた．すると，彼女は「そうだったの」と大きくうなずき納得した様子だった．しかし，しばらく経って会うと，彼女は「部屋に誰かが侵入してくる」と同じようなことを訴えたのである．筆者の言ったことはそれとして理解できても，現実に起こっている「侵入される感じ」は彼女にとってはあまりにリアルなので，否定できないのである．それは知的理解の問題ではない．おそらく，どう対処すればよいかが納得できるまで，その不安に辛抱強く付き合うしかないのだろう．

その点で，病気について話し合うことの効果は，内容はともかく，そこで互いに不安を分かち合い，それでも対処可能だという確信を持つことから生まれてくるのではないだろうか．

合は，よくよく追い詰められてということが多く，むしろ自殺を心配する患者のほうが多いくらいである．そして，長期入院している多くの患者の問題は，外に出て迷惑をかけることより，引きこもりがちで活動性の低いことなのだ．

　次章からは，そうした統合失調症者を中心に，入院治療の中での看護援助について考えていくことにする．ただし現在では，入院している患者よりも外来で治療を受けながら社会生活をしている患者の数のほうが何倍も多いという事実は覚えておきたい．しかし，病院で起こることは，地域の作業所やデイケア，グループホームなどでもよく起こることである．地域でのかかわりにはまた独特の難しさがあるが，ここで取り上げる現象を十分理解しておくことによって，さらに専門的に洗練されたかかわりを発展させることができるだろう．

COLUMN　入院するとき

　精神科に入院となると，無理やり連れて行くか，だまして連れて行くしかないと考えている人も少なくない．だれしも，自分が精神科で治療を受けるようになろうとは考えてもみないし，嫌なものだと考えているからである．

　筆者の勤務していた病院では，初めての入院でも，本人が望んで来院するというケースもないわけではなかったが，たいていの場合は家庭や職場の上司が付き添って来ることが多く，また，飛び込みでの受診より，あらかじめ電話で予約してくることが多かった．

　受付が済むと，医師の診察の前にソーシャル・ワーカーが予診をとることになっていた．今，どんな問題で困っていて，それはいつから，どのように始まったのかなどのヒストリー（病歴や生育歴，家族背景など）を，患者として連れられてきた人に付き添いの人を交えて聞くのである．互いに言うことが違ったり，あまり本人が付き添ってきた人に話したくないことがありそうな場合は，別々に話を聞くこともある．

　その後，予診で得られた情報をもとに，医師が身体的な面も含めて改めて診察する．その結果，入院の必要性が認められたら，院内を案内して家族と一緒に見学してもらう．当時は男女別々に閉鎖病棟と開放病棟の2つがあったから，そのどちらも見てもらい，さらにグラウンドや作業療法室，図書室，院内喫茶店，売店などを見学する．どこにも患者が働いていたり，のんびり座っていたりするので，入院生活がだいたいどんなものかがわかる．そして改めて入院の目的を確認し，双方の入院の意思を確かめるのだが，本人が入院を嫌がった場合は，もう1度帰って相談してきてもらうこともある．

　問題が深刻化していてその余裕がなく，今すぐ入院させなければならないという場合にも，本人が納得するまで何時間でも面接する．本人が納得したら，入院する病棟の看護師に迎えにきてもらい，本人に紹介し，簡単な事情と入院の目的を説明する．そしてその看護師が病棟へ案内し，病棟の他の看護師や同室の患者に本人を紹介するという段取りになる．

　一人を入院させるにも，なかなか手間も時間もかかるのだが，こうした時間を惜しんで，無理やり入院させたり，迎えに行って注射し，朦朧状態にして入院させたりすると，これから先の長い治療関係が決定的に損なわれてしまう．急性期を脱しても，再発の予防や自己実現までの長い道のりを考えると，どうしても必要なときに自分から病院に来るようになってもらわなければならないのである．治療者や援助者に対していったん恨みや不信感を持ってしまったら，それはなかなか消えない．それはお互いにとって本当に不幸で損なことだ．結果的に治療が遅れるばかりか，恨みからの暴力行為などにつながらないとも限らない．入院のときの最初の出会い，それが何より大事なのである．十分時間をかけて入院の必要性と目的を納得させられれば，ガードマン付きで連れてこられたような人でも，そのまま開放病棟に入院させることもできた．たいていの場合，本人も疲れ果てているので，入院となって内心ホッとする気持ちもあるのだ．

　また，以前には未成年の場合や昏迷状態で入院してくる場合には，落ち着くまで家族や付き添い人にしばらく付き添ってもらうこともあった．入院と同時に一人っきりで隔離室に入れられたり，抑制されたりするより，どれほど安心できることか．また，家族にとっても精神科病院というところがどういうところかわかるので安心でき，付き添っている間にスタッフの患者への対応を見て学習することもできる．また，良くなって退院していく人を知って希望を持つこともある．

　一方，予診をとったワーカーは，患者の簡単なヒストリーをカードにまとめて病棟に残す．入院の翌日には担当医が全病棟の看護スタッフと医師，ワーカーらが集まる朝の申し送りの場で，入院患者の簡単な紹介をする．したがってどの病棟に勤務していても，新しく入院してきた患者について予備知識を持つことができる．他の病棟のスタッフでもさまざまな場所や治療プログラムでその患者に出会うことも多いが，そうした予備知識があれば，患者に声をかけたり，必要に応じて病棟にフィードバックすることもしやすくなる．

　また，1週間のスケジュールが毎週ニュースとして各病棟や部局に配布され貼り出される．そこには医師の休暇や来客，研修生などのお知らせ，前の週に行なわれた行事やミーティングの結果なども載っていて，ある患者は「この病院には秘密がない」と言ったことがあった．

第5章 精神科における入院治療と看護

患者の訴えを理解する

　第1章で出会ったA君に再び戻ってみよう．

　母親に付き添われて外来受診したA君の問題は「学校に行かないこと」だと家族は考えていた．一方，A君自身が困っていたこと，つまり主訴は「勉強に集中できない」ということであった．彼の状態を精神医学的に診るとしたら，まずは話にまとまりはあるか，現実にありそうもないことを言ったり考えたりしていないか，気分の落ち込みや日内変動はないか，これまでに頭に怪我したり脳波異常があると言われたことはないか，といったことを確かめてみるだろう．つまり，統合失調症か，うつか，パーソナリティ障害か，何か別の器質的な障害かといった発想で，症状を確かめるのである．

　そうした発想とは別に，今，A君に何が起こっているかを，**生活**という**文脈**において理解することもできる．A君の状況をみてみよう．

　A君は高校に入って今回のことが起こるまでは，さして問題もなく，「優しくおとなしい子ども」だったと母親は言う．両親は，派手に喧嘩をするほど仲は悪くなかったものの，父親は何度も「学歴のせいで」転職しており，引っ越すこともたびたびであった．おかげでA君は小学校から中学校までの間に数回，転校を繰り返していた．

　A君の様子が変わったのは，高校に入り，進路を決める時期であった．結局，A君は自分が望んでいなかったコースを選択した．それは両親の期待に沿った道であった．とはいえ，母親の言うことをそのまま信じれば，A君は自分の進みたい道も選択できた．しかし，A君にしてみれば，どちらをとっても難しい選択だった．

　両親が望んだのは，A君がよい大学に入り，よい会社に就職することであった．しかし，そのためには，彼は好きでもない勉強をしなければならない．しかもそれは，父親のようにならないための道であり，その意味において父親を否定することでもある．一方，自分の望む道を選べ

ば，両親の期待を裏切ることになる．A君自身，よい仕事について安定した生活を送りたいという願望がないわけでもない．これまで望んでも叶えられなかった生活だからだ．A君はどうにも選びようのない，出口のない状況に陥っていたといえる．ひとりっ子で転校を繰り返していたA君には，相談できる兄弟も友人もいなかったことが，いっそう彼を追い詰めていた．そう考えると，A君の引きこもりという「症状」は，彼の置かれた出口のない状況をそのまま示しているようにもみえる．

●A君の入院●

A君は通院して外来治療を受けることもできた．だが，医師は，A君を入院させて細かく観察し，彼に合った治療法を選びたいと思い，入院を勧めた．やつれきったA君の表情を見て，家や学校から離れて，休養しながらこれからのことを考えることが今のA君に必要だと判断したからでもあった．母親は入院という話に驚いた様子だったが，疲労と不安とが極限に達しており，これ以上家でようすをみることは無理のようだった．

A君も初めて家から離れることに不安を示していた．そこで，母親と一緒に外来の看護師に病院内を案内してもらい，どんなところなのか一通り見て回った．その後，A君は自分でもどうしようもない状況に陥っていることがわかっていたので，入院することに同意した．

●患者にとっての入院の意味●

入院するときの患者や家族は，精神的にも肉体的にも疲労困憊しきっていることが多い．あらゆる対処法を試みた挙句，まさに'刀折れ矢尽きた'状態でやって来る．そのようなとき，入院には治療が管理しやすいというばかりでなく，患者や家族が苦痛に満ちた現実から一時的に離れ，休息できるという大きなメリットがある．ただし，そのための安らげる環境がなければ，入院が逆にトラウマになることもある．西川（2002）は，かつては入院をできたら避けたいと思っていたが，全個室の開放病棟を開設してから患者の治癒率が上がったのをみて，環境が患者を癒すことを改めて知り，入院治療の意義を再確認したという．

いったん，病院が患者にとっての「安全の基地」となり，そこへ行けばいつでも受け入れられ，仲間がいて，ほっとできる退避所（レトリート）となれば，退院した後も安心感を持って生活していけるようになる．中には，具合が悪くても今日は病院に行くと思うだけで気持ちが楽になるという患者もいる．そして，もしまた具合が悪くなったとしても，問題がこじれて最悪の状況に至る前に，自分から進んで病院に来ることができる．そうなると回復も早く，障害も少なくて済むのである．

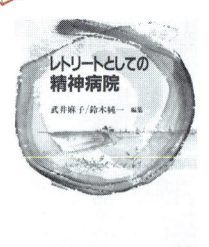

おすすめブックス

『レトリートとしての精神病院』（武井麻子・鈴木純一編，ゆみる出版）

『レトリートとしての精神病院』は，筆者がかつて勤務していた病院について書かれた論文を，院長であった鈴木純一医師とともに編集したものである．執筆は医師，看護師，ソーシャル・ワーカー，作業療法士，院長秘書と，あらゆる職種にわたっている．題名にある「レトリート」とは避難所のことであり，そのような病院づくりに情熱を燃やした人々の実践の記録である．

しかし，精神科の病気と診断されただけでもショックである上に，初めて精神科病院に入院するとなると，だれしも抵抗がある．はっきりと精神障害者の**スティグマ(烙印)**を押されたように感じるからだ．メディアも，精神科病院といえば鍵の掛かった暗く狭い独房と，その隅に不気味にうずくまる患者，あるいは奇声を上げる患者といった，偏見に満ちたイメージを再生産し続けている．それが回復した患者の退院を妨げることにもなっているのだ．確かに，閉鎖的な病院もないわけではない．だが，安心して入院できる開放的な治療環境を作り出そうと努力を続けている病院もあるのだ．入院治療を有効に利用できるかどうかは，社会全体の責任でもある．

● **入院生活の中で起こること** ●

A君は相当疲労していたらしく，向精神薬を服用したせいもあって，入院してからしばらくは食事や入浴時のほかはほとんどベッドに横になって過ごしていた．やがて起き出すようになってからも，最初のうちはなかなか人と打ち解けることができなかった．

ある日，A君は1つ年上の患者M君がCDを貸してくれたのをきっかけに，一緒に音楽の話をするようになった．まもなく，2人は一緒に卓球をしたり，ふざけ合ったりするようになった．こうして次第にA君は，病棟に居場所を見つけることができたようだった．

やがて彼は，年配の男性患者Cさんとも話をするようになった．A君は，もともと一人で地図を見ながら空想の一人旅をすることが好きな少年だった．Cさんは若いころに外国で暮らしたことがあり，A君はCさんに絵葉書を見せてもらい，外国での体験談に目を輝かせていた．そして，自分もいつか海外へ行ってみたいと思ったようで，英語の教科書を開いてみるようになった．

Cさんはもの静かだが，どちらかというと人付き合いを嫌う面があった．A君と親しくなるまでは，厳しい顔をしてベッドに腰掛け，一人で考え込んでいる姿がしばしば見受けられていた．そんなとき看護師が言葉をかけても，びっくりしたように顔を上げて「あ，なんでもありません．大丈夫です」と言うだけで，何を考えていたのかを話すことはなかった．そのCさんがA君と親しげに話をしていることは，看護スタッフの間でも話題になった．

A君がM君やCさんと出会ったように，それまで葛藤に満ちた狭隘な人間関係の中に閉じ込められてきた患者にとって，入院が逆に広い世界との出会いとなり，解放となることがある．今は退院してアパートで単身生活を送りながら会社勤めをしているある患者は，調子を崩しそうになると，自分から休息入院し，英気を養っては戻るということを繰り

おすすめシネマ

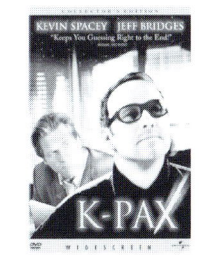

『K-PAX ―光の旅人』(イアン・ソフトリー監督，DVD＝ポニーキャニオン)

光とともにニューヨークに降り立った，自分は異星人だと名乗る男プロート(ケヴィン・スペイシー)．精神科病院に送られた彼を診察した精神科医は妄想だと診断するが，次第に入院患者の中に不思議なことが起り始める．まわりの人々の悩める心を癒し，動物とも心を通い合わせる男．彼は本当に天才的な知能を持つ異星人なのか．観客も，これはSFドラマなのかそれともシリアスなドラマなのか，見ているうちに自信が揺らいでいく．

返している．ある患者は「病院に来ると世界が広がる」と言う．病院には，いろいろな考えや趣味を持った患者やスタッフがいるからだ．しかも，他人からダメなやつ，おかしい人と見られないかと気を遣っている職場とは違って，なんの気兼ねもなく話すことができるというのである．これこそが入院する最大のメリットであり，そうした豊かな対人交流こそが，治療的環境の最も重要な条件である．

●対人スキルの学習と感情●

入院して多くの人と出会うことが，なぜ治療になるのだろうか．それを**対人スキルの学習と感情**という観点から考えてみよう．

A君の例にみられるように，精神科的な問題が生じる背景には，対人関係上の深刻な**葛藤**が存在していることが多い．症状は，その状況にうまく対処しきれず，援助を必要としていることを知らせるSOSの信号なのだ．

ところで，社会は感情という基盤の上に成り立っている．自分の感情

COLUMN　人生の知恵

これまでカウボーイ，フォーク・シンガー，セールスマン，バーテンダー，画家，牧師などの職業を体験したという文筆家ロバート・フルガムは，「人生の知恵は大学院という山のてっぺんにあるのではなく，日曜学校の砂場に埋まっていた」と言う．人生の知恵とは次のようなものだ．

『人生に必要な知恵はすべて幼稚園の砂場で学んだ』（ロバート・フルガム，池央耿訳，河出文庫）

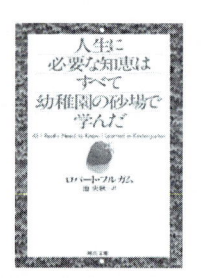

- 何でもみんなで分け合うこと
- ずるをしないこと
- 人をぶたないこと
- 使ったものはかならずもとのところに戻すこと
- ちらかしたら自分で後片付けをすること
- 人のものに手を出さないこと
- 誰かを傷つけたら，ごめんなさい，と言うこと
- 食事の前には手を洗うこと
- トイレに行ったらちゃんと水を流すこと
- 焼きたてのクッキーと冷たいミルクは体にいい
- 釣り合いの取れた生活をすること－毎日，少し勉強し，少し考え，少し絵を描き，歌い，踊り，遊び，そして，少し働くこと
- 毎日かならず昼寝をすること
- おもてに出るときには車に気をつけ，手をつないで，はなればなれにならないようにすること
- 不思議だな，と思う気持ちを大切にすること．発泡スチロールのカップにまいた小さな種のことを忘れないように．種から芽が出て，根が伸びて，草花が育つ．どうしてそんなことが起きるのか，本当のところは誰も知らない．でも，人間だっておんなじだ
- 金魚も，ハムスターも，二十日鼠も，発泡スチロールのカップにまいた小さな種さえも，いつかは死ぬ．人間も死から逃れることはできない
- ディックとジェーンを主人公にした子どもの本で最初に覚えた言葉を思い出そう．何よりも大切な意味をもつ言葉．「見てごらん」

を処理し，適切な形で伝え，相手の感情を認識し，適切に応答することができなければ，社会生活は円滑に営めない．そして葛藤とは，**感情の問題**にほかならない．対人関係では，たとえば「人と面と向かって話す」「人にものを頼む」「質問する」といったスキルが必要である．だが，こうしたことが苦手な人は，そうすることで相手に嫌がられるのではないか，相手に拒否されたり軽蔑されたりするのではないかという不安を苦手としているのだ．人に否定的な感情を表現すること，「ノー」と言ったり，批判したりすることはなおさらである．「譲る」「謝る」といったことが苦手な人は，自分の中の攻撃性と折り合うことができない．屈辱と感じてしまうのである．何かを「選ぶ」ということが苦手な人は少なくないが，選ぶためには自分の中のアンビバレンスを処理しなければならないからである．また，「決める，決断する」の英語 decide には，homicide（殺人）や suicide（自殺），insecticide（殺虫剤）などと同じく，cide ＝殺すを意味するラテン語の語尾がついている．決定するということには，攻撃性が含まれているのだ．選択したり決断することが苦手なのは，自分の攻撃性を恐れている人といえる．

　また，対人スキルの中でも最も高度なスキルは，相手の気持ちを汲んだり，察したりすることである．言葉で伝えられるメッセージと，非言語的コミュニケーションを通して伝えられるものとの違いがわかることも重要である．「人と交渉する」のにもこのスキル（腹芸）が要求される．人間関係はこのスキルなしにはうまくいかない．

　こうした社会的スキルは，ふつう子どもの頃から日常生活の中で学習し身につけていく．しかし，そうした学習がうまくいっていないと，生活上さまざまな不利益が生じる．たとえば，相手が信用できる人かどうかがわからず，人に頼めないために一人で頑張りすぎたり，文句を言えないために我慢して無理したり，譲歩できないために友人を失ったりしてしまう．人と交渉するのが苦手な人は，問題が起こったとき，話し合って解決するということがなかなかできない．そして言うに言えないこだわりが，葛藤となっていくのである．入院のもう 1 つのメリットは，病棟をこうした**社会学習 social learning** の場として利用することができるということである．

精神障害とストレス脆弱性

　1960 年代に群馬大学で「**生活臨床**」と呼ばれる方法が編み出された．これは，退院した統合失調症者の再発予防を目的とした援助方法で，外来医師と地域の保健師たちの協力で普及していった．

　この方法は，患者が再発する状況には，**類型化されたパターン（弱点）**があるという認識に基づいている．たとえば，結婚や恋愛といった問題

ひと口メモ

自閉症と「心の理論」

　普通以上に高度な知能や芸術的才能を持ちながら，人とうまく付き合えなかったり，独特のこだわりで日常生活がスムースにいかない人々がいる．アスペルガー症候群と呼ばれる人々で，彼らの特徴は，相手の気持ちを察することが苦手であるという点にある．自分自身に悲しい，うれしいといった感情はあっても，他人がどのように感じ，考えるかについて理解することが難しいのである．そのために相手の意図や状況がつかめず，その場に合ったふるまいをすることができない．このような「心を読む」能力の問題を，バロン＝コーエン〔Baron − Cohen, S.（1997）／長野敬・今野義孝・長畑正道訳（2002）．自閉症とマインド・ブラインドネス，青土社〕は「心の理論」という観点から研究している．彼らを見ていると，人間関係が感情のギブ・アンド・テイクの上に成り立っているということが，改めてよく分かるが，「心を読む」能力は，人によって差があるのも事実である．

が生じたとき，金銭上の問題が生じたとき，昇進や昇給など名誉に絡む出来事があったとき，病気など身体的な気がかりが生じたときなどである．患者がどの状況に弱いかを把握して，早めに対処することで再発を予防できると考えたのである．

統合失調症者に**ストレス脆弱性**があることは，最近では広く認められるようになってきた．どのようなストレスに弱いかはその患者によるが，その弱点となるストレスパターンに気づくことができれば，予防もしやすくなる．再発や悪化は，その人のストレス脆弱性を理解し，弱点をどう乗り越えていくかを学習するよい機会なのだ．薬でストレス感受性を鈍らせることは，かえってこの学習機会を奪うことにもなりかねない（西川，2002）．

● **問題が起こったとき** ●

入院するとさまざまな人間に出会う．それは同時に，さまざまな葛藤に直面することでもある．集団生活にはたくさんのルールや制限があり，思うようにはいかないことが多い．患者といえども気の合う人ばかりではなく，生活習慣が違えば，好みも違う．ぶつかったり，不満を抱き合ったりするのはごく自然なことなのだ．

そのとき言葉で不満を表し，積極的に問題解決することができない患者（たいていそうであるが）の中には，症状悪化や，トラブル，無断離院といった問題行動の形で反応する患者もいる．こうした反応を単なる病状のせいにしたり，罰するだけであれば，どのようなストレスに弱いのかを学習するせっかくのチャンスが失われる．

また，このときの周囲の反応から，患者は学習する．ふだんおとなしいときには放っておかれ，問題を起こしたときにだけ注目されるとしたら，患者はどんどん問題を起こすことを学習していくだろう．一種のゲームである．逆に，どんな行動をしても周囲になんの反応を引き起こせなければ，患者はどんどん意欲を失い，周囲に無関心になっていく．

患者が急に症状を訴えたり，問題行動を起こしたりしたとき，大騒ぎしたり，あわてて押さえ込もうとしたりせず，まず，そのとき病棟の中で何が起こっているかを検証してみよう．そして一連の出来事を患者の生育歴と照らし合わせて，類似した出来事がなかったかを考えてみるのである．すると，その患者がどのような状況が苦手なのかがわかり，自分たち職員が患者の悪化の原因を作り出していることもわかる．たとえば，主治医や受け持ち看護師の退職や交代，スタッフ同士の対立やトラブルなどがあると，決まって具合の悪くなる患者がいる．過去の対象喪失や家族の葛藤が再現され，見捨てられる不安や世界が崩壊するような病的不安が頭をもたげるのである．

ひと口メモ

「能動型」と「受動型」

1960年代に生まれた「生活臨床」の鍵概念に「能動型-受動型」というものがある．これは患者を再発状況から2つのタイプに分けたもので，「能動型」は自ら進んで課題を見つけ，生活を拡大していこうとするタイプ．その結果，急激な変化のストレスに直面しやすく，生活に安定を欠き，再発しやすい．それに対して「受動型」は何年も同じ生活を続けていくようなタイプで，同じ生活をしている限りストレスは少なく再発する危険性も低いが，周囲が「進歩」や変化を期待して無理に働きかけようとすると再発しかねない．援助する側は皆一律に働きかけるのではなく，患者のタイプに合わせて，助言やサポートをする必要がある．

そこで，「今，ここで」何が起こっているかをほかの患者も交えて一緒に話し合い，検討していくことによって，患者が自分の抱えている問題に直面するきっかけを得ることができ，自分が苦手な葛藤状況にどう対処すればよいかを学ぶこともできる．これが社会学習であり，これを促進する治療的環境をマックスウェル・ジョーンズ（Jones, 1968/1976, p. 86）は生活学習状況 living learning situation と呼んだ．

そうした見方からすれば，「良い患者」であり続けるより，症状悪化や問題行動を示したり，医師や看護者に反発したりして，「悪い患者」になったときこそ，患者を理解するチャンスであり，治療のチャンスなのだ．そこで，いくつか仮説を立ててみて，どう援助すればよいのかを考えてみる．うまくいかなければ別の仮説を立ててやってみればよいのである．正解はだれにもわからないのだから．

● A 君のパターン ●

A 君が具合が悪くなる状況にもいくつかのパターンがあった．まず最初にわかったのは，母親の面会や自宅外泊のたびに，後で決まって寝込んでしまうというパターンだった．面会や外泊の前も，緊張した面持ちでいることが多い．そのくせ，家では寝込むこともなく「良かった」と言うのだ．A 君は家族の前ではかなり無理をしているのではないかと思われた．そこで外泊のたびに，無理せずゆっくりしてくるように看護師が声をかけるようにしたが，この助言はあまり効果がなかった．

ある日，A 君は病棟対抗のソフトボール大会のキャプテンに選ばれることになった．その夜，A 君は珍しく不眠を訴えてきた．不審に思った看護師が話を聞いてみると，A 君はキャプテンを降りたいと言い出した．みんなが本当は自分がキャプテンにはふさわしくないと悪口を言っているような気がするというのである．一緒に起きてきた M 君に聞いてみると，そのような事実はなかった（現実検討）．看護師が「A 君自身はキャプテンをやる自信がないの？」と尋ねてみると，「自信がないというわけでもないんだけど…」と言う．そこで今度は，「みんなに期待されたり，頼りにされたりするのが負担なの？」と聞いてみた（解釈）．すると A 君は「確かに，僕は考えすぎだとよく言われる」と答えた．

このとき以来，注意してみていると A 君は，患者同士の間で競争になるような場面になると，すぐに譲ってしまうというパターンがあることに気がついた．ジャンケンで決めようというときでも，「僕はいいよ」と自分から降りてしまうのだ．そして，降りるに降りられなくなると，「みんなが自分の悪口を言っている」というような妄想めいた被害的な不安を訴えるようになるのだった．

ところで，A 君の示した被害的な色彩の妄想的不安は，第 2 章でみた

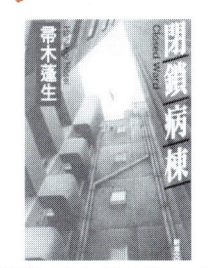

📖 おすすめブックス

『閉鎖病棟』（帚木蓬生，新潮文庫）

日本の精神科病院を描いた作品に，山本周五郎賞を受賞した『閉鎖病棟』という小説がある．著者の帚木蓬生は九州の民間精神科病院で働いていた精神科医であり，ここで描かれる精神科病院はフィクションなのだが，現実の精神科病院の雰囲気や患者の人間性をよく伝えている．2001 年に『いのちの海―Closed Ward』というタイトルで映画化されたが，残念ながらビデオにも DVD にもなっていない．

これに対し，『精神病棟』（平凡社）は著者シーガーがインターンとして働いたロサンジェルスのスラム街にある公立精神科病院での 1 年の体験について書かれたものである．ここに描かれているのは，すさまじいばかりのすさんだアメリカ最下層社会の病んだ姿であり，日本の普通の精神科病院では考えられないような暴力事件などが起こるので，まったく精神科病院を知らない人には，かえって恐ろしいところという偏見を持たせてしまうかもしれない．それでも，『閉鎖病棟』同様，精神科病院という不可思議な世界がいかに人間の匂いのする世界なのかがよくわかるだろう．

早期発達段階における妄想分裂態勢を連想させる．この態勢の赤ん坊は，欲求不満によって引き起こされた怒りを自分から切り離して対象に投影し，あたかも対象が自分を攻撃し，迫害するかのように感じる．被害的な妄想の背景には自分自身の怒りがあり，攻撃心がある．そこで，A君の「降りてしまう」パターンの理由として，①負担が大きすぎて自信がない，②負けることを怖れている，③逆に，自分が誰かを打ち負かしてしまうことを怖れているという3つの仮説が考えられた．だが，どうも①や②ではないようであった（その可能性もまったくないわけではないが）．

日常生活における不安と防衛

こうして，入院生活の中でA君の苦手とする葛藤状況と，自分から降りてしまうという特有の防衛パターンが明らかになってきた．おそらくそのパターンは，入院前からあったのだろう．親と意見の衝突する葛藤状況で，彼は戦わずに降りてしまったのだ．また，面会や外泊では，期待される子どもの役割から降りるわけにもいかず，無理してしまうのではないだろうか．

では，どうして親の前でそんなに無理してしまうのだろうか．母親が面会に訪れたときの2人のやりとりを見ていた看護師は，こんなことに気づいた．

A君が「眠れなかった」とか，「これからどうしよう」というような不安めいたことをちょっとでも口にすると，母親はおろおろしてしまうのである．すると，A君はすぐに「なんでもない」と打ち消して，「大丈夫」というふうに振る舞うのである．そうやって母親を不安に陥れまいとしているようにみえた．

看護師が母親から聞いた話によると，母親は夫のことで苦労が絶えなかったが，短気な夫には「文句を言ってもしようがない」と諦めていて，A君にしょっちゅう愚痴をこぼしていたらしい．これまでA君自身は反抗することもなく，病気がちな母親の愚痴の聞き役だったようだ．周囲もそんなA君のことを「母親思いの子」とみていた．しかし看護師には，母親の不安がそのままA君の不安になってしまっているようにみえた．

さらに，A君がM君と話をしているところに居合わせた看護師は，A君が小さい頃はお父さんっ子だったことを知って驚いた．母親の話では，A君は父親を嫌っているようだったからだ．確かに父親は厳しく，滅多に遊んでくれることもなかったが，酔っては面白い話をしてくれたのだという．しかしA君は，母親から父親の愚痴ばかり聞かされていたし，実際，父親には母子ともに苦労させられていたので，父親のことを好意

ひとロメモ

葛藤の三角形

患者の症状や問題行動を理解するには，その背景にどんな葛藤があるかを理解する必要がある．そしてその葛藤は，通常，不安とそれに対する防衛から成り立っている．だが，実は不安があるとわかったところで問題が終わりになるわけではない．その不安が果たしてどこから来るものかという疑問が残るからである．土居が神経症の「とらわれ」を生み出す不安の背後に，必ずや「甘えたいのに甘えられないこころ」があるとみたように，不安の根底には「隠された感情」が潜んでいる．精神療法家マランは，人間の葛藤の構造を下の図のような三角形で表している．すなわち，防衛としての症状や問題行動，不安，そして隠された感情の3点からなる三角形である．そして，精神療法はこの一番下の位置にある隠された感情が一体どんなものかを探っていく作業でもある．

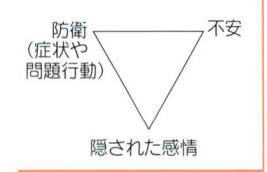

```
防衛              不安
(症状や
問題行動)

       隠された感情
```

的に言うことは，母親の手前，とてもできなかったようだ．A君が母親に逆らおうものなら，母親がパニックになることは目にみえていた．それはA君にとっても耐えられないことだったろう．

A君にとっては父親も母親も，愛すべき対象であると同時に不安をもたらす対象でもあった．そのような対象には，安心して攻撃心を向けることはできない．攻撃してもなお，愛されているという感覚を持てることは，健康な成長にとって重要なことなのだ．だが，A君にとって攻撃心は不安を呼び覚ます，受け入れがたいものになっていた．

●転移と修正感情体験●

ところで，A君には兄弟がいない．実際には2歳のときに弟が早産で生まれたのだが，生後まもなく亡くなったという．子どもにとって兄弟は，愛と憎しみとを同時に分かち合うことのできる貴重な対象であり，その関係を通じて，人は愛と憎しみの葛藤にどうやって対処していくかを学んでいく．A君にとって弟はライバルでもあると同時に，親密な兄弟愛の対象でもあったはずだ．それを同時に失ってしまったことになる．しかも，弟の死により，母親はいっそうA君を失うことを恐れ，抱え込む結果となったようだ．

また，少年少女時代の「喧嘩するほど仲の良い」と形容されるような友人も，兄弟に似た葛藤の体験を通じて，豊かな人間関係へと導いてくれる．しかし，A君はしょっちゅう転校していたため，いじめや仲間はずれにされることも多く，どこへ行ってもいじめられないように，嫌われないようにといつも気を遣っていたという．また，後で別れるときに辛くなるので，あえて親しい友人を作ろうともしなかったという．つまり，A君は，情緒の欲求を満たしてくれる人間関係を，これまでだれとも持てなかったのであった．

その後，A君とCさんとはよく将棋を指すようになった．小さい頃に，父親と指して以来というが，A君は次第に腕を上げ，Cさんと互角に戦えるようになり，それにつれて表情も明るくなっていった．こうしてA君は，M君たちとのソフトボールのほかに，もう1つ健康な攻撃心の捌け口を見つけたようだった．

ところで，精神療法では，患者が子ども時代の重要人物との関係の中で体験した感情やファンタジーを，無意識のうちに治療者の上に投影するということが起こる．それが**転移**と呼ばれる現象である．転移の解釈，すなわちどのような感情やファンタジーがそこにあるかを言葉にすることが，精神療法では重要な柱となる．転移によって引き起こされる感情には，肯定的なものもあれば，否定的なものもある(前者を**陽性転移**，後者を**陰性転移**と呼ぶ)．

転移現象は通常の社会生活の中でも起こりうるが，入院治療では大勢の人と生活をともにし，密接にかかわり合うために，同時に複数の人との間に多様な転移現象が起こる．もちろん，A君は医師や看護師などスタッフにも父親や母親を投影して転移感情を持っていたが，とくに重要だったのはCさんの存在であった．A君はCさんに，子どもの頃好きだった良い父親を投影していたようにみえる．もしここで看護師がA君に，「Cさんと将棋ばかり指していないで，少しは勉強したほうがよい」などと干渉してきたなら，かつて家族の中で起こった葛藤がそのまま再現されることになっただろう．しかし実際には，親しくなっても看護師から注意されることはなく，CさんはA君が安心して勝ったり負けたりすることのできる相手になった．A君はCさんとの間で，現実の父親との間では味わえなかった感情的交流を不安なしに体験することになったのである．

　このように，治療において過去の傷ついた関係に似た関係が再現されながらも，過去とは異なる新たな感情体験をすることができると，それによって過去の傷が癒され，以前の葛藤パターンを放棄することが可能になる．これが**修正感情体験**（Jones, 1968/1976, p. 72）と呼ばれるもので，入院治療の重要な要素である．A君が体験したのは，まさにこれであったし，同じことが家族のいないCさんにも起こっていた．

● 症状や問題行動をどうとらえるか

　A君の引きこもりや妄想めいた訴えのように，患者の示す症状や訴えはそこにある不安について伝えようとする1つの表現＝メッセージとみなすことができる．不安を自分なりになんとか意味づけようとして妄想が編み出される．妄想によって，バラバラになりそうな自己を，まとまりある1つの物語として意味づけ，解体の危機から守ることができるのだ．中井久夫は，かつて妄想を「かさぶた」にたとえたことがある．こころの傷のかさぶたである．そうだとすれば，それをむやみにつっついたり，無理やり取り除こうとすれば，傷がさらにひどくなるばかりだ．傷が癒えるには，内側から新たな肉芽が成長してくるのを待つしかない．

　たとえ幻聴や妄想があったとしても，患者は日常生活を送ることができる．実際，外来治療だけで地域で暮らしている統合失調症者の数は入院患者の何倍もいるのである．症状にこだわることはあまり意味がないばかりか，症状を根掘り葉掘り聞き出そうとすれば，ますます現実から遠のかせる結果になることもある．

　ただ，それらの症状が伝えている患者の不安や願望，ファンタジーを援助者はつかむ必要がある．単純なことだが，たとえ感情表現が伴っていなくても怖い妄想はときに現実よりも怖いのであり，患者は不安にお

> **ひとロメモ**
>
> **妄想と現実**
> 　町じゅうの人が自分のうわさをしていると言う人がいる．幻聴が「あれやこれや言ってくる」と言う人もいる．現実には，人付き合いを避け，職もなく，孤独な毎日を送っている．会話する友人も頼れる家族もいない．しかし，妄想や幻聴の中には多くの人間関係がある．
> 　自分は人類を救う最後の教祖だと主張する人がいた．彼は貧しく，世間からも見捨てられたような家庭に生まれ，しかも目にハンディを持っていた．妄想以外でどうやって家族を，そして自分を救えようか．高貴な生まれの王女様だと主張する女性も，親から棄てられた人だった．妄想だけが現実の破滅的なまでの悲惨さと釣り合いをとり，生きる意味を提供してくれるという逆説がそこにある．

びえているのである．他人がみんな敵だとしたら，その孤立感はどんなに耐えがたく，恐ろしいものであろう．どんなに突飛な訴えであれ，患者が訴えることの，その内容よりも伝わってくる感情やメッセージをこちらが受け止めることができ，そこにどんな意味があるかがわかれば，看護師も患者の「意味不明」な言動に悩むことは少なくなる．

水中毒のDさん

　A君と同じ病棟にDさんという30歳代の男性患者がいた．Dさんは，1リットルのコーラを一気に飲み干したり，水道の蛇口に口をつけてゴクゴクと大量の水を飲んでしまうという問題行動があった．そのため，お腹が水でパンパンに膨れ上がり，しまいには噴水のように吐き出すこともあった．また，トイレに間に合わず，ズボンをほとんど水のような尿でびしょびしょに濡らしてしまっていた．

　これは薬物療法を受けている長期入院患者によくみられる**水中毒**と呼ばれる状態である（105頁参照）．ただし，在宅患者でも例がないわけではなく，薬物療法が普及する前にもいたといわれている．水を多量に飲むため，血中の電解質バランスが崩れて，頭がボーっとしてしまい，しまいには痙攣や失神を起こし，昏睡状態に陥ってしまうこともある．脳浮腫や肺水腫を併発すると生命の危険性もある．そのため，Dさんの水分摂取をコントロールする必要から，看護師は朝晩2回Dさんの体重を測定し，体重増加が目立つときには水分摂取過多とみなして，飲水を制限するために外出禁止にしたり，隔離室に入室させたりしていた．

　Dさんは入院して20年以上になるというのに，病棟内にはあまり親しい患者もおらず，看護師にも自分から話しかけてくることもなかった．もともと家庭的に恵まれず，ほとんど邪魔者扱いされて育ったらしい．今では引き取る家族もなく，面会に来る知り合いもなかった．病棟生活での楽しみといえば，食べることとタバコを吸うことだけである．そうした状況からみると，このDさんの行動は，何かで満たしたいという欲求を示しているのかもしれない．しかし，水は決してこころもお腹も満たさず，嘔吐や失禁という他者に不快を感じさせる形で吐き出すしかない．

● **排泄をめぐる葛藤** ●

　ところで，嘔吐や失禁，便秘や下痢といった排泄にまつわる葛藤の起源について，ここで説明しておこう．

　母親に依存するしかない赤ん坊が，唯一自分でできることは，飲み込んだり，出したりすることだ．赤ん坊がおっぱいを飲んでげっぷをしたり，立派な便をしたりすると，母親は，まるで赤ん坊からの贈り物のよ

ひと口メモ

行動化 acting-out

　治療の過程で生じるさまざまな転移感情やそれに伴う不安を，治療の中で処理する代わりに，治療とはかかわりのない人との関係や場所で，なんらかの行動によって処理しようとすることを行動化 acting-out という．たとえば，治療者に対する怒りや満たされない依存欲求を自分では意識しないままに，家族や恋人にぶつけて喧嘩してしまったり，自殺を試みるなどの場合である．行動化する人の多くは，その行動化の意味を意識していない．

　最近では，治療とは関係なく，自らの感情的葛藤を行動によって処理すること一般について，行動化という言葉が広く用いられるようになってきている．たとえば，衝動買いや過食，ギャンブル嗜癖，アルコール嗜癖などの嗜癖行動や，犯罪や非行などの反社会的行動，神経症者の強迫行動などの問題行動すべてが，行動化としてとらえられる．

うに喜び，ほめる．しかし，赤ん坊がおっぱいを吐き出したり，おむつの外に便を漏らしたりすれば，母親の失望と怒りを買ってしまう．このように，排泄には親からの承認や非難，報酬と罰が付きものなのである．

一方，赤ん坊にとって便は自分の一部であり，自分の作品でもある．うっかりしていると，便をおもちゃにして遊び，気づいた母親が悲鳴を上げるのをよそに，得意満面で便まみれになっていることがある．排泄のための括約筋を自分でコントロールできるようになると，赤ん坊は便を母親に与えずにとっておいたり（便秘），未消化なまま排泄したり（下痢），勝手に排泄して（失禁），母親のコントロールを無力化することができるようになる．

こうしてトイレット・トレーニングは自由対束縛の戦いとなり，排泄には愛と攻撃性のアンビバレンス，支配と反抗の葛藤が付きまとうことになる（Malan, 1979/1992, p.135）．少々おもらしをしても取り替える必要のない，すばらしい紙おむつの登場は親子関係と子どもの人格の成長にどのような影響を及ぼすことになるのだろうか．

●患者の病理と看護師の病理●

患者の常習的な嘔吐や失禁は，赤ん坊のそれと同じように，潜在的に攻撃性を秘めている．そのため看護師の怒りや無力感を刺激する．まるで嫌がらせをされたように感じるのだ．そこで看護師は，患者の水分摂取のコントロールを目的として飲水を制限し，隔離室に入室させたり，抑制したりするのだが，表向きの意図とは別に，そこに罰としての意味合いがどうしても込められることになる．もし，看護師が自分を無力な立場に追い込む他者からのコントロールを嫌悪し，自分でコントロールしたいという強い欲求を持っている場合には，抑制的な処置が速やかに実行に移されることになる．しかもこの，看護師の患者をコントロールしたい欲求は，患者をお世話したい欲求と区別することが難しく，「患者のために」抑制するのだという意識に隠れてしまい，看護師側の問題は気づかれないままになることがある．

一方，患者自身も，無意識とはいえ，失禁の形で自分の怒りを表出し，看護者を怒らせコントロールすることで満足を得てもいる．こうして，患者と看護師の両者の病理が，手に手を取ってダンスを踊り出すのである．

すべてのルール違反や問題行動にも同じことがいえる．これらはスタッフの不快感をかきたてる．ウィニコット（1965/1977, p.268）は子どもの**反社会的行動**には**不快値**があるという．それは彼ら自身が体験している欲求不満の不快さにほかならない．たとえば，**盗み**という問題行動には，

✏️ ひとロメモ

罪の意識

看護師をしていると，「白衣の天使」などではいられないことは，当の看護師が一番よく知っている．そして思わず怒鳴りつけたくなったり，手をあげたくなるたびに自己嫌悪に陥ってしまう．

しかし見方を変えると，これは患者の無意識がそうさせているとみることができる．患者のこころの中に激しい怒りが生じると，同時に強い罪悪感が引き起こされ，厳しい葛藤状況が生じる．それに耐えられない患者は，罪悪感を引き起こす超自我の部分を自分から切り離して治療者の上に投影する．それが治療者のこころに無意識の圧迫となって伝わり，怒りと処罰の衝動を生み出すのだ．

犯罪を起こした少年に「罪の意識」がないと責めるのは，したがって意味がない．少年は深い罪の意識に耐えられずに罰を受けるような犯罪を犯しているのであり，そうやって少年を責めることで，少年から罪の意識を奪っているのだ．

あらかじめ自分から奪われてしまったもの（母親の愛）を取り戻そうとする無意識の動機がある．だから，悪いという意識は薄く，すぐに見つかったり，自分のものと主張したりしてスタッフが謝らせようとしても謝らないことが多い（しぶしぶ謝るふりをすることはあるが）．

これを許せないと感じるスタッフは，行動制限や隔離，転棟などの処置をとることがあるが，それには罰という意味が付きまとう．患者のほうも，罰せられることがわかっていてやってしまうところがある．まるで，罰せられることで一時的な救済を得ようとしているかのようである．しかし，実際には救いも愛も得ることはできない．そこで，繰り返し同じような行動をすることになる．もし，ここでも患者をコントロールしたい欲求や，サディスティックな傾向を持つスタッフがいる場合，問題行動と処罰のゲームが繰り返されることになる．

看護と境界（バウンダリー）

私たちは通常，自己と他者を明確に区別して生活しているように思っている．しかし，現実にはその区別はさほど明瞭なものではない．すっぱいものを食べている人を見ると，こちらの口の中にも唾液が出てくるし，痛がっている人を見ると，自分も痛いような気がするものだ．人間関係には投影や取り込みといった同一化の機制が働くので，自己と対象の**境界（バウンダリー）**はもともと不明瞭なものなのである．

入院患者の約60パーセントを占める統合失調症患者の多くは統合失調気質であり，もともと人との間に距離をとることで自分を防衛してきた人々である．**幻聴**や**作為体験（させられ体験）**などの症状は，彼らの自我の壁＝主体と客体の境界が脆くなっていることを示す．自分の考えや意志が自分から発するのではなく，他者から操作されたように感じられたり，自分の考えや内面が，外に漏れ出したり，抜き取られたりするように感じられるのである．

とくに急性期には，一種の**過覚醒状態**になる．音，光，匂いなど，すべての刺激が侵入してくるように感じられ，他人の一言一言が自分に関連して何か重大なことをほのめかしているかのように聞こえて脅かされる．そこで，混乱してパニックに陥るか，**自閉**という砦に閉じこもり，身を守ろうとする．

●急性期治療のあり方●

急性期に，心理的にも物理的にも患者が安全と思える環境を提供できるかどうかが，患者の予後を大きく左右する．できればゆっくり休めるように個室が与えられ，静かに見守ることが望ましい．中には鍵のかか

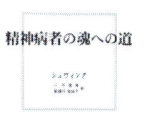

おすすめブックス

『精神病者の魂への道』（G.・シュヴィング著，小川信男・船渡川佐知子訳，みすず書房）

古くから精神科医や看護師，ソーシャルワーカーの必読本とされてきた『精神病者の魂への道』は，スイスの看護師シュヴィング（1874-1993）による統合失調症患者に対する精神療法的かかわりについての報告である．当時は向精神薬が登場する20数年も前で，統合失調症の治療といえばインスリン療法であり，精神療法はだれもが不可能だと思っていた．しかし，精神分析のトレーニングを受けた彼女は，隔離室に拘束され見捨てられていた重症患者に静かに近づき，座って反応を待った．彼女との間に生じた陽性感情によって，患者は正常な幼児の自我状態への退行を促され，やがてそこから徐々に蘇っていった．中井久夫は，今でも急性期のケアはシュヴィング的方法によるしかないといっている．このシュヴィングの母性的かかわりを指導したのがフェーデルンとも訳されているが，この師こそ本書第6章でも紹介する「自我感覚」の概念を提唱したフェダーンその人である（86頁参照）．

る頑丈な隔離室のほうが，一般病室より安心できるという患者もいないではないが，かえって**拘禁反応**を引き起こしてしまったり，屈辱感や無力感を募らせたりすることがあるので，できれば避けたい．

　ただ，急性期の混乱は，たいていは数日あるいは数週間のうちに治まるので，個室以外にもほかの患者やスタッフと交流できるようなスペースが病棟には必要である．欧米の精神科病院では，病棟の規模はたいてい20床以下である．急性期病棟の患者数はもっと少なく，入院のショックを最小限にするために，一般家庭にあるようなソファやテーブルが置いてあり，そこでグループ(120頁参照)が行なわれていたりする．もちろん職員の数も職種も日本とは比較にならないほど多い．欧米での平均在院日数が1週間から長くても1か月以内というのは，それだけお金と人手をかけ丁寧な対応をしているからこそできることなのだ．

　しかし日本の現状では，入院患者の大半は慢性期の患者である．自我境界がきわめてあいまいになっている急性期と，ストレス耐性を高めていくことが必要な慢性期とでは，求められる看護が180度違っている．図2は患者が急性期から慢性期へ経過する時期に応じて，提供する看護

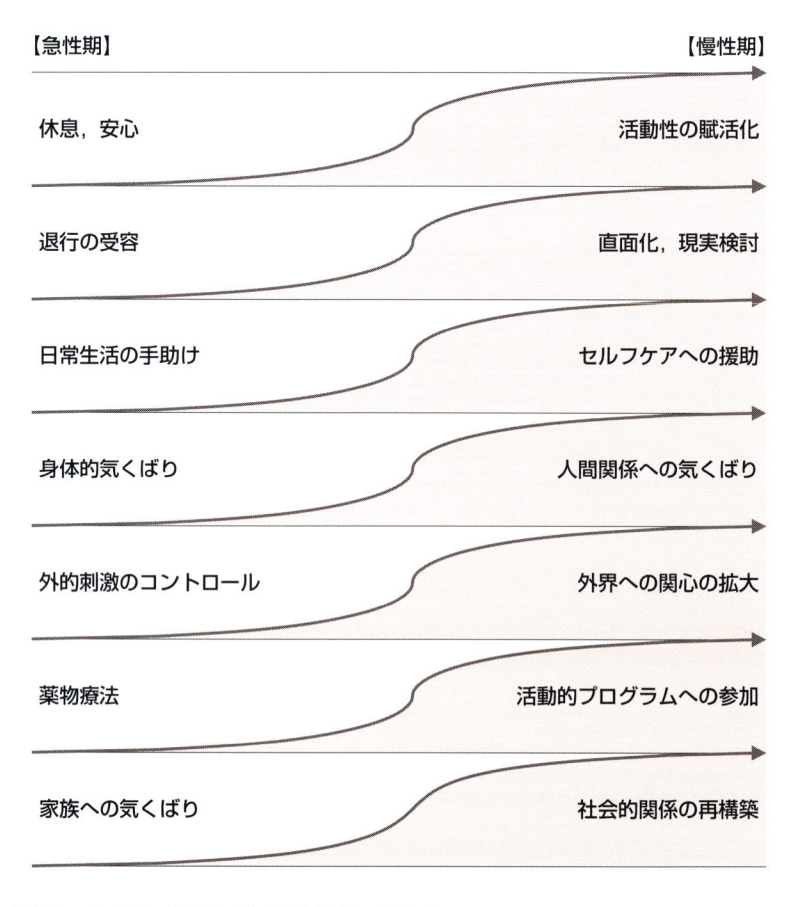

【急性期】	【慢性期】
休息，安心	活動性の賦活化
退行の受容	直面化，現実検討
日常生活の手助け	セルフケアへの援助
身体的気くばり	人間関係への気くばり
外的刺激のコントロール	外界への関心の拡大
薬物療法	活動的プログラムへの参加
家族への気くばり	社会的関係の再構築

図2　病態時期別の看護のかかわり変化

の内容の変化を図式化したものである．たとえば，急性期にはゆっくり寝られるように援助することが求められるが，落ち着いてからもずっと寝てばかりいれば，今度はそれが医原性の**生活障害(施設病)**を生み出してしまう．過覚醒状態の急性期には薬で感覚を鈍らせることが助けになるが，いつまでも鈍らせたままでは，ストレス耐性を高めることはできない．看護師は，自分が「今，何をすればよいか」と同時に，「今，何をしないのか」そして「それはなぜなのか」をしっかり考えて看護しなくてはならない．

●自閉について●

患者の中には鍵の掛かっていない開放病棟より，鍵のかかった閉鎖病棟のほうが安心だという人がいる．外から何者かが侵入してくる不安がないというのだ．好んで隔離室に入りたがる患者もいる．そして，いったん隔離室に慣れてしまうと，なかなかそこから出たがらないことも珍しくなく，無理に出すと，すぐに症状が悪化したり，トラブルを起こして隔離室に逆戻りしたりする．水中毒のDさんもそうした患者の一人であった．

Dさんは，いわゆる「拒絶的な患者」の一人である．夏でも長袖のシャツや厚い上着を重ね着している．病棟内に親しい友人は一人もおらず，お菓子やタバコをねだるとき以外は，だれとも口をきかない．主治医や受け持ち看護師がなんとかコンタクトをとろうとしても，愛想笑い1つみせず，取りつく島もないのである．うっかり近づくと，大声で「あっちへ行け」と怒鳴られることもある．機嫌の良いときには会話に応じることもあるが，まるで意味をなさないような言葉で，煙に巻いてしまう．まるで，人から理解されないようにふるまうことで，周囲からの余計な干渉を避けているようでもある．

長期入院している患者と話をするときによく困ることがある．口ごもるような不明瞭な話し方をするので，言っていることがわからないのだ．1つには向精神薬の有害反応のせいもある．長年，衛生的でない生活をしてきたために，歯が抜け落ちているせいのときもある．だが，ときには急にはっきりものを言うことがあるのをみると，Dさんと同じく，わかられたくない，わかられるのが怖いという気持ちがそこにあるのかもしれない．「わかりにくい」話し方で自分と世界との間に境界を作り出し，自分を守ろうとしているのだろう．

●話し過ぎる患者●

Gさんは，Dさんとは対照的な，いたって人なつこい患者である．新人の医師や看護学生が来るたびに，進んで話しかけ，入院の経緯や家族

のことまでペラペラと話してしまうのである．しまいには，妄想や幻聴の話や自殺を試みた話までサービスしてしまう．

Gさんは自分から境界を作ることができず，話が自分から流れ出すのを止めることができない．秘密を持てないのである．それを知らない人は，Gさんが自分にだけ秘密を打ち明けてくれたと喜ぶのだが，そのうちにGさんは落ち着かなくなり，幻聴が聞こえだす．すると相手はびっくりして話を切り上げ，それ以上根掘り葉掘り聞き出そうとはしなくなる．幻聴は彼女を守るのに役立っているのだ．

一方，ようやくなんでも話してくれるようになったと思ったとたん，手のひらを返したようにそっけなくなり，避けるような態度をとる患者もいる．こちらは裏切られたように感じるが，彼ら自身は近づきすぎ，脅かされたように感じているのである．

境界の作り方

西洋には「良い垣根は良い隣人を作る」ということわざがある．看護する上でも，一人ひとりの患者に合わせて，境界の設定を工夫する必要がある．とくに統合失調気質の患者には，心理的な距離を十分とる必要がある．また，心的外傷を負った患者は，親密な関係を求める気持ちと恐れる気持ちが極端に入れ替わるので，これも気をつけなければならない．

たとえば，患者と2人だけで長く話し込まないほうがよい．せいぜい10分か20分でも十分である．また，勤務時間外にかかわったり，必要がないのに住所や電話番号など自分のプライベートな情報を教えたり，自分のものを貸したりあげたりすることは，避けるべきである．こうした「特別な関係」は境界をあいまいにする．

患者のベッド周辺は彼らの心的空間でもある．勝手に座ったり，荷物に触れたりすることは，そこに侵入することになる．ホールやデイルームなどのオープンな場所で，ときにはほかの人を交えながら話すほうがよいときもある．

また，Dさんのように，人に対して警戒心が強い場合には，話をするより，入浴介助や爪切り，シーツ交換などの日常生活援助が，安心できるかかわりとなることが多い．実際，Dさんはきちんとした会話はできないが，失禁のたびに更衣してもらったり体重測定してもらったりすることで，看護師とかかわることができていたのである．また，話をするよりは作業やスポーツ，レクリエーションなど，活動を媒介としたかかわりのほうが安心できる患者もいる．将棋やオセロなどを黙って指すのが一番安心できるかかわりという患者もいる．話をするにも，散歩しながらであれば注意がいろいろな方向に向くので，面と向かって話す気詰まりさがない．どんなかかわりが一番よいのかは，看護師にとって知恵

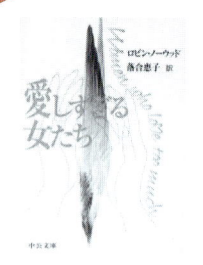

おすすめブックス

『愛しすぎる女たち』（ロビン・ノーウッド著，落合恵子訳，中公文庫）

"Women who love too much"という原題の『愛しすぎる女たち』は，共依存と呼ばれる人間関係の嗜癖に陥りやすい女性の問題を取り上げ，注目された本である．そして，『買い物しすぎる女たち』（キャロリン・ウェッソン著，講談社）の原題は"Women who buy too much"．キャッシュレス時代に現れた買い物しすぎの問題を抱える女性たちは，それが欲しいからではなく，ただこころを満たすために次々に買い物してしまう．こころの空虚さをもので満たそうとするのである．これが嗜癖の段階に進むと，買い物するときには自制ができなくなる．買ってしまってから後悔と自己嫌悪に苛まれ，お気に入りのものを手に入れたという満足感はない．そこで買ったものは使わず，しまい込まれ，さらに別のものを買いに走ってしまう．食べては吐く過食症"Women who eat too much"の女たちと同じ病理なのだ．

と創造性の発揮のしどころであり，特技があれば最大限活用したいところである．

B子さんの入院

　B子さんも入院することになった．その理由の第一は，習慣化してしまったアルコールを絶ち，アルコールによる身体的影響を検査し，体調を整えることであった．女性の場合は，男性の2倍もアルコールの影響を被りやすいといわれている．男性の2分の1の摂取量で肝臓や膵臓，脳神経系など，さまざまな臓器に障害が出てくる．B子さんも肝機能が低下し，低栄養状態になっていたので，ゆっくり休養して体力を回復させる必要があった．このままB子さんを一人で家庭に置いておけば，B子さんの気性からして休めないだろうと思われた．

　ところが，B子さんは入院しても落ち着かず，しょっちゅう夫の職場や自宅に電話しては，息子の面倒をみなくてはいけないので早く帰りたいと訴え，看護師にも主治医を呼んでくれとしつこく訴えていた．Bさんは何もしないでいることに耐えられず，気ばかりが焦ってしまうようであった．

　結局，B子さんは主治医の説得にも耳を貸そうとしないため，やむなく週末に帰宅して2泊3日の外泊をすることになった．しかし，翌日の夕方，B子さんは夫に付き添われ，疲れきった様子で病院に戻ってきた．夫の話では，家に戻ってきたものの，B子さんは「どうしていいかわからない．死にたい」と言って夫を困らせ，今朝は寝床から出てこられない状態だったので連れてきたということであった．

　翌日，受け持ち看護師がB子さんに話を聞くと，「自分はしっかりやろうと思うのに，身体も頭も思うように動かず，自分で自分が情けなくなってしまった，自分なんていないほうがいいと思った」と言うのだった．そこで，今しなければならないことは，ゆっくり休んで治療に専念することだと伝えると，今度はB子さんも納得したようであった．

　それからしばらく，B子さんはベッドに寝ていることが多かったが，次第に日中は起きて身の回りのことをし始めた．そればかりか，同じ部屋の高齢の患者に食事を運んだり，トイレに連れて行ったり，あれこれ世話を焼くようになったのである．

●看護と常識●

　B子さんはもともと明るく真面目な性格で，いつもニコニコしていて，まわりのだれからも「良い人」と評価される，典型的な躁うつ気質者だった．

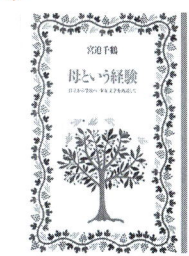

おすすめブックス

『母という経験』(宮迫千鶴著，学陽書房・女性文庫)

『母という経験』の著者宮迫千鶴は，画家でありエッセイストでもあるが，幼い頃両親の離婚と再婚という大変な経験をくぐり抜け，自らも思春期を迎えた子どものある人と結婚するという波乱に富んだ人生を歩んだ．そうした人生で彼女を支えたものは読書だった．この本には彼女が「心の大地」と呼ぶ幼い頃から読み親しんだ少女文学の数々が，自らの人生経験と照らし合わされながら語られている．うなずきながら，笑いながら読んでいくうちに，女として人間として生きていくということはどういうことなのか，何が大切なのかを考えさせられる．2008年6月，リンパ腫により61歳で死去．

躁うつ気質の人は良心的で義理堅いところがあり，その考え方は統合失調気質者と比べるときわめて常識的でわかりやすい．が，その反面，看護には独特の難しさが伴う．常識を超えた対応が必要だからだ．B子さんは人一倍，しっかりしなくてはいけないと思っているし，きちんと主婦としての責任を果たすべきだと考えている．それができないために自分を責め，だめな人間だと思い込んでいるのである．夫のように，「しっかりしなさい」「母親としての自覚を持て」と言うのは，病人をさらに鞭打つようなものである．第1，そのような常識的な助言や励ましで治るようであれば，専門家はいらない．むしろ，この「常識的である」ことが問題であり，言いかえれば，「常識にとらわれすぎて」自分を追い込んでいるのが，うつの人なのである．

　B子さんはまだ十分回復していないのに，息子の学校の三者面談に行かなくてはとか，法事の準備をしなくてはなどと，しきりに気にしていた．そのたびに焦って，思うようにならない自分を責めるのである．B子さんはこれまで，「良き妻」「良き母親」としてだれからも後ろ指を指されないように，一所懸命やってきたのである．しかし，その結果はといえば，夫はワーカーホリックの会社人間となって家庭を省みなくなり，二人の子どもは無事成長して親離れしようとしている．そのことでだれかが感謝してくれるわけでもなく，空っぽの家にB子さんは一人残されることになった．どんなにやるせないことだっただろうか．

　躁うつ気質の人は不満や怒りを外に出すことができず，かえって自分が悪い，申し訳ないと思ってしまう傾向がある．B子さんも自分の寂しさや家族に対する不満を自分から話すことはなかった．たった1度だけ，シーツ交換を手伝っていた看護師が，自分の4歳になる息子が聞き分けがなくて困ると話したときに，「でも，子どもはその頃が一番いいのよ」としみじみと漏らしたことがあった．

●B子さんのケース・カンファレンス●

　まもなく，B子さんはすっかり元気になり，ほかの患者の掃除当番まで買って出るようになった．こうした行動は，看護者にはありがたかったが，同時に，これでいいのだろうかという疑問も湧いてきた．B子さんはほかの人の心配をすることはあっても，自分の悩みや心配事を口にすることがなかったからである．

　B子さんがナース・ステーションに来るのは，もっぱら肩凝りや腰痛，便秘といった身体的な訴えのためであった．毎日のようにやってきては，あきれるほど背中じゅうに湿布を貼ってもらうのである．ある日のケース・カンファレンスでそのことが話題になった．

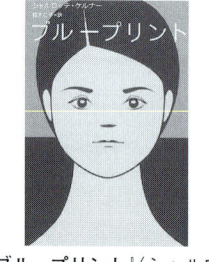

おすすめブックス

『ブルーブリント』（シャルロッテ・ケルナー著，鈴木仁子訳，講談社）

あなたはわたし＝わたしはあなた．不治の病に冒されたピアニストの母は，自分の才能を永遠のものとするため，クローンの娘を産む．親子であって双子でもある2人．娘は母親の人生を生き続けるしかないのか．遺伝子工学の最先端のテーマを物語にした，児童文学とは思えない傑作．しかし，そこに描かれているのは，母と娘の普遍的葛藤の物語である．

「あんなに湿布をする必要はないんじゃない？　あれでは身体が冷えきってしまうわよ」と冗談交じりにある看護師が切り出した．
「そうそう，毎日でしょ．いいかげんこっちも嫌になっちゃうわよね」
「B子さんはほかの人が嫌がる当番もよくやってくれるし，ほかの患者の食事を運んだり，車椅子の介助をしたりしているから，疲れるんじゃない？」
「そうね，あの人は人の面倒をよくみてくれるわね」
「あれじゃ，疲れるわよ」
「そのわりに自分のことはあんまり言わないなあ．だれか家のこと聞いたことある？」
（みんな首を横に振った．）
「ほかの人の心配で自分の心配をしている暇ないのかもしれないな」
「でも，ああやって湿布を貼ってもらいに毎日ナース・ステーションに来るのは，私たちに何かしてもらいたいことがあるのかもしれないわね．今度聞いてみましょうよ」
「でも，あの人は聞いても言わないと思う．前に聞いてみたんだけど，大丈夫って言うだけで…」

そこで，とりあえず湿布は続けることにして，看護師自身がB子さんに当番や患者の世話を任せてしまわないように注意して，やるときは一緒にやりましょうということになった．

● ナース・ステーションにて ●

カンファレンスの翌日，いつものように湿布を貼ってもらいにきたB子さんに，看護師のRさんが切り出した．
「身体のこと以外に，病棟で何か気にかかっていることがありませんか．なんでもおっしゃってください」
B子さんは，しばらく黙って考えていたが，結局「別に，大丈夫ですから」とだけ言ってナース・ステーションを出て行った．その場にいた看護師たちは「やっぱりね」という表情で顔を見合わせ，ため息をついた．
数日後，いつものように診察台にうつ伏せになって湿布してもらっていたB子さんが，珍しく自分から家族のことを話し始めた．このときの看護師は，前に心配事はないかと尋ねたRさんだった．
「あなたは私の上の娘と同い年くらいかしら．うちの娘はおばあちゃん子でねえ…．私は一人娘だったから，結婚してもずっと母と同居していたのよ．目の中に入れても痛くないっていうのは，ああいうことを言うんでしょうね．猫かわいがりしていましたよ．だから，娘も私が叱ったりすると『ママよりおばあちゃんのほうがいい』なんて憎まれ口きいたりしてね…」
こう語るB子さんの口調には，どこか苦いものが混じっていた．Rさ

> **ひと口メモ**
>
> **人間の三角形**
> 　患者は治療者との間に転移感情を伴う「今，ここで」の関係を作り出すが，この関係は，最近の入院や発病のきっかけとなった他者（B子さんの場合は娘）との関係とつながっている．
> 　たとえば75頁からのB子さんの事例で，B子さんが看護師のRさんに向けた感情は娘に対する感情と相通じるものがあった．一方，転移感情は，もっと以前の重要他者（通常は親）に向けられた感情ともつながりがある．すなわち，B子さんの娘への感情は，過去の母親への感情と結びついており，それはまた看護師への感情にも結びついているのである．
> 　ここで，最近の他者と現在の治療者，そして過去の親とが結びつくことになる．そして出来上がるのが，前ページでみた「葛藤の三角形」に対応する「人間の三角形」（Malan, 1979）である．
>
> 〈最近〉　　　　〈今ここで〉
> 他者　　　　　治療者
> （娘）　　　　（看護師）
>
> 　　　　親
> 　　　〈過去〉

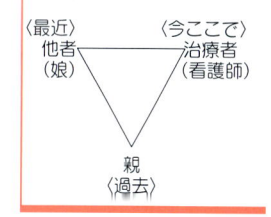

んは，B子さんが入院してしばらくの間，母親の三回忌のことをしきりに気にしていたことを思い出し，「おばあちゃんは亡くなったんでしたね」と尋ねてみた．

「2年前に亡くなったんですよ．心筋梗塞でね」
「じゃあ，急だったんですか」
「急だったなんてものじゃない…．前の日まで次はどこに旅行に行こうなんて話していたんだから…．娘はもう，ショックで大変だったのよ」
「どんなふうだったんですか」
「『おばあちゃん，おばあちゃん』って取りすがって離れようとしないの．娘の私より泣いたんじゃないかしら…私のほうがなんだか泣くに泣けない気持ちになっちゃって…」

愛する対象を失うとき，だれしも深い悲しみを体験する．しかし，悲しみのあまりうつになるわけではない．むしろ，十分に悲しめないときにこそ，うつになるのだ．B子さんの場合，母親を亡くしたとき，娘の激しい悲嘆を見て「泣くに泣けない気持ち」になったという．母親の死をめぐって，娘と競い合っていたかのようである．母親に娘を，あるいは娘に母親を奪われたように思えたのかもしれない．おそらく，かねてからそうした思いがあり，鬱積した怒りや恨みもあったのだろう．こうした感情があると，人は悲しむべきときに悲しめなくなる．

しかも，怒りや恨みといった感情は，罪悪感を引き起こすために，悲しみ以上に直面しにくいものである．まして，その対象が死んでしまった場合にはなおさらである．実際，B子さんは一人娘として気丈に母の葬儀を取り仕切り，その後も悲嘆にくれることはなかったという．しかし翌年，長女が大学進学のため家を出てから，お酒を飲むようになった．そう語るB子さんの話を聞いているうちに，Rさんは胸が締めつけられるような気持ちに襲われてしまった．

感情の容器になること

第2章でみたように，母親は赤ん坊との原初的一体化の中で，直観的に赤ん坊の感情を理解する．これが共感の原型といわれる．ビオンはこの母親と子どもの関係を「内容―容器」のモデルにたとえた．つまり，子どもは投影同一化を通して自分では抱え込むことができない苦痛な感情（内容）を母親に流し込む．このとき母親は赤ん坊の投影を受け入れ，同一化してその感情を包み込む容器（コンティン）となっていると説明するのである（Grinberg & de Bianchedi, 1977/1982）．母親を「お袋」というのは，まさにぴったりの呼び名である．

> **ひと口メモ**
>
> **投影同一化**
> 　患者が「今日はなんだか怒っているみたいだね」などと言ってくることがある．実際に自分が怒っているとは自覚していないときには，妙にドキッとするものだ．
> 　これは投影同一化と呼ばれる現象で，その患者は無意識のうちに自分の感情（怒り）をこちらに投影し，同一化しているのである．つまり，その患者の中に感情（怒り）があるのだが，自分ではどうにも取り扱えなくて，自分から切り離して相手に注ぎ込むのである．そして，投影される相手にも無意識のうちにそれを触発する要素がある．こうした投影同一化がこころを動かす無意識のコミュニケーション（Casement, 1985/1991）となって，感情の容器になるのである．看護の対象者の中にはこの方法によってしかコミュニケーションできない患者がいる．

精神療法における治療者もまた，患者にとっての感情の容器となる．上のナース・ステーションでの会話場面でRさんが胸を締めつけられるように感じたのは，B子さんの感情の容器となったからであった．B子さんにも，胸が締めつけられるような思いがあったのだろう．

　看護師が患者の感情の容器になるとき，ある種の圧迫感がある．患者は，無意識のうちに自分が反応を期待していることを気づいてもらいたいと思っているので，容器となった看護師にある種のインパクトを与えるからだ（Casement, 1985/1991, p.93）．しかも，患者が注ぎ込むのは，自分から取り除いてしまいたい感情であり，それは不安と恐怖，自己嫌悪，怒り，屈辱，絶望感，無力感など，看護師にとっても直面するにはあまりに苦痛なものが多く，プレッシャーに感じられるのだ．

　ナース・ステーションでの会話以降，この看護師Rさんは，B子さんに深い同情を感じるようになった．自分自身，故郷に母親を一人残して上京してきたので，他人事ではないような気がしたのである．B子さんも何かとRさんを頼りにしてくるようになった．

　一方，看護師の間では，そろそろB子さんの湿布はいい加減にやめにしてもいいのではないかという意見が強くなってきた．Rさんは，せっかくB子さんが心を開いてきてくれたのに，ここで断れば，またうつになってしまうと思った．また，みんなが湿布をやめさせたがるのは，自分ばかりがB子さんに頼りにされているのを快く思っていないせいではないかとも感じた．また，発症のきっかけにもなったらしいのに，あまり面会にも来ないB子さんの娘や，出歩いてばかりいるという息子にも，冷たい夫にも腹が立ってきた．B子さんもほかの看護師の気持ちを察知してか，ますますRさんばかりを頼りにするようになり，Rさんが来るのをナース・ステーションの前でじっと待っているようになった．

　Rさんは，はじめの頃こそうれしく思ってはいたものの，そんな毎日が続くとだんだん重荷に感じるようになった．そして，B子さんの姿が見えないとどこかホッとするようになった（そんな気持ちは同僚には言えなかったけれど）．

　Rさんは，B子さんが「自分を娘のように思って」好意を寄せてくれているものと思っていた．その一方で，RさんはB子さんの娘に怒りを感じていた．ということは，B子さんにも娘に対する怒りがあるのではないだろうか．しかし，B子さん自身は娘に対するそうしたネガティブな感情をあまり意識していないようだった．

● 再び，ナース・カンファレンスにて ●

　B子さんのことを次第に負担に感じるようになったRさんは，意を決してナース・カンファレンスにそのことを出してみた．とはいえ，さす

がに最初から負担だとは言い出せず，娘に対して，夏休みに看護師から面会に来るよう伝えてはどうかという意見を述べた．

　ほかの看護師も，それには同意してくれ，「B子さん自身は口に出して言わないけれど，きっと来てもらいたいはずよ」と言う人もいた．Rさんは力を得て，「たまに家に帰ってきても，何にもしないんですって」と，いかに娘が冷たいかを言い始めた．

　すると，ある看護師が「ずいぶんB子さんはRさんを頼りにしているみたいだけど，Rさん大変なんじゃない？」とRさんに尋ねた．ちょっとムキになっていたRさんは，この言葉に一瞬ムッとした（問題は娘さんなのに…，と）．しかし，もう一人の同期の看護師が，「毎日毎日，ああやって待たれていたら，あたしなら嫌になっちゃう」と言ったので，Rさんは思わず「そうなの」と言ってしまった．そして，その瞬間，Rさんは，娘がどうして母親を親身になって心配する気持ちになれないのかがわかったような気がした．きっとB子さんは娘の帰ってくるのをじっと待っていたのだろう．そのうちお酒を飲みながら一人で待っていたに違いない．待っていたB子さんの気持ちもわかるが，待たれていた娘の気持ちもわからないではない．B子さんの寂しい気持ちがわかるだけに，待たれていることはうっとうしく，悲しくやりきれない思いがするのではないだろうか．それは自分自身が感じている怒りにも似た思いであった．ひょっとすると出歩いてばかりいるという息子も，同じなのかもしれない．息子だって，仲の良かった姉がいなくなり，家で暗い表情の母と顔を突き合わせるのは気の重いことだっただろう．

　「ご主人だって，どうして面会に来ないのかしら．最近は外泊も一人で行き帰りでしょう？」
　「ご主人が送って行くって言っても，B子さんがいいって言うらしいわよ．もっと甘えればいいのにねえ」
　「B子さん，ご主人にこれ以上迷惑かけちゃいけないって思っているのよ」

　この後，B子さんが病棟でもRさんにだけものを頼もうとするのは，Rさんが一番の新人で，とくに決まった役割もないのに対し，ほかの看護師はいろいろな業務で忙しそうにしているので頼みづらいのではないかという意見が出てきた．そこで，Rさんだけでなく，ほかの看護師も声をかけてみようということになった．

　一方Rさんは，看護師になりたてで自信を持てないでいた自分に，B子さんが1つの役割を与えてくれていたことに気づいた．頼られているとばかり思っていた自分も，B子さんを頼りにしていたのである．

●感情の容器になることの意味●

このように，患者の感情の容器になると，看護師自身の内部にも喜びや悲しみ，敵意や怒り，無力感といったさまざまな感情が同時に沸き起こる．そしてその感情は，看護師自身の過去と現在の体験によって彩られてもいる．Rさん自身も故郷に置いてきた母親にすまない気持ちを持っていた．

また，患者が看護師に怒りを感じるときには看護師もまた患者に怒りを感じるというように，感情には**無意識の対称性**というものがあるのだ（Casement, 1985/1991, p.7）．B子さんとRさんの間にも，頼る気持ちが同時に生じていた．

ところで，B子さんに対してほかの看護師の何人かは憤慨し始めていた．どうしてあんなに必要以上の湿布を毎日毎日しなければならないのか．しかも，1度「待ってね」と言った看護師には2度と頼まなくなり，Rさんにばかり頼むのである．頼まれなければ仕事は楽だが，面白いはずはない．よく考えてみれば，毎日湿布させられる看護師のうんざりした気持ちは，おそらく無意味と思える家事を毎日黙々とこなさなければならなかったB子さんの気持ちと同じだったに違いなく，B子さんに無視される看護師の体験は，家に1人ぽっちにされたB子さん自身の体験と重なっていた．

こうしてB子さんは，無意識のうちに自分がどのような体験をしているかを看護師に伝えていた．ケースメント（1985/1991, p.83）はこのような無意識のコミュニケーションを**相互交流的コミュニケーション**と呼んだ．これは，感情の容器になることの1つの形でもある．

もともと，自分の感情を言葉でうまく表現できる患者はまずいない（そんなことができていれば，病気にはなっていない）．彼らは，相互交流的コミュニケーションによってしか伝えることができないのだ．サリヴァンはいう．

　患者は人々のなかで生きようとしてあがいている人間であり，対人関係に影響される感受性を持つ人間だということ，いや，むしろ感受性があり過ぎるのだという，見落とされがちな事実を忘れてはならないのである（Sullivan, 1962/1995, p.351）．

患者が言葉で表現しなくとも，看護師自身が自分の感情を子細に検討することによって，患者の感情を理解することができる．つまり，自分たちの感情体験の中に，患者理解のヒントが潜んでいるのである．

COLUMN 精神科のトリアージ

災害時や戦場など多くの負傷者が出た現場で，一人でも多くの生存者を確保するための方法に，トリアージという方法がある．これは救出する優先順位を3段階に分けて，赤，黄，緑に色分けされたタグを付けていき，その順に搬送するという方法である．優先順位がもっとも高いのは，まだ生きてはいるが，すでに意識がなく，したがって声を上げていない人である．「助けて」と声を上げている人は，まだ意識があるということなので，それよりは優先順位が低くなる．その次に順位が下がるのは，搬送しても助かる見込みが少ない人で，すでに死亡している人は黒いタグが付けられて，すべての救出活動が終わってから搬送される．

精神科でも大きな声を出して注目を浴びている患者より，病棟の片隅で声も上げられずにいる患者を優先すべきと教えてくれたのは鈴木純一医師であったが，彼は米国海軍病院でインターンをした経験があった．

ある日の病棟ミーティングで，泥棒をしたことがバレて，ある一人の患者がみんなに責めたてられていた．しかし，その患者は謝りもせず，ごちゃごちゃと妄想めいた言い訳を繰り返し，なんとかその場を逃れようとしていた．そこで被害者の患者がますますいきり立ったので，看護師はその場を収めようとして，泥棒した患者に「泥棒は悪いことなんだから，謝りなさい」といさめた．すると，鈴木医師は「泥棒されるほうが悪い」と泥棒をした患者の味方をしたのである．

ミーティング後のレビューで，どうして先生はあんな間違ったことを言うのかと文句を言った看護師に対し，鈴木医師は「治療者は，正しいことが言えるような患者の肩を持つ必要はない」と言い切った．正しいことも，自分の主張も満足にできない患者こそが一番助けを必要としているというのである．

第6章 こころと身体
——身体的ケアの意味

毛づくろい信号と症状

　動物行動学者デスモンド・モリスは群棲するサルを観察して，サルが仲間同士背中を向け合って毛づくろいをするのは，ただ単に毛をとかして虫やゴミをとる清潔のための行動ではないことに気づいた（Morris, 1967/1979, pp.241-261）．群れの外で敵と遭遇したサルは，群れに逃げ帰り，仲間のサルに近寄って背中を向ける．すると背中を向けられた仲間は毛づくろいをし始めるのである．そこでモリスは，背を向ける動作は毛づくろいを誘発する**毛づくろい信号**であり，毛づくろい行動には不安を鎮める**慰安**の意味があると考えた．しかも，慰安としての毛づくろい行動は，決まったサル同士で行なわれることが多い．モリスはこれを**毛づくろいのペア**と呼ぶ．

　モリスは，人間にとっての毛づくろい信号は，咳，頭痛，腰痛，発熱，腹痛，発疹，喉の炎症などのありふれた身体症状だという．これらの症状が現れると，人は休息と慰安を求め，周囲の慰安行動を引き起こす．慰安欲求が強い場合には病気がさらに進むが，それにしたがって毛づくろいのペアは，家族から祈祷師へ，そして医師へと変わっていく．身体疾患の中で，その発症や悪化に心理的な要因が強く働いているものを**心身症**と呼ぶが，心身症は一種の毛づくろい信号ともいえるだろう．

●感情に関する日常語と心身症●

　日本語の日常語には，身体の部分を用いた感情表現が数多くある．たとえば，怒りの表現には「腹が立つ」「腹の虫がおさまらない」「腸（はらわた）が煮えくり返る」というものがあるが，実際，レントゲンで検査すると，怒りを感じると腸の蠕動がさかんになることがわかっている．心身症の1つである過敏性腸症候群は，緊張すると途端にお腹がグルグル鳴りだし下痢するもので，そうした身体反応が学習されてしまったものである．「物言わぬは腹ふくるるわざ」という諺も，抑圧された怒りと便

秘との関係をよく表している．

　また，悲しみの表現としては「胸が痛む」「胸が一杯になる」「胸ふたがれる思い」などがある．泣くのを無理に止めようとすると，横隔膜が上がって息が浅くなり，苦しくなる．喘息のような状態である．喘息には「泣くに泣けない気持ち」や「内にこもって吐き出せない怒り」があるという解釈が成り立つゆえんである．

　喜びや期待には「胸踊る」「胸が高鳴る」，若者の間では「胸キュン」というような言い方もある．悩みには「頭が痛い」，驚きや恐怖には「肝をつぶす」「肝を冷やす」「青ざめる」「鳥肌が立つ」，恥には「赤面する」などの表現がある．「首が回らない」のはお金の悩みである．「むかつく」といえば「吐き気がするような」不快感を表す現代語であるが，最近では「キモい」やもっとあからさまに「ゲッ」と嘔吐そのものを示す擬音語を使う若者も多い（立川，2000）．

　日常語の中にこれほど豊富な身体表現があるのは，日本人がいかに身体で感じ，反応する傾向があるかを示している．米国で長く暮らしている文化人類学者大貫恵美子は，多くの日本人が非常に衛生ということに気をくばり，清潔に暮らしているにもかかわらず，どこかしら身体の具合が悪いと思っていて，ちょっとした会話や挨拶の中にも病気についての話題がのぼるのは不可思議なことだと述べている（1985, p.76）．大貫によれば，「持病」や「体質」といった概念は日本独特のものらしい．米国では，ことに男性は，少々の病気では「口をひきしめて（keep a stiff upper lip）」苦情を言わないことになっているという（大貫，1985, p.3）．

　日本人の身体への敏感さは，日々の清潔行動（入浴や歯磨き，洗濯など）を促進し，予防接種や健康診断，さらには人間ドックのような独自のシステムを生み出すことによって，日本の平均寿命の伸びに貢献しているといえる．逆にいえば，感情を身体で表現するのは得意でも，言葉で表現することは苦手なのかもしれない．

●ストレスとパーソナリティ

　人間の身体は，熱・寒冷・X線・外傷・出血・ホルモンなどあらゆる種類のストレッサーに対して，①副腎皮質の肥大，②胸腺・全身のリンパ節・脾臓の萎縮，③胃・十二指腸の出血や潰瘍，など共通の反応を示す．セリエはこれを**一般適応症候群**と名づけた．副腎が肥大するのは，コルチコイド類を分泌してストレスから生体を防衛するためであり，結果的に免疫機能が抑制される．胸腺やリンパ節の萎縮も同様に免疫機能の低下を引き起こす．

　ストレスは離婚や家族の死といった大きな「**生活上の出来事（ライフ・イベント）**」だけではない．家庭や仕事場での「**毎日のイライラ**」もまた，

📝 ひとロメモ

こころと身体

　「こころと身体」というと，あたかもこころと身体の2つがあるかのように聞こえてしまう．しかし，ここで言いたいのは，こころは身体であり，身体はこころであるということである．しかし，それを文字で表現しようがないので，こう書くしかない．

　こころは身体であるということは，単に感情を司る脳が臓器であり，身体の一部であるからだけではない．脳以外にも身体の各部分がこころを伝え，反応している．しかし，最近ではこころの動きをすべて脳の機能として考えようとする傾向が強まっている．その結果，身体そのものが忘れ去られようとしている．筆者の大学では精神看護学のトレーニングとして，ダンス／ムーブメントを取り入れているが，身体の動きや柔らかさはその人のパーソナリティや「容器」としての能力と大きく関係しているように見える．

ストレスのもととなる．そこには，物事に対する個人の反応の仕方や性格が絡んでくるのである．

疾患とパーソナリティとの関連を示した先駆的研究に，フリードマンらの研究がある．彼らは健康な男性を対象として大がかりな調査を行ない，心臓疾患に罹りやすいパーソナリティを見出し，これを**タイプA**と名づけた．その特徴は，① 達成衝動に駆られやすく，競争心が強い，② 攻撃性が強く，ときに厳重に抑圧している，③ 性急でいらつきやすく，落ち着きに欠ける，④ 非常に用心深い，⑤ 時間に追われている感じが強い，⑥ いつも責任感に駆られている，といったものである．ただし，日本人を対象とした調査では，時間に追われているという特徴よりも，協調的で他人のことを気にするといった受動的な特徴が認められている（宗像，1990, pp.46-49）．また最近では，**タイプC**と呼ばれるパーソナリティの人にがんの発生率が高く，また予後も悪いという研究結果が報告されている（Temoshok & Dreher, 1993/1997）．

同じストレスでも，**楽観主義**の人ほど病気になりにくく，悲観的で無力感を強く感じる人ほど病気になりやすい（Seligman, 1990/1994, p.247）．末期を宣告されたがん患者も，生きる望みを最後まで持ち続ける人は，絶望してしまった人より生存期間が長いといわれている．このように，その人の現実認知の仕方や感じ方が，身体の健康に大きく影響するのである．

また，ストレスへの対処方法によっても，身体に大きな影響を与える．たとえばポジティブに立ち向かうより，飲酒やタバコ，過食など回避的方法でストレスを解消しようとする人は，糖尿病や高血圧，肝障害などの危険性が大きくなる．身体疾患患者の多くも，その基底に心理社会的な問題を抱えているのである．精神科と内科や外科などの身体疾患を治療する診療科とを結ぶ，**リエゾン精神医学**あるいは**リエゾン精神看護**の必要が叫ばれるのはこのためである．また，身体疾患にも精神療法の効果が認められている．最近では，身体の免疫力や自然治癒力を高めるヨガやマッサージ，リラクセーションといったボディワークのほか，集団療法や認知行動療法，音楽療法などの精神療法が，がんやエイズなどの治療にも試みられている．

身体に表れるこころの病気

身体症状が前面に表れるが，実は精神科の病気であるという疾患がある．たとえば第4章でみた転換ヒステリー（身体症状症）がその代表である．これらは，不安が身体へのとらわれに置き換えられたものと考えられ，これを**身体化**と呼ぶ．こうした疾患では身体的な検査をしても器質

ひと口メモ

タイプCとサイコオンコロジー

タイプC性格とは，自分の感情をほとんど認知できず，怒りや恐怖，悲しみ，不安といった不快な感情を素直に表現できないという特徴を持つ．常に自己抑制して，無理にまわりの期待に合わせる傾向が強い．対人関係に傷つきやすく，孤独に逃げ込みやすい．がんになりやすいのは，徐々にストレスをため込んでいくために免疫機能が低下し，発がんの抑止力が低下するためではないかと考えられている．がんの治療は，こうした感情面にもアプローチしていく必要がある．こうしたがんの心理学的な側面やケアについて研究するのがサイコオンコロジー（精神腫瘍学）と呼ばれる医学の分野であり，1900年に国際サイコオンコロジー学会が発足した．

的な異常は認められない．そして身体症状に象徴的な意味が汲み取れる場合が多い．たとえば，上述した喘息がそうである．かつて，美智子上皇后が失声症に罹って注目されたが，これには「言いたくても言えない状況」が明らかに存在した．

そのほか，**心気症**の患者はちょっとした身体的違和感も見逃さず，あらゆる徴候を重大な身体疾患の証拠であると解釈して，その確信を保証してくれる医師を求めて奔走する．仕事も学業も手につかず，毎日をほとんど病院探しに費やしている人もいる．だが，それが心理的要因と結びついていることを決して認めようとせず，「気のせい」などと言われようものなら，「気違い扱いされた」と医師への不信と怒りを露にする．心気症の患者が，検査や手術の好きな（攻撃的な）医師とめぐり合ってしまうと，延々と無駄な検査をしたり，無駄な手術を繰り返し受けることになる．これはポリ・サージェリーと呼ばれる神経症で，患者と医師が共同で作り出す病気である．患者も医師も本当の問題に直面せず，治療しているという幻想にすがりついているのである．

●失感情症（アレキシサイミア）●

不安をもっぱら身体症状で表す人，すなわち身体言語で表現する人は，自分の身体症状についての事実関係はくどくどと述べるが，自分がどんな気持ちでいるのか，どんな葛藤があるのかについては語ることができない．シフネオスはこうした心身症患者に特徴的な傾向を**失感情症**（**アレキシサイミア**）と名づけた．

失感情症というと感情がないよう思われがちだが，そうではなく，感情を感じ取り，言葉にすることができないのだ．そのため感情失語症あるいは感情失読症という人もいる．感情が自己から解離され，身体だけで反応しているのである（末松, 1991, p.5）．これを一種の心的感覚麻痺とみなし，心的外傷とのつながりを指摘する研究者もいる．したがって，身体だけを分離して治療しても部分的効果しかない．しかし，感情言語が使えないので，精神療法的にかかわることがもっとも難しいのが，こうした患者たちなのである．

存在の基盤としての自我感覚

フロイトは，人間の自我はもともとなんらかの身体感覚と結びついていると考えていた．フェダーンも同様に，**自我感覚**または**自我感情** ego feeling という概念を提唱した．これは，今日の自分が昨日の自分と同じであり，また明日につながっているという感じ（自我の連続性）や自分がここにあるという感覚（空間的な統一感）などを含む感覚で，人と人との

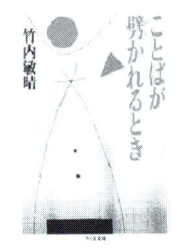

おすすめブックス

『ことばが劈かれるとき』（竹内敏晴著，ちくま文庫）

『ことばが劈かれるとき』の著者・竹内敏晴は，幼い頃から耳が悪く，ほとんど「ツンボ」の状態で，12歳から16歳までは完全な「オシ」であったという（いずれもご本人の表現）．そのため，人とのコミュニケーションができないというハンディキャップを背負いながら大学に進み，演劇活動を通じてやがて野口体操に出会う．それが「からだ＝世界内存在としての自己そのもの」の発見につながるのだが，野口三千三によって作られた野口体操は，人間の身体を体液に満たされた袋とみなして，身体を揺すってさまざまな緊張を解いていく．竹内敏晴はさまざまな約束事に縛られたからだを取り戻す（「からだを劈く」という），治癒としてのレッスンの方法を編み出し，その「脱力体操」はさまざまな治療や教育の場で実践されている．2009年，膀胱がんにより死去．

心的距離の感覚や自我境界の概念もここから生じてくる（Anzieu, 1985/1993, p.148）．

たとえば睡眠時には人間の自我感覚はいったん失われ，解体する．夢の中では，人間は時空を飛び越え，身体感覚も因果律も消え失せてしまう．しかし，覚醒するときには再びもとの連続した自我感覚を取り戻す．しかし，カフカの『変身』や浦島太郎の物語のように，いつも通り眠りについて，いったん目覚めたら別の存在になっていたというファンタジーは世界中に存在する．もし，毎朝起きるたび，自分が何者かわからないとしたら（高次脳機能障害の患者に起こることだが），どれほどの恐怖を味わうことだろうか．また，自分が自分でないような感じや馴染んでいるはずのものや場所が，何かよそよそしく感じられるといった症状を示す離人症は，まさに心的自我と身体的自我とが解離し，自我感覚が脅かされた状態といえる．

また，アルコールや薬物によって人為的に自我感覚を麻痺させ，不安から逃れようとする人々もいる．摂食障害には自己像の歪み（自分の身体が実際以上に太っていると認識しているなど）があり，ここにも自我感覚の障害がみられる．

人間の自己という存在は，身体－感情－思考－行動が分かちがたくつながっていて初めて完全なものとなるのだ．疾患は，そのつながりが障害されたものとみることもできる．したがって治療は，身体と感情と思考と行動のすべての面にかかわる必要があり，身体的なケアと精神的なケアとを二分して考えることはほとんど意味がない．身体で感情を表現しているなら，身体のケアを通して感情に働きかけることも可能なのである．

身体的ケアの持つ意味──Ｂ子さんの場合

B子さんは湿布の処置をしているときに，自分の気持ちを話し始めた．湿布薬には血液の循環を改善し，筋肉の緊張を緩和するとともに，炎症を鎮めるという薬理作用がある．一方，それを貼るという処置には，身体の一部をなでる，さする，包むといった動作が含まれる．これらは**抱っこ holding** と同じ動作である．

抱っこは重力による落下から赤ん坊を保護し，「しっかり支えられる」身体感覚と安心感を植えつけるとウィニコット（1965/1977, p.47）はいう．逆に，身体を垂直に維持できず，横に寝る姿勢覚は無力感と深く結びつく．だから目覚めた赤ん坊は横にされるよりも，垂直に抱っこされるほうが好きだ．抱っこされることで，赤ん坊の万能的な錯覚は支持され，このままでは崩壊してしまいかねない赤ん坊の人格が統合されていく．

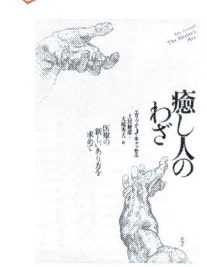

おすすめブックス

『癒し人のわざ』（エリック・キャッセル著，土居健郎訳，新曜社）

「癒し healing」という言葉が最近流行している．その内容は，超能力による治療だったり，瞑想や音楽によるリラクセーションだったり，さまざまである．

内科医のキャッセルによって書かれた『癒し人のわざ』は，そうした特別なわざではなく，医療の場で見失われがちになってしまった癒しの本来の意味を考える本である．この本の中で，著者は病者の世界に光を当てながら，病とは「つながり」と全能感の喪失であり，癒しは人間的なつながりの回復によってもたらされると説く．

映画にもなった『レナードの朝』（ハヤカワ文庫）の著者としても有名なオリバー・サックスは『左足をとりもどすまで』（晶文社）の中で，自らの病の体験をつぶさに描写している．彼は事故で左足の神経を切断してしまったのだが，それは左足のマヒという局所的な変調にとどまらず，自分の存在そのものの全体性が壊れる恐怖を体験したのだった

一方，赤ん坊の人格はあやす行為によって育くまれていく．

B子さんは，背中に湿布してもらうことで，抱っこと同じように，保護され支えられているという安心感を得ていたのではないだろうか．腰や肩だけでなく，こころの緊張（おそらくは「頑張らなくては」というB子さんの気持ち）を解くという効果もあっただろう．ちなみに，背中（バック）は自分の身体で唯一，自分で触ったり見たりすることのできない無防備な場所である．そのため，背後からだれかに襲われるのは人間共通の恐怖である．「バックアップ」という言葉が援護するという意味で使われるのには，こうした理由がある．背中の湿布はまさにバックアップとしての象徴的な意味があったのかもしれない．

●皮膚に宿る自我●

自我と身体，とりわけその表面である皮膚との関連について興味深い学説がある．フランスの精神分析家で集団療法家でもあるディディエ・アンジューが唱える「**皮膚一自我**」の理論である．日本の精神医学の中では必ずしもよく知られているわけではないが，境界の問題をはじめ，看護師が臨床で出会うさまざまな現象に光を当ててくれる興味深い考え方なので，ここでその概要を紹介しようと思う．

これは，ウィニコットの抱っこの機能，ボウルビーの愛着理論，ビオンの「内容―容器」，さらにはフェダーンの自我感覚などの概念の上に立つ理論である（Anzieu, 1985/1993）．

その中心は，人間の自我は脳と皮膚とに存在するという主張である．奇妙に聞こえるかもしれないが，根拠のないことではない．皮膚はあらゆる感覚器官の中で，脳と同じく生命の維持に不可欠な臓器であり，その大半を損なうと生きていられない．発生学的にみても，大脳と皮膚および感覚器官は，ともに外胚葉から形成される．また，「こころが傷つく」「こころの触れ合い」といった表現は，人はこころを皮膚と同じようなものとしてとらえていることを示している．実際，青ざめたり赤らんだりする皮膚は，情動の表現にとって，眼だけが匹敵しうる重要な器官である（Alexander, 1950/1989, p.145）．

アンジューは，この皮膚に宿る自我を皮膚―自我と命名した．皮膚―自我の起源は，抱っこにある．抱っこするとき，母と赤ん坊の皮膚が触れ合うが，母親が一方的に赤ん坊に触れているわけではなく，母親もまた赤ん坊に触れられている．このとき母親と赤ん坊の皮膚は共通皮膚となって，二人は共通の感覚を体験することになる．抱っこは**共通皮膚**を通じた最初のコミュニケーションであり，このとき赤ん坊は皮膚によって自分と環境との境界を認識するようになる．この抱っこが内在化されたものが，皮膚―自我なのである．

皮膚は表皮と真皮の二重構造を持つ．そして，その機能はパラドックスに満ちている．たとえば，① 身体全体を覆う皮膚は内部と外部を遮断する袋であると同時に，骨格筋を維持し，身体を直立させる．② 皮膚は外界からの刺激に対して内部を保護する一方で，情報や物質をふるい分けて通過させる双方向フィルターとしての機能を持つ．③ 皮膚は刺激の受容器であると同時に，呼吸し，発汗し，分泌し，排泄する器官でもある．さらに，④ 皮膚はそれが維持している身体の内部環境を外部に明らかにする．たとえば，身体的な健康・不健康は皮膚に表れる．また，皮膚はその肌目や色，つや，匂いなどによってその人の個性を作り出す．傷痕やしわ，しみなどはその人が外界からどのような作用を受けてきたかを示す痕跡である．自己を異物として攻撃する自己免疫疾患，アレルギーなども，皮膚にその痕跡が表れることが多い．さらに，⑤ 皮膚にはさまざまな感覚器官が存在し，触覚，嗅覚，聴覚，味覚などを司っている．

　これら皮膚の多様な機能に対応して，皮膚－自我はさまざまな機能を持つ．まず，ビオンのいう包み込む容器としての機能である．そもそも赤ん坊の「袋」としての身体感覚イメージは，母親（つくづく，お袋とはよく言ったものだ）の身体的な世話によって呼び覚まされる．皮膚－自我の包み込む容器としての機能が障害されると，自分の中から何かが漏れ出てしまうという不安や空虚感が生じる（自己臭などの自我漏洩体験）．

　次に皮膚－自我は赤ん坊の自律性の源となり，こころを安定した状態に保つ支えとしての機能と，外界からの刺激に対する保護機能を持つ．これが障害されると，こころの中に何かが侵入してくるような不安が生じる．人が自分の考えを盗む，人が自分に考えを吹き込んでくるといった統合失調症の妄想はここから生まれてくる．

　また，皮膚－自我は自己の内面を表面に表す機能を持つ．恐怖に鳥肌が立ち，青ざめ，恥ずかしさに赤らんだり，冷汗をかいたりするというように，皮膚は感情と直結して意識の介在なしに反応する．アンジューは，怒りの代わりにひどい体臭を発する患者の症例を紹介している．また，皮膚に穴を開けたり，刺青を施したりすることによって，自らのアイデンティティを主張しようとする人もいる．リスト・カッティングやタバコの火による自傷行為などは，傷ついたアイデンティティのしるしを皮膚にとどめておこうとする無意識の試みなのだろう．

　女性患者のなかに，具合が悪くなると化粧が濃くなったり，はみ出してしまう人がいる．皮膚－自我の表現機能が障害された分を，化粧で必死に補おうとしているようだ．化粧が落ち着き綺麗になってくると，精神的にも落ち着いてきたと判断できる．

　また，皮膚－自我はさまざまな感覚を統合して認識する共通感覚能力

としての機能を持つ．雰囲気を「肌で感じる」という表現や「こころの触れ合い」といった表現は，まさにこの皮膚－自我の機能を言い表したものといえる．握手やキスなどの接触行為が敵対心のなさや親愛の情の表現となったり，英語の「タッチング touching」が「触れ合い」という意味のほかに，「感動的な」という形容詞として用いられたりするのも，興味深い．つまり皮膚－自我は情緒的な対人関係を支える機能を持っているのである．また，皮膚は共通感覚器官として性的刺激の受容器(性感帯)となり，性的興奮は皮膚－自我によって維持される．

●皮膚－自我を覆う外被●

　皮膚－自我のもととなる抱っこは，皮膚と皮膚の接触だけでなく，さまざまな要素を伴っている．たとえば，温もり，匂い，音(母親のあやす声やがらがらなどの音)など．母と子のユニットはこうした外被でも覆われ，守られている．患者が分厚く重ね着したり，布団にもぐって出てこないのは，ボロボロになった皮膚－自我をカヴァーしようとしているのである．悪臭という外被で人を遠ざけようとする患者もいる．これらは皮膚－自我の包み込む機能が障害されたためのカヴァーであり，アンジューは「病気の外被」と呼ぶ．子どもは狭くて暗い押入れや段ボール箱の中に入ることを好むが，統合失調症患者が隔離室に入りたがったり，どんなに暑くても窓やドアをきっちり閉めておきたがったりするのは，こうした外被に守られて安心できるためなのだ．

　恐怖に駆られたときに唱える呪文は「音の外被」である．ヘッドホンから漏れ出るほどの大音響で音楽を聴いている若者は，この「音の外被」をまとっているのだ．ガタガタとドアや壁を叩いたり，奇声を上げることで「音の外被」をまとおうとする患者もいる．

　「匂いの外被」もある．B子さんの背中いっぱいに貼られた湿布薬のメンソールは，便秘や腹痛などの際にも使われる．その香りと温もり(と湿り気)が「安心の外被」となるのである．アロマ・テラピーでは香りのエッセンスを入れた湯で足浴したり入浴したりするが，これにも「匂いと温もりと湿気の外被」に包まれることによる癒し効果がある．

　興奮状態にある統合失調症患者を，冷水に浸したシーツでくるんで鎮静するコールドパック療法というものがある．アンジューは，濡れたシーツが外被としての役割を果たすのだという．セシュエーの『分裂病の少女の手記』の主人公ルネもこの水治療を受けている(Sechehaye, 1950/1955, p.50)．日本ではほとんどみられなくなったが，米国では現在でも使われているようだ(Schiller & Bennett, 1994/1995)．病棟では，洗濯物をビショビショに濡れたままベッド柵に掛けたり，生乾きのシャツを着ている患者を見かけることがあるが，彼らは自らこの治療法を試

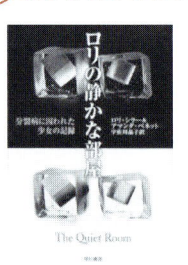

おすすめブックス

『ロリの静かな部屋─分裂病に囚われた少女の記録』(ロリ・シラー＆アマンダ・ベネット著，宇佐川晶子訳，ハヤカワ文庫)

　最近，海外で精神障害者が自らの体験を綴ったものがたくさん出版され，しかもベストセラーになっている．シラー＆ベネット著『ロリの静かな部屋』は統合失調症の少女の記録である．ここには，統合失調症の混乱を救ったのは新しく開発された向精神薬であるように書かれてあるが，よく読んでみると，その薬を投与した医師との関係が，治療への展開点になっていることがわかる．ちなみに「静かな部屋」とは，クワイエット・ルームの訳であり，隔離室のことである．

みているのかもしれない．失禁して衣類を濡らす患者も同じだろう．

ところで，アンジューによれば，表面を覆い尽くす行為は，すべてこの皮膚－自我に関連している．壁の落書きをはじめとして，刺青や化粧などがその例だ．統合失調症の患者がよくノートや紙に文字や記号を書き連ね，埋め尽くすのもこれに当たる．仏教の写経をはじめとして，古今東西，自己治療としての文学や絵画の例は枚挙に暇がない．ちなみに，ここで連想されるのが，耳なし芳一の話である．耳なし芳一は，悪霊を防ぐために全身に経文を書いた．しかし，唯一，耳にだけ経文を書き忘れて悪霊にちぎられ持っていかれてしまう．耳は言葉に関連した感覚器官であり，大脳につながっている．この話は皮膚によるコミュニケーション（皮膚－自我の機能）と，言葉によるコミュニケーション（大脳－自我の機能）の対立を象徴しているようにも思える．

精神科における身体的ケア

精神科では，患者は精神的な問題で入院しているので，ほかの科に比べて身体的なケアの重要性は低いと思われがちである．しかし，実際には，前に述べたように身体言語でコミュニケートしてくる者も多く，身体的なケアは精神科看護にとっても重要な位置を占める．

とくに，長期入院患者が多い病棟では，高齢化と相まって，さまざまな身体的な健康問題が生じている．後でみるように，ほとんどの患者が服用している向精神薬の有害反応の中には重篤なものもあり，救命処置が必要なこともある．また，活動的なプログラムが少ないと運動不足になりやすく，満たされない思いから間食が増えたり，タバコの本数が増えたりする．その結果，肥満から糖尿病や動脈硬化などの生活習慣病になったり，心臓疾患やがんなどに罹る患者の数も増えてきている．しかし，内科や外科では治療してもらえず，精神科でケアする場合もある．

また，退行した患者の失禁の世話や，爪切りや歯磨き，入浴介助といった日常生活援助も，精神科では重要な看護ケアである．しかし，生命にかかわる処置はともかく，B子さんの湿布のように，毎日行なわなければならない日常的な身体的ケアは，根気がいり，ついおろそかになりがちである．そして，そうした身体的ケアは一見すると，精神的なケアとは無縁の，いわばオマケのサービスのようにみえる．しかし，そうだろうか．

洗髪や理髪などは文字通り「毛づくろい」であり，まさに慰安としての意味がある．長い間引きこもっていたために，髪は茫々と伸び，異様な姿で入院してきた患者の髪の毛を切ってあげたことがこころを開くきっかけになったこともある．統合失調症患者の中には，反入きれるし思う

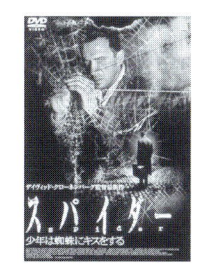

おすすめシネマ

『スパイダー──少年は蜘蛛にキスをする』（デビッド・クローネンバーグ監督，DVD＝ブエナ・ビスタ・ホーム・エンターテイメント）

殺人を犯して精神科病院に長く入院していた主人公が故郷の町に戻ってくるという設定は，『スリング・ブレード』と似ている．だが，心の優しい少年と母親に受け入れられるハリウッド映画と違い，英国映画のこちらは主人公がさまようロンドンの街並みと同様，あくまで暗く沈うつだ．孤独な主人公は小さなノートに米粒のような文字でひたすら書き込んでいく．それは，回想なのかそれとも妄想なのか．原作『スパイダー』（ハヤカワ epi 文庫）の著者パトリック・マグラアは犯罪精神科病院の院長を父に持ち，幼い頃から患者と接して育ったという．おそらく病院敷地内の官舎に住んでいたのだろう．『閉鎖病棟』（河出書房新社）というやはり精神科病院を舞台にした小説もある．帚木蓬生の同名小説（新潮文庫）と比べてみるのも一興だろう．

のか，接近されることに警戒心が強く，身体に触れられることを極端に嫌う人がいる．しかし，そんな患者でも看護師の行なう手当ては，比較的安心して受け入れてくれるものだ．こうした皮膚を通した手当ては，患者の皮膚－自我に直接働きかけるケアとなるのである．とくに急性期にあっては，当たり前のことでもちょっとした親切がうれしく，ありがたく感じられるのだ．

ところで，足の裏はふつう人にはあまり見せたくない部分である。まして水虫などの手当ての際には，汚くてなるべく触りたくないと思ってしまう．しかし，人には見せられないと感じる部分は，自分のこころの中にあって自分でも認められない部分の象徴でもある．だからこそ，丁寧に手当てしてもらうと，本当に大切にされたと感じるのである．同じように，病棟の中で一番見下され，軽んじられている患者を丁寧にケアし，大切にしていると，他の患者までも大事にされているように感じるようだ．

● 「みんな平等に」は「みんな駄目」 ●

長い間，隔離室に入りきりになっていたFさんという患者がいた．ある日，一人の看護師が根気よく働きかけて，ようやく洗髪させることに成功した．それまではどんなに誘っても，嫌がっていたのだ．

洗髪後，デイルームで看護師がFさんの髪をドライヤーで乾かしていると，数名の患者が物珍しげに近づいてきた．そして，私たちもやってほしいと言う．この患者たちは，自分で入浴し洗髪もできる人たちであった．それに，全員を洗髪するには時間もかかる．さて，どうしたらよいだろうか．自分でできる人は自分でやるように言って断るべきだろうか．それとも，ある患者が主張したように，一人にやってあげるなら，みんなにやってあげるべきだろうか．

このとき，看護師はほかのスタッフと相談して，患者たちの要求を受け入れることにした．こうして洗髪の曜日と時間が決められた．洗髪してもらいたい人はその時間になると，シャンプーと洗面器を持ってナース・ステーションの前に並び，看護師は次々と手際良く，洗髪した．

しかし，待ってほしい．そうして流れ作業のように洗髪することにどんな意味があるのだろうか？　確かにFさんの場合は，久々に隔離室から出ることもできたし，洗髪して爽快な気分を味わえた．看護師もようやくかかわりの実感が持てた．では，他の患者にとっては？

確かに，患者が自分の要求を出してくることは大いに歓迎すべきことである．しかし看護師の中にはたいてい，患者を特別扱いしないという不文律がある．そのため，いつも全員に同じ対応をしなければならないと思い込んでいる．「みんな平等に」というわけだ．しかし，「みんな平

ひとロメモ

足を洗う

『新約聖書』にマグダラのマリアという女性が登場する．娼婦だったという説もあるが，キリスト教会や東方教会では，キリストにもっとも深く愛され，復活したキリストに最初に会った女性として聖人に叙せられている．彼女はキリストの足を自分の涙で濡らし，髪の毛でぬぐって接吻し，香油を塗った．このときキリストは，「あなたの罪は赦された」と言ったと伝えられる．

一方，日本各地にも，弘法大師や日蓮が足を洗ったといういわれのある神社仏閣がたくさんある．足は穢れの象徴であり，足を洗うという行為は罪を償い，清めるという意味があるのだ．悪人ややくざが「まっとう」な人間になることを「足を洗う」というのもそこからきている．

等に」といっても，たいがい，「みんな平等にノー」であって「みんな平等にイエス」ということは少ない．一人だけにやってあげるのは不公平なので，みんなにやってあげないということになる．そして，みんなにやってあげる場合には，患者の都合より看護師の都合を優先して，できる限り能率よくやってしまおうとする．時間が決められ，新たな規則が作られる．こうして施設化(141頁参照)が進んでいくのである．

患者一人ひとりについて，「イエス」と答えるか「ノー」と答えるかを，その都度決めればよいのである．洗ってあげる人と洗ってあげない人があってもちっともおかしくない．えこひいきがあってもいいのである．たまには洗ってあげようということがあってもいい．「ノー」ということになった人には，何か別の「イエス」を見つけよう．個別性とは，一人ひとりを「特別扱い」することなのだ．

● **身体のコミュニケーションと言葉のコミュニケーション** ●

B子さんが看護師に湿布をしてもらいたがっていたとき，B子さん自身は自分が何を求めているかを自覚していなかったに違いない．しかし，手当てをしてもらいながら，B子さんは自らの気持ちを初めて言葉にして語ることができた．結果的には，B子さんの湿布を求める行動は，自らの気持ちを表現し，理解してもらうことを求める無意識のコミュニケーションとなっていたのである．

しかし，ただ身体に触れさえすれば，それがコミュニケーションになるわけではない．B子さんがこうした変化をみせるには，その伏線として，「身体のこと以外に心配事があるのでは」という看護師の問いかけがあった．そのとき，すぐには答えが返ってこなかったのだが，この問いはB子さんが自分の気持ちに向き合うきっかけになった．

このように，看護師が身体的なケアをしながら，言葉で気遣いを示すとき，何気ない会話が「言葉の外被」となり「安心の外被」となるのである．身体的なケアという非言語的コミュニケーションと言葉によるコミュニケーションとが一致して初めて，患者のこころに響くことができる．アンジューは「精神分析家は，象徴的な意味で接触に等しい価値のある言葉を捜し出さなければならない」(1985/1993, p.201)と述べている．だとすれば「象徴的な意味で言葉に等しい接触」もあるはずである．たとえば，言葉によらずマッサージを通して患者への接近を試み，触れ合うことから患者を理解することもできる(寺澤，2004)．

睡眠の健康と援助

D子さんはうつ状態のとき，夜眠れないことに悩んでいた．A君は入

> **ひとロメモ**
>
> **キロポディスト**
> 日本人には聞きなれない言葉だが，訳せば「足医者」である．シロポディストと発音することもある．欧米には歯医者と同じように，外反母趾や水虫，胼胝(たこ)やウオノメなどの治療をしてくれる足専門の医師がいるのだ．英国の精神科病院には，入院中の高齢者を週1回，キロポディストに連れて行くボランティアがいた．もともと欧米では，日本と違って1日じゅう，靴，それも硬い革靴を履いているせいか，足への関心が高い．靴を磨かずに履くのは，曇っためがねをかけているようなものらしく，欧米人の目には相当だらしなく映るようだ．また，人前で靴を脱ぐのも，まるで下着姿をさらすように感じるらしい．フットケアやリフレクソロジーなどが欧米で発達したのも，その延長上にあるのだろう．
> ちなみに，水虫は英語で俗にathlete's foot(スポーツマンの足)という．薬局に入って「スポーツマンの足」という棚にたくさん薬が並んでいても，足の速くなる薬とゆめゆめ誤解しないように．

院して落ち着いてくると，昼も夜もひたすら眠るようになった．また，人は風邪をひいて発熱すると，なぜか眠くなる．寝ているだけで自然と熱が下がり，元気になることもある．このように，睡眠は，精神の健康とも身体の健康とも密接に連動しているのだ．

　人間は人生の3分の1を眠って過ごしている．ヴォルテールは「神はこの世におけるさまざまな心配事の償いとして，われわれに希望と睡眠を与え給うた」といったが，なぜこれほどまでの時間を，人間は眠ることに費やさなければならないのか，実は確かなことはまだわかっていないのである．

　今ようやく明らかになってきたのは，疲れたから眠るという単純なことではなく，大きく発達した大脳の活動を維持していくために，脳が積極的に睡眠を行なっているということである．たとえば，眠っている間に見る夢は，脳が記憶の再生と再処理を行なっているのだという説や，神経回路を機能的に整備し，生存戦略に必要な行動プログラムを作り，脳内でシミュレーションを行なっているという説などがある．また，「寝る子は育つ」という諺があるが，実際に成長ホルモンは眠っている間に分泌が高まることがわかっている．この成長ホルモンは蛋白質や核酸の合成を促進する作用があるので，その分泌は成長ざかりの子どもばかりでなく，成人や高齢者にとっても，生体の修復と疲労回復に重要な役割を果たしているのだ．そのため，健やかな眠りが得られない日が続けば，イライラして，怒りっぽくなり，情報処理能力も落ち，体力も消耗していく．免疫力が落ちて病気にもなりやすく，外国語にもなった「カローシ（過労死）」になりかねない．

●健やかな眠りとさわやかな目覚め●

　では，健やかな眠りとはどういう眠りだろうか．睡眠研究の第一人者デメント(Dement, 1992/1994)は，健やかな眠りの3条件として，次の3つを挙げている．
1) 30分以内に眠りに入ることができる．
2) 6～8時間眠れる（途中，あっても2回以内の短期覚醒）
3) さわやかな目覚めと寝足りた感じ（日中，眠くならない）

　もっともこれは，健康な睡眠の条件であって，これから外れるとすぐに不眠症というわけではない．不眠症とされるのは，入眠まで2時間以上かかったり，睡眠がしばしば中断されたり，早朝に覚醒したりすることが週2回以上，1か月以上にわたって続き，それを苦痛に感じている場合とされている．なんらかの理由があって一時的によく眠れないのは，生理的不眠といって不眠症とはいわない．

　しかし，ここで注目したいのは，3番目の条件である．長時間寝てい

ても，日中，覚醒していられないほど眠ければ，健やかな眠りが得られていない証拠なのだ．この**覚醒障害**ともいうべき状態まで含めると，**睡眠障害**は広く現代社会に蔓延している．日本に来た外国人が驚くのは，電車の中で寝込んでいる人が多いことだ．いい大人が公衆の面前で無防備な寝顔を見せるのが，信じられないらしい．だがそれは，文化の違いというより，日本人がいかに不健康な睡眠状態にあるかということを示していると考えたほうがいい．

　ことは眠気の問題だけでは終わらない．デメントは，1986年のスペースシャトル・チャレンジャー号の爆発事故はパイプの継ぎ目に挟むゴムリングに欠陥があったためとされているが，アメリカ航空宇宙局（NASA）の最高管理者たちが，打ち上げ前連続3晩にわたって3時間以下の睡眠しかとっておらず，そのことがデータの重要性を評価し損なった要因になっていたのではないかと指摘している．チェルノブイリやスリーマイル島の原子力発電所の事故も，夜間作業者たちの過度の眠気による注意不足が招いた惨事だという．これほどの大規模な惨事ではなくとも，交通事故や医療ミスなどが，しばしば眠気が原因で起きており，経済的な損失も無視できないことが，次第に明らかになってきた．米国では，いち早く1989年に睡眠障害研究国家委員会を設立し，「アメリカよ，目覚めよ！」というキャンペーンを行なっている．

　しかし，社会のグローバル化やIT化が進行するに伴い，昼夜逆転した生活を送っている人の数は増加する一方である．日常生活でも24時間営業のコンビニエンス・ストアなどの普及で，人々は睡眠の重要性を省みることが少なくなってきている．NHKが5年ごとに実施している国民生活時間調査によれば，人々の平日の平均睡眠時間は1960年には8時間13分だったものが，2015年には7時間15分と，55年間で1時間近く短縮しているのだ．しかも，子どもの就寝時間は年々遅くなる傾向がみられており，その身体的・精神的影響が懸念される．交代勤務をする看護師にとっても，睡眠の問題は他人事ではない．

●眠りをコントロールする睡眠負債と概日リズム●

　デメントは，必要な睡眠の量から実際の睡眠時間を差し引いたものを**睡眠負債**と呼ぶ．眠らずにいると，この睡眠負債がどんどん蓄積していき，眠気を増し，脳の活動を妨げる．逆に，寝過ぎてしまうと睡眠負債が減り，寝つきが悪くなったり，熟睡できなくなったりする．つまり，睡眠負債は人の睡眠をコントロールする1つの要因なのだ．

　ところが，人間には自分の眠気を正確に知覚する能力がない．たとえば，徹夜した翌朝には，気分が高揚して，ちっとも眠気を感じないことがある．実際には睡眠が足し脳の活動は低下しているのに，自覚的には

眠くないと思っている人は少なくない．睡眠負債は知らないうちに膨れ上がり，気づいたときには居眠り事故ということが起こる．

　睡眠をコントロールするもう1つの要因は，人間の身体に備わっている**概日リズム（サーカディアン・リズム）**である．睡眠－覚醒のリズムは，地球の自転周期の24時間より長い25～35時間を周期としている．そのため，ほうっておくと就寝時間は自然に後にずれ込み，夜更かしになってしまう．人間の生理は，余裕を持って眠りにつけるようになっているのだ．もし，自然の眠気の周期が24時間であれば，しょっちゅう睡眠不足に悩まされることになるだろう．

　一方，睡眠－覚醒リズムは体温リズムと連動してもいる．夜になると体温の下降とともに眠気が訪れ，体温が上昇し始める3～4時以降に覚醒に向かう．したがって，夜更かしして12時過ぎに寝たりすると，まもなく体温上昇とともに深い睡眠は得られにくくなり，早めに覚醒しやすくなる．とくに子どもに早寝早起きが推奨されるのは，十分な睡眠時間を確保し，日中の覚醒状態を高めるためである．

●レム睡眠とノンレム睡眠●

　人間の睡眠には2つの相がある．**レム睡眠**と**ノンレム睡眠**である．レム睡眠とは，眠っているのに，まぶたの下で眼球がキョロキョロと動く急速眼球運動 rapid eye movement（REM）がみられる睡眠のことをいう．このとき，体はぐったりして弛緩状態にあるのに，脳は覚醒時以上に活発に活動している．鮮明な夢を見るのもレム睡眠のときだ．入眠してから最初のレム睡眠が出現するのは，90～120分後である．レム睡眠は体温リズムと連動しており，体温が上昇に向かう朝方に増加する．レム睡眠を断つと，食欲や性欲が亢進したり，軽躁状態になったり，ひどく怒りっぽくなったり，感情のコントロールが不安定になる．

　一方，レム睡眠でない眠りをノンレム睡眠といい，脳は鎮静化して休息状態にある．ノンレム睡眠には，浅いまどろみの段階1からぐっすり熟睡している段階4まで，4段階の眠りがある．睡眠負債が大きいと，入眠から段階4に至る時間が短くなる．健康な成人の場合，入眠後の2～3時間の間に段階4の深いノンレム睡眠がまとまって現れ，その後はだいたい90分ごとの周期で，ノンレム睡眠とレム睡眠が4～5回繰り返され，朝方になると段階4の睡眠はほとんど出現しなくなる．

　なお，ノンレム睡眠の浅い眠りのときにも，不鮮明ではあるが，夢を見るらしい．だが，寝ながら考えごとをしているような感じで，覚醒後は覚えていないことが多い．

● 睡眠と年齢 ●

　睡眠には年齢も関係している．新生児は短い周期で深い睡眠と覚醒とを繰り返し，1日の大半を眠って過ごしている．やがて成長とともに概日リズムが確立し，睡眠時間は短くなっていく．デメントは10年間にわたって10～12歳の前思春期の子どもたちの睡眠を研究したところ，約9時間半の睡眠で最適の覚醒度を示したという．しかし，身体的に成熟した16～18歳になると，9時間半の睡眠でも日中の覚醒度に障害があった．彼らの脳は11～12時間もの睡眠を必要としていたのだ．こうした変化には，ホルモンが関係している．睡眠中には性腺刺激ホルモンと性ホルモンが多量に分泌され，第二次性徴が促進される．性の成熟にとっても，睡眠はきわめて重要な役割を果たしているのだ．しかし，この年頃になると，就寝時間は遅くなりがちで，睡眠時間はより短くなる．その結果，ほとんどが睡眠負債超過状態になり，授業中に寝てしまうということになる．

　その後，年齢とともに睡眠時間は減少していき，個人差も大きくなる．女性の場合は，月経前（黄体期）から月経期にかけて過眠傾向が現れ，日中の眠気も強まるといわれている．このような月経に伴う眠気の問題は，女性の社会参加がますます進む中で，労働衛生上の大きな課題となっていくだろう．

　やがて睡眠は加齢とともに質が劣化していく．高齢者では体温リズムが前にずれてくるので，生理的に就床時刻と起床時刻が早まるほか，熟睡できなくなり，短時間の中途覚醒が頻繁に起こって睡眠が断片化する．その結果，日中の眠気が強まり，居眠りをすることが多くなる．はた目にはいつも寝ていて寝すぎのようにみえても，実は健やかな眠りとはいえず，十分寝足りていると感じている高齢者は少ない．

● 不眠の訴え ●

　不眠の訴えといっても，まったく眠れないということはめったになく，たいていは寝ても寝たような気がしないといった不満足感である．眠れるかどうかという不安と緊張から，あせって眠ろうとするあまり，かえって眠れなくなるということが繰り返されるのを**精神生理性不眠**という．眠ることにとらわれた状態といえる．米国の調査では，全人口の3分の1が不眠に悩んでいたが，そのほとんどは医療にかかっていなかったという．しかし，不眠の訴えは，注意集中困難や情緒的問題，自動車事故，仕事上の困難，対人関係の障害などに関連しているのである（Dement, 1992/1994, p.97）．

　ターミナル期の患者が，夜，眠ってしまうと2度と目覚めないのではという不安から，眠りにつくのが怖いと訴えることがある．眠って意識

を失うことが，自己消滅の恐怖を呼び覚ますのだ．赤ん坊が眠くなるとぐずるのも，同じような不安があるせいではないかといわれている．精神病の発症直後，あるいは発症の直前にも不眠を訴えることが多いが，これも自我アイデンティティをなんとか保っていようという無意識の努力なのかもしれない．眠れるようになることは回復兆候とみなしてよい．

●睡眠障害●

不眠の訴えは中高年の女性に多い．ところが実際には，男性のほうがはるかに睡眠が障害されていることが多いのだ．とくに中高年の男性の場合には，前立腺肥大による夜間の頻尿によって睡眠が中断されることもある．

睡眠障害の中でも出現率が高く，深刻なのが**睡眠時無呼吸症候群**と呼ばれる疾患である．これは睡眠中に呼吸が止まるもので，30～40代に現れる．男性が圧倒的に多いが，閉経後の女性にもみられる．心拍の不整や停止，高血圧，低酸素による脳障害などが合併して起きることもあり，男児に多い新生児突然死症候群も，これによるのではないかと考えられている．無呼吸は，なんらかの原因で上気道が狭められるために起こる．肥満の人が多いが，やせていても扁桃腺肥大，鼻中隔彎曲，小顎などのせいで起こることがある．大きないびきをかくのが特徴で，間欠的に止まることで無呼吸が起こっていることがわかる．そのたびに睡眠が妨げられるため，日中，激しい眠気と疲労感に悩まされ，時と場所を選ばず眠りこけてしまうことで問題化することが多い．

もう1つのありふれた睡眠障害は，**レストレス・レッグ（むずむず足）症候群**である．これは生命を脅かすことはないが，寝ている間に不随意的に下肢がピクピク動くために，本人もそばで寝ている人も睡眠を妨げられるわずらわしい疾患だ．

●睡眠に随伴した諸症状●

睡眠中の障害には夜驚症，夢中遊行，夜尿などがある．子どもが強い恐怖感を伴って目覚めるのが**夜驚症**で，入眠後すぐのノンレム睡眠で多く起こる．**夢中遊行**も比較的深いノンレム睡眠で起き，短いもので2～3分，長い場合は30分続く．ともに目覚めた後には自分の行動についての記憶はなく，夢を見ていたということもない．夜尿が5～6歳を過ぎても起きる場合，**夜尿症**といわれる．睡眠中は大脳視床下部から抗利尿ホルモンが分泌され，尿を再吸収して尿量が少なくなるのだが，その分泌が十分ではないために，うすい尿が膀胱の容量以上に貯まってしまい，排出されてしまうと考えられている．心理的ストレスにも影響され，精

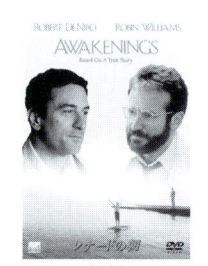

おすすめシネマ

「レナードの朝」(DVD＝ソニー・ピクチャーズエンタテインメント)

1969年，精神科病院に赴任した医師セイヤー（ロビン・ウィリアムズ）は，11歳のときに嗜眠性脳炎にかかって以来30年間もの間，半昏睡状態にあったレナード（ロバート・デ・ニーロ）に新薬を投与することで，彼を奇跡的に目ざめさせることに成功する．生きている喜びに目を輝かせるレナード．だれもが新薬の発見と疑わなかった．だが，物語はそれで終わらなかった．

神経科医オリバー・サックスの実話に基づく『レナードの朝』（みすず書房）の映画化．ロビン・ウィリアムズも実際のサックスそっくりに演じているが，病の進行を演じるデ・ニーロの演技力も特筆ものである．筆者としては，セイヤーを助ける看護師に魅かれるのだが．

神療法のほか，抗うつ薬が処方されることもある．

　寝ている最中に，動けない，しゃべれない，胸の上に何かが乗っている感じ，だれかがいるような気配などを不安や恐怖感とともに体験する，いわゆる金縛り体験は**入眠時幻覚**を伴う**睡眠麻痺**とも呼ばれる．思春期頃から現れはじめることが多い．ストレスや生活リズムの乱れにより，入眠直後にレム睡眠が起こってしまい，入眠時幻覚と麻痺が引き起こされる．レム睡眠で脳の覚醒水準が高い場合，目覚めているように感じるが，体の筋肉は弛緩しているので，動かそうとしても動かないということが起こる．鮮明で情動的な夢も出現しやすい．そのため，リアルな幻覚体験として感じられるのである．

●概日リズム睡眠障害●

　睡眠時間も睡眠の経過にも異常がないものの，就寝と起床の時間が周囲とずれてしまい，社会生活に支障をきたすものを**概日リズム障害**という．前にも述べたように，人間の体内リズムは24時間よりも長いが，通常は明るい光や周囲の物音などで覚醒し，社会的接触や社会生活の制約により体内時計の時刻を早める方向に調節している．しかし，退職した場合や，A君のように引きこもり状態になった場合には，その調整が行なわれにくくなり，睡眠－覚醒リズムが崩れやすい．その結果，不眠や，覚醒時の眠気，集中力低下，全身倦怠感などが起こり，ますます精神的な健康が損なわれていくことになる．精神科に入院していても，日中ベッドの中で過ごしていれば，精神状態は回復するどころかますます悪くなることもあるのだ．睡眠薬を使うときには，夜間の不眠より，昼間の眠気に注目したい．

　この治療に，朝方2500ルクス以上の光を2時間ほど浴びる**高照度光療法**と呼ばれる方法があるが，この方法は季節性のうつ病や夜尿症の治療にも用いられる．何もすることがない病棟生活で，昼間でも寝てしまっている患者がいるが，その状態は人為的にリズム障害を作り出しているといえる．昼間に明るい日の光を浴びることは，夜間の健やかな睡眠をもたらし，精神的健康を回復するために不可欠なのだ．

●アルコールと睡眠薬●

　B子さんは，不眠を解消するためにアルコールに頼った．実際，睡眠薬代わりに飲酒しているうちに，アルコール依存に陥る人は少なくない．睡眠負債が大きい場合，つまりあまり寝ていない場合には，アルコールは強い鎮静作用を示し，急速に深いノンレム睡眠をもたらす．しかし，アルコールの量が多い場合，後半のレム睡眠が抑制され，それが繰り返されると，前に述べた精神的不調が引き起こされ，飲酒を中断するとか

えって不眠を生じさせる．しかも，アルコールは睡眠薬と違って耐性があるので，不眠を解消するには次第に摂取量を増やさなければならなくなる．断酒しても数か月間は，**リバウンド**でレム睡眠が増加し，中途覚醒しやすく，深い睡眠が得られない時期が続く．

　睡眠薬に頼るよりアルコールのほうが安全と誤解している人がいるが，現在使われている睡眠薬は，医師の指示通りに服用すれば，依存性は少なく，ほとんど問題はない．しかし，睡眠薬の効果は，短時間持続するものから長時間持続するものまで，それぞれに特性がある．寝つきが悪いのか，中途覚醒するのか，早朝覚醒するのかによって，使い分ける必要がある．また，高齢者の場合は代謝が悪いため，蓄積して効果が遷延化することがある．日中の眠気につながることがあるので，注意が必要である．

薬物療法と看護

　精神科での治療には，薬物療法のほかに，個人や集団を対象とした精神療法や認知行動療法，芸術療法，心理劇（サイコドラマ），音楽療法など，さまざまな治療法がある．しかし，日本ではほとんどの病院が薬物中心である．外来治療の場合は，医師や看護師が毎日そばについているわけではないので，薬でストレス刺激への耐性を高め，再発や増悪を予防することに意味があるかもしれない．しかし，後でみるように，一緒に住む家族によっては，薬を服用していても再発の危険性が高い場合と，薬を飲まなくても再発しない場合があることがわかっている．つまり，薬を飲んでいれば大丈夫というわけではないのだ（116頁参照）．

●薬の効果●

　スイスでクロルプロマジンが初めて合成されたのは1950年代の初頭であった．以来，激しい緊張興奮状態や昏迷状態に陥る患者は少なくなり，外来で治療を受ける患者の数は飛躍的に増してきた．最近では，多くの製薬会社が新薬の開発競争を繰り広げている．

　しかし，抗精神病薬のできるはるか昔，18世紀末の英国ヨークで，テューク父子らクエーカー教徒が「**レトリート**」というコミュニティの中で，**道徳療法**と呼ばれる精神病者のケアを始めていた．そこでは安らぎがもっとも重要視され，「幸福が自制を生む」という信念から，温かい風呂と自由な食事が提供された．夕食には，肉，パン，チーズのほかに「良い黒ビール」が供されたという．また，新鮮な空気と運動が処方され，お茶会などが行なわれていた（Tuke, 1813）．当時の治癒率は抗精神病薬のある現代の治癒率とほとんど変わらなかったといわれている．

🖉 ひとロメモ

デポ剤

　デポ depot とは，もともと軍用資材を集める兵站基地を示すフランス語が語源である．デパートの商品配送基地などを指すときもある．

　抗精神病薬の長期持続型の筋肉注射をデポ剤と呼ぶ．最近では有害反応の少ない時効性非定型抗精神病薬リスパダールコンスタなども発売されるようになったが，25mgで約2万4000円と高価なところが難点である．1回臀部に注射すれば2週間効果が持続するので，毎日内服したくない人や服薬が不定期になってしまう人に適している．とくに地域で暮らす障害者には都合がよく，欧米ではデポ・クリニックが地域に設けられている．ただし，有害反応が現れた際に薬の中断ができないのが難点ではある．

確かに抗精神病薬には過覚醒状態を鎮静する効果がある．しかし，かつてシュヴィング（Schwing, 1940/1966）が試みたように，薬を投与しなくても，ケアによって同じように沈静化し，回復する可能性もないわけではない．病院には，スタッフもおり，安心できる環境もさまざまな治療プログラムも用意することができる．必ずしも薬によらず，使用するとしても最小限の量で済むはずである．しかも，薬は万能ではない．西川（2002）は，薬によってストレス感受性を低めることはできるが，それではストレス脆弱性を高めることはできないという．彼は，急性期を過ぎれば，漫然と薬を処方することは止めてすみやかに断薬し，ストレス脆弱性を高めるための社会療法を行なうことが重要であると主張する．

　従来の抗精神病薬は，慢性期の無気力や感情の平坦化，引きこもりといった陰性症状にはあまり効果がない．それどころか，病的体験は活発なまま，薬の抑制作用のせいで対人交流が不活発になり，治療的な活動すらできなくなってしまうということが起きかねない．

　にもかかわらず，薬物一辺倒の治療が続いているのはなぜだろうか．それは，精神障害が環境との相互作用の観点からとらえる社会学モデルに基づく考え方が希薄で，精神障害を生物学的原因によって生じ，したがって薬によって治療できるという医学モデルの考え方が支配的であるためである．それは，医師中心の医療と表裏一体をなしている．しかし，そもそも脳の生化学的な異常が何によって引き起こされるのかについては，解明できているわけではない．医師の中にも，脳内物質の生化学的変化は，なんらかのストレスを防衛あるいは緩和するために，結果として生じた反応であり，薬はむしろその生体の防御・修復機能を助け，補強するものでなくてはならないという見解もある（八木・田辺，1996）．

● **看護師の薬物への依存**

　日本における薬物中心の傾向は，医師だけの責任ではない．表向きには臨床的な判断は医師が行なうということになってはいるものの，実は看護師がそれとなくほのめかし（たとえば「○○さんは××が効くんですよね…」），医師はあたかも自分が考えたかのように処方するというようなゲームが展開されている（Foster & Anderson, 1978/1987, p.231）．

　メインは，看護師と一緒に，薬の使用状況を調べた．すると，理由は何であれ，薬が処方されるのは，看護師が患者の問題に対処するのに自分の限界を感じたときだということがわかった．つまり，医師は，不安やいらだち，怒り，罪悪感，さらには絶望感さえ抱いた看護師の要求に従って薬を処方していたのである．そして，薬で患者が静かになると，看護師は安心するのだった（しかし，精神安定薬が与えられるのは，い

> **ひと口メモ**
>
> **依存と嗜癖**
>
> 　依存という言葉は，子どもが親を頼りにするという意味とは別に，アルコールや薬物などに過度に頼ってしまう状態を指すことがある．また，そういった物質を強迫的に摂取してしまうことを嗜癖という．また，嗜癖する対象は，アルコール，覚醒剤，マリファナ，麻薬，タバコなどの物質だけでなく，パチンコなどのギャンブル，仕事，食べ物，買い物，ジョギングなどさまざまである．最近でも，パチンコに熱中する間に子どもが行方不明になったり交通事故に遭ったりする事件や，ローンで買い物をしすぎてカード破産する若者の事件などが相次いでいるが，こうした嗜癖行動は世界的にみても増加傾向にあり，社会問題化している．
>
> 　嗜癖は，はじめは趣味程度のもので，いつでも止められると思っていても，次第に自分ではコントロールできなくなってしまう．これは一種の強迫行為であり，止めようと思っても止められるものではない．アルコールやタバコ，覚醒剤などのほか，ジョギングや過重な仕事，外傷などのストレスは，人間の脳の中に麻薬様の物質を作り出して苦痛を麻痺させ，ストレスを快感に変えてしまうことが知られている．ランナーズ・ハイと呼ばれる状態は，まさにそれである．嗜癖は，自分ではまだ大丈夫と思っているうちに心身ともに破壊されてしまうという結果に陥る．

> **ひと口メモ**
>
> **副作用と有害反応**
>
> 病気の治療や予防，検査などに用いられる薬が，通常の量でも人体に有害な作用を及ぼすことがある．これを一般には副作用 side effect と呼んでいるが，そもそも薬の作用に正と副の区別があるわけではない．そこで WHO では，疾病の予防・診断および治療，もしくは生理的機能を変化させる目的で，人体に通常使用される量で発現する作用のうち，人体に有害であって，意図しない作用のことを有害反応 adverse reaction と呼ぶとしている．より包括的な概念として有害事象 adverse event ということもある．副作用という場合は，意図しない作用ではあるが，必ずしも有害なものとは限らない．

つも看護師ではなく，患者だとメインは皮肉っぽく付け加えている）．調査を続けるうちに，看護師は自分たちがいつもどのような感情を抱いているかに気づき，それを語り合うようになった．すると，次第に病棟で処方される薬が減っていったのだった（Main, 1989）．

向精神薬と有害反応

向精神薬とは，脳に作用して精神機能になんらかの影響を及ぼす薬の総称であり，麻酔薬や鎮痛薬などと同じく，中枢に作用して抑制効果を示す．抗精神病薬，抗不安薬，抗うつ薬，気分安定薬，睡眠薬，抗てんかん薬などの種類があるが，乱用が社会問題化したため，麻薬及び向精神薬取締法で規制の対象とされるようになった．

しかし，通常使用されている向精神薬の大半は依存性も低く，幻覚作用などもない．とはいえ，マリファナ，麻薬，コカインなど，ほかの幻覚作用のある薬物と混同されて，服用に不安を抱く患者や家族も少なくない．さまざまな有害反応があるために，服薬を中断してしまう患者もいる．患者に服用を勧める看護師は，向精神薬を服用するとどんなふうになるのか，どうすれば不都合な作用を軽減できるのかをきちんと理解して，説明できなければならない．さらには薬を与えるという行為が，どのような意味を持っているのかを考える必要がある．

● **急激に生じる有害反応** ●

向精神薬の有害反応には，じんましんや浮腫などのアレルギー症状や肝機能障害などどんな薬でもみられるものもあるが，特異なものも多い．中でも，服用開始後，急激に生じて患者に不安を与えることがあるのが，いわゆる**錐体外路症状**と総称される有害反応である．

「足がムズムズする」「体がソワソワしてじっとしていられない」などと訴え，落ち着きなく足踏みしたり，むやみに歩き回ったりする有害反応は**アカシジア**と呼ばれる．精神状態悪化時の不安・焦燥感と紛らわしいが，話を聞けば，気持ちはさほど落ち着かないわけではなく，もっぱら体が落ち着かないので，なんとかしてほしいと言うことで，それとわかる．

首が曲がったり，舌が突出したり，顎が絶えずガクガクと動いたり，体が不自然にかしいだり，眼球が上にあがってしまう（眼球上転）などの症状は，**急性ジスキネジア**と呼ばれる．こうした急に生じる有害反応に対しては，服薬開始時にあらかじめこのような症状がありうること，そのときにはすぐに言ってくるように伝えておくと，患者はさほど不安にならずに済む．薬を中止ないし減量するか，有害反応の出にくい**非定型抗精神病薬**に変更する．

● **慢性投与の有害反応**

一方，長期にわたって抗精神病薬を服用していると，**遅発性ジスキネジア**と呼ばれる有害反応が生じる．急性ジスキネジアと同じような症状だが，抗パーキンソン薬によっても，服薬を中止しても治らない非可逆的なもので，米国では医療ミスとして裁判にもなっている．もし，体がかしいだまま，あるいは涎を流しながら，ブツブツと独語している患者がいたなら，それは文字通り有害な反応だけが出ていて，治療的効果がみられないということである．漫然とした投与を見直し，薬以外の治療的アプローチを試みる必要がある．

また，有害反応の**パーキンソン症状**によって，手指が細かく震えたり，関節が硬くなり，突進歩行と呼ばれる歩き方になったりすることがある．顔の筋肉が固く動かなくなると，脂ぎって無表情な顔つき（仮面様顔貌）になったり，涎が出て止まらなくなったり（流涎）することもある．実際の精神症状は治まっているのに，こうした有害反応のせいで見るからに精神病的と誤解されたり，奇異の目で見られる原因にもなる．

さらには，統合失調症症状と区別しにくい知覚変容を伴う薬原性精神症状（八木・田辺，1996）などもあり，薬の効果がないときには，薬そのものの作用を疑ってみるべきである．

● **日常生活に影響を及ぼす有害反応**

中井は，抗精神病薬を服用すると，約20キログラムの荷物を背負ったようなだるさがあるという．眠気が起こり，朦朧とすることもあるので，車を運転する場合は注意を要する．それでも，過覚醒状態が続く急性期にはなかなか眠れないが，たいてい数週間で昼間でもぐっすり眠っていることが多くなり，病状が落ち着いてきたとわかる．そこで，薬を徐々に減らし，より活動性を高める働きかけを増やす．そのままにしておくと，無為自閉の状態になり，施設病化（141頁参照）してしまう危険性がある．

また，長時間横になっていると，立ち上がろうとする際にめまいがして倒れたり，失神したりすることがある．**起立性低血圧**といわれるもので，アドレナリンの分泌が抑えられ，血圧変動を調節する機能が損なわれるためである．立位時と横臥時の血圧差で診断することができるが，ゆっくり起き上がるか，全身に力を入れ，一呼吸おいてから起き上がるようにするとよい．これは，運動不足によっても引き起こされるので，日頃の運動も欠かせない．

また，風邪薬などにみられるような**口渇**や**鼻閉**もよくある．とくに乾燥する冬場には部屋を加湿するなどの配慮が必要である．これが起こると，話しづらくなったり，虫歯になりやすくなったりする．口渇から，

> **ひとロメモ**
>
> **非定型抗精神病薬**
>
> 従来の抗精神病薬には深刻な有害反応がつきものであった．そこで，こうした有害反応の少ない第二世代の新薬が開発されている．定型的な有害反応を示さないので，「非定型抗精神病薬」と呼ばれている．今までは何種類もの抗精神病薬を「副作用止め」の抗パーキンソン薬とともに投与する「多剤併用」が多かったが，今では1種類の薬だけを投与する単剤化が進んでいる．
>
> ただし，非定型抗精神病薬にも有害反応がないわけではなく，血糖上昇を引き起こし，糖尿病を発症させたり悪化させたりする薬剤もあるので，投与前，投与中には十分注意が必要である．また，治療によって急に現実感を取り戻したために，かえって不安を増強してしまい，ときに自殺の危険を高めてしまう「めざめ現象」と呼ばれる反応も近年，注目されるようになっている．

大量に水分を摂るようになり，**水中毒**に移行する危険性もある．

　向精神薬は腸の蠕動も抑えるので**便秘**にもなりやすく，新鮮な野菜や果物などの繊維質が乏しい病院食と活動不足も相まって，ひどくなると**痔**や**直腸脱**を起こす患者もいる．また，トイレが汚かったり，冬寒かったりするとますます便秘になりやすいので，トイレの環境にも気をつける必要がある．便秘は，ひどくなると**麻痺性イレウス**を引き起こし，生命の危険もあるが，下剤や浣腸を多用すると，かえって便秘を習慣化したり，イレウス時に用いると腸に穿孔や嵌頓（かんとん）を起こしてショックをまねくことがあるので注意を要する．

　また，向精神薬は活動を抑制する一方，食欲を増進する作用があるため，**肥満**になりやすく，肥満がさらに運動不足を呼ぶという悪循環が生じる．院内にリハビリテーションのための活動や対人交流が少なければ，食べ物で情緒的欲求を満たすしかなくなり，ますます肥満が進んでしまうことになる．肥満は，糖尿病や動脈硬化といったさまざまな**生活習慣病**の原因となるばかりでなく，その容姿と薬による身体の動きの鈍さによって，周囲に偏見の目で見られるようになるという不利益もある．

　容姿という点からいえば，日焼けしやすく，しみになって残りやすい**日光過敏症**も問題である．これは風邪薬などでも起こるが，長期に向精神薬を服用していると顔がなんとなく黒ずんでくるのはこのためである．屋外でスポーツをするときや長時間外出するときには帽子をかぶったり，日焼け止めクリームを使用するとよい．また，抗てんかん薬には毛髪が硬くなったり，毛深くなったりする作用や，歯肉の増殖を招く作用のあるものがある．歯肉の増殖は歯磨きブラッシングの励行によって食い止めることができる．

　ほかにも，乳房が膨らむ女性化乳房や無月経，射精遅延などの性的アイデンティティにかかわる有害反応もあり，相談もできずに悩んでいる患者も少なくない．薬をただ渡すだけでなく，細やかな心くばりが必要なところである．

● **生命に危険のある有害反応** ●

　すでに生命にかかわる危険な有害反応をいくつか挙げたが，もっとも特異で危険なのが**悪性症候群**と呼ばれるものである．これは，突然の発熱と発汗から始まる．最初は風邪と思って解熱剤を投与したり，氷枕を当てたりしても，熱は下がらず，抗生物質も効かない．そのうちに，全身の筋肉が硬直し，脈が速くなる．血圧が急激に不安定になる．流涎もみられる．やがて，意識はあるのに刺激に反応しなくなる**昏迷**状態となる．血液検査では血清クレアチニンキナーゼ(CK)の上昇や，白血球増多が特徴である．向精神薬をすみやかに絶って輸液し，必要ならば腎透

> **✐ ひと口メモ**
>
> **向精神薬と下剤**
> 　精神科ほど下剤を多用している診療科はほかにない．とくに向精神薬を多用しているところほど，下剤も多用している．しかし，下剤を用いることの危険性は軽視されているようだ．下剤の多くは無理やり腸を動かすので，イレウス時に用いると大変に危険であり，浣腸するのはもってのほかである．
> 　また，患者の中には便秘やイレウスでイライラと落ち着きがなくなっているのに，精神症状と間違われて向精神薬が増量され，ますます悪化して危険な状態になるケースもある．日常的な症状ではあるが，日頃から軽視せず，薬以外の方法で予防したいものである．

析を行なうが，このまま進めば，昏睡状態からやがて死に至ることもある．投与されている薬剤の種類や量とは関係なく発症するといわれており，原因も治療法もまだ明らかではなく，ふだんから患者のバイタルサインに注意を払っておく必要がある．

もう1つの原因不明の重篤な有害反応は，いわゆる**水中毒**と呼ばれるもので，5章でDさんという患者を紹介した．一応，**抗利尿ホルモン不適合分泌症候群（SIADH）**という疾患名がついているが，原因も発症のメカニズムもよくわかっておらず，これといった決め手となる治療法もない．しかし，長期に入院している慢性患者に多く，喫煙との関連もいわれている．向精神薬による口渇をきっかけとして，ほかになんの楽しみもない生活が多量の飲水行動を誘発しているものと思われる．水をたくさん飲むと頭がボーッとしていい気持ちになるという患者もいて，向精神薬の血中濃度を薄めてその効果を減らそうとする，治療への患者の無意識の抵抗なのだという見方もある．

薬の意味

服薬中断は患者の再発，再入院の原因の第一といわれる．しかし，どんな薬でも長期にわたって定期的に服薬し続けるのは容易なことではない．ある患者は薬を飲むたびに，自分は病気なのだと認めさせられている気がするという．向精神薬を服用することがスティグマとなるのである．実際に，職場で薬を飲んだことから，通院していることが知られてしまい，居づらくなったという患者もいる．

筆者の勤務していた病院では，薬はできるだけ少なくという方針をとっていて，薬を処方していない患者もいた．日頃から，薬に関して困ったことがあればいつでも相談に応じると患者に伝えてあり，ほとんどの患者は食事後に，自分でカウンターに置いてある箱から自分の薬を取り出して服用していた．

ある日のこと，一人の患者が薬を服用しようとして，そばにあったごみ箱の中に取り落としてしまった．そこで，筆者がごみ箱を逆さにして薬を取り出そうとしたところ，中から薬が何錠も出てきたのである．この病棟では，薬を強制してはいない．にもかかわらず，黙って飲まずに捨てている患者がいる．このことは何を意味しているのだろうか．

日本人の薬好きは有名である．ちょっとした風邪でも医者にかかり，薬をもらって，あるいは注射をしてもらって安心する．風邪に効く薬はないといってなんの薬も出さない医者は敬遠される．だからといって出された薬を全部最後まで飲み続けるわけではない．薬は医者に診てもらった証しであり，もらって安心するためのものなのだ．

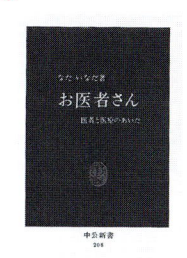

おすすめブックス

『**お医者さん―医者と医療のあいだ**』（なだいなだ著，中公新書）

「医は仁術」ではなくなったと嘆く声がつい最近までは聞かれたものだが，今ではそんな言葉自体，死語と化してしまい，とんと聞かれなくなってしまった．しかし，医師に対して「お任せします」という態度は，まだ日本人の間に強く残っている．この「医は仁術」という考え方と医師への「お任せします」という態度とは，実は同じ考え方だというのが，『お医者さん』（中公新書）の著者なだいなだの主張である．つまり，どちらとも医師を神格化し，万能のように思っているというのだ．

しかし，実際，医師の知識は患者から与えられるものだ．たとえば，エイズなどの新たな疾患の患者の出現によって，医師は新たな免疫疾患について学ぶのであって，逆ではない．だから患者から学ぶことなしには医学は成り立たないのだ．ところが，患者も医師もどういうわけか，病気については医師だけがよく知っていると思い込んでいる．しかも，その幻想を強化するために，医師は患者にはわからないラテン語やドイツ語の専門用語を用い，本人以外には判読できないような文字でカルテに記入する．

なだいなだの本業（?）は精神科医であり，精神科病院を舞台にした小説『きみはくじらを見たか』（NOVA出版）という著書もある．2013年6月に死去．

また，「偉い先生」が出してくれた薬と，経験の浅い「若い先生」が出してくれた薬とでは，同じ薬でも効き目が違う．そう思うだけで，実際に効き目も違ってくる．**プラセボ(偽薬)効果**と呼ばれるものだ．阪神・淡路大震災の被災地でも，製薬会社からたくさんの薬の寄付があったが，被災者はそうした薬は欲しがらず，医者に診てもらい，処方されることを望んだという．つまり，薬には，患者と治療者との関係が含まれている．薬を受け取って黙って捨てた患者は，薬は欲しくないが治療者との関係は断ちたくなかったのだ．逆にいえば，薬を欲しがる患者は，薬ではなく治療者を求めているのである．つまり，処方されるべきなのは，薬ではなく人，なのだ．

●薬と抑制●

　向精神薬が抑制帯代わりに用いられることもある．物理的抑制に代わる化学的抑制である．精神保健福祉法では，医療と保護に不可欠と考えられるときだけしか，行動制限(拘束や隔離を含む)をしてはならないとされているが，薬物療法の限界については何も触れていない．しかし，1991年に国連総会で採択された**精神病者の保護および精神保健ケア改善のための原則**では，薬物投与について次のように記されている．

　薬物投与は，患者の健康上の最善の必要性を満たすために行われ，治療又は診断の目的でのみ行われるものであって，懲罰や他の人の便宜のためになされてはならない．

　つまり，夜騒いでほかの患者が眠れないという理由で睡眠薬を飲ませられたり，ましてやスタッフに逆らうと「具合が悪い」といって薬を増やされたりすることがあってはならないのである．しかし，薬物投与には治療のためという大義名分があるため，実は抑制のために使われているということを看護師もあまり意識していないことが多い．ましてや，メインがいっているように，自分たちの不安を鎮めるために患者に「精神安定薬」を処方しているなどとはまったく思っていないものである．

　患者の状態が悪くなるといつでも薬のせいにして，医師に薬を変えさせたり，増量させたりする看護師は，看護の力や人間の治癒力といったものを信用していないのだ．だから，反対に患者が良くなったとしても薬が効いたせいとしか思えない．自分たちの努力やかかわりの成果とは思えないのである(良くなったときだけ，自分たちのおかげだと思うのは，あまりに虫が良すぎるというものだろう)．

第7章 クライエントとしての家族

家族という幻想

「家族」という言葉を聞いてどのようなイメージを連想するだろうか．

「安心」「くつろぎ」「こころのよりどころ」「家族団欒」「信頼」「以心伝心」「やすらぎ」「幸福」「ホームドラマ」……．しかし，自分の周辺を見渡してみて，このようなイメージ通りの家族を，果たしてどれだけ見つけることができるだろうか．

さまざまな社会の家族制度を研究した文化人類学者中根千枝は，結婚がうまくいくケースは，どこの社会でも3組に1組程度であろうと述べている(中根, 1977, p.96)．それほど不確かな婚姻関係を基盤にした家族というものが，脆いのは当たり前なのかもしれない．家族の危機という言説は，実は昔からあったのだ．

かつての日本では，出稼ぎのために一家がバラバラに暮らしている家族も多かった．今では単身赴任がそれに取って代わった．また，未婚のまま子どもをもうけたシングルファミリーや，離婚や死別のために片親しかいない家族，再婚同士の親が結婚して血のつながりのない兄弟姉妹のいる家族，養子や人工受精でもうけた子どものいる家族，さらには同性愛者同士の家族など，家族関係の多様化は劇的に進んでいる．米国では近年，貧富の差が大きくなり，家族ぐるみでホームレスとなるケースが増えているという(Kozol, 1988/1991)．現代の家族には，「夫婦の配偶関係や，親子・兄弟などの血縁関係で結ばれた親族関係を基礎にして成立する小集団」(『広辞苑』)という定義は，もはや単純には当てはまらなくなりつつあるのだ(Minuchin, 1984/1986)．にもかかわらず，家族の不和に悩む子どもたちの多くは，「幸せな家族」という幻想を強く抱いて，自分の家族をそれと比べて恥じているのだ．

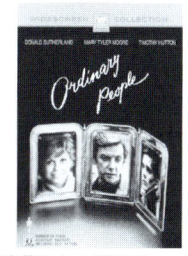

おすすめシネマ

『普通の人々』(DVD＝パラマウント・ホーム・エンタテインメント・ジャパン)

俳優ロバート・レッドフォードが監督に挑んだ映画『普通の人々』は，そのタイトルが示す通り，ごく普通の米国人家庭が，一家のヒーローだった長男の溺死事故をきっかけに崩壊していく過程を描いている．感じやすい次男は精神科病院に入院し，傷ついた母親は家を出る．そして父親は自らの問題に直面せざるを得なくなる．家族の壊れやすさ，人間関係の危うさとともに，精神障害やその治療をどう捉えるかという点でも深く考えさせられる作品である．

映画の原作『アメリカのありふれた朝』(ジュディス・ゲスト著)は米国でベストセラーになり，日本でも集英社文庫から翻訳が出版されている．

病因としての家族

　第2章でみたように，人間は生まれ落ちたときから養育者を必要とし，彼らとの関係のなかで人格を形成していく．フロイトの精神力動理論は，乳幼児期の親子関係が人格の発達と精神の健康とに決定的な役割を果たすことを証明してみせたが，もっぱら人間の精神内界におけるファンタジーとして解釈されたため，近親姦や非道処遇などの悲惨な現実を長らく隠蔽するもとになったと，フェミニズムの研究者は批判している（Miller, 1981/1985）．

●ホスピタリズムの研究●

　家族と子どもの成長発達に関する研究は，家族の大規模な離散が起こった第二次世界大戦時に，飛躍的に進展することになった（第2章参照）．その1つが，乳幼児が親から切り離されたときに示す反応，いわゆる**ホスピタリズム**についての研究であり，アンナ・フロイトの施設収容児童の調査や，スピッツとウォルフらによる依存性抑うつに関する研究もこの頃に行なわれた．またボウルビーは，子どもにとって**母性剥奪** maternal deprivation は将来深刻な影響を残す可能性があることを報告して，世界的な反響を呼んだ（Bowlby, 1973/1991）．

　ボウルビーの愛着理論の研究は，後年，子どもの養育の責任を一方的に母親に押しつけ，多くの母親を罪悪感で苦しめるもとになったと，フェミニズムから批判を浴びることにもなったが，近年，境界性パーソナリティ障害などとの関連で，再評価されている．

　現在では，母親の養育という環境要因だけが精神病の原因であるという考え方は否定されており，ボウルビー自身もそう主張しているわけではない．しかも，最近では，母親と父親の役割は以前のように明確に分けられていない．そのことで子どもはある種の混乱を経験しているのではないかと指摘する研究者もいるほどである．男女の役割変化が子どもの人格の発達にどのように影響しているのかは，今後の研究に待たねばならないだろう．

●病気を作り出す母親という考え方●

　人間の心身の健全な成長のために，家族はなくてはならない存在であるという考え方は，親の間違った養育によって子どもが病気になるという考え方と結びつく．実際，臨床の場では病気の子ども以上に混乱した親たちによく出会うので，「こんな親だから，子どもが病気になっても不思議はない」と思うことも多い．フロム＝ライヒマンは，統合失調症患者の母親には共通して，子どもに対して過保護のようでいて，どこか

✏️ ひとロメモ

ホスピタリズム

　孤児院や病院などへの収容により長期にわたって母親から切り離され，母親的世話を受けることなく育った生後18か月までの幼児にみられる障害のことを，スピッツはホスピタリズムと呼んだ．その障害は，身体的発育や自発性（イニシアティブ）の遅れ，言語の遅れ，病気に対する抵抗力の低下など，心身両面にわたり，重症の場合には，衰弱や死に至ることもある．依存性抑うつが，ある時期まで母親との確かな絆で育てられた子どもの一時的な反応であるのに対し，ホスピタリズムは，だれとも愛情の絆を育むことのできないままに育った子どもにみられる全体的な情動の欠如であり，持続的かつ不可逆的であるといわれている．この研究により，子どもの入所施設におけるケアのありようにも目が向けられるようになった．

否定的なところがあるということに気づき，そうした特徴を持つ母親を「統合失調症を作る母親 schizophrenogenic mother」と名づけた．彼女は統合失調症患者の父親の性格特徴についても述べているのだが，もっぱら母親の性格が病気の原因とする考え方が一人歩きして，のちの統合失調症の家族治療に大きな禍根を残すことになった．

　そもそも，母親であろうと父親であろうと，完璧な親というものは存在しない．たいていの親は，自分が子どもにとって完璧な親ではないということを自覚していて，多かれ少なかれ罪責感を感じている．まして，子どもが病気になれば，親は自分のせいではないかとどこかで自分を責める．そのために過剰に子どもを構いすぎたり，逆に子どもに厳しくなったり，冷淡になってしまったりする．そのような親に対して，治療者が一方的に責めるような態度をとることは，患者にとっても家族にとっても有益なことではない．

　しかし今でも，子どもが問題を起こすたびにそれを親の性格や養育の失敗に結びつける傾向は後を絶たない．「母原病」という言葉は，母親たちの不安を，一層あおりたてている．

●家族内コミュニケーションの研究●

　1950年代に入り，文化人類学者ベイトソンたちは，統合失調症家族のコミュニケーションの歪みに関する研究を開始した．これによって，初めて家族全体の病理という見方が生まれてきた．彼らの提唱した新しい理論は**二重拘束理論 double bind theory** と呼ばれるものである（Bateson, 1972/1989）．

　二重拘束（ダブルバインド）とは，①二人の人間の間で繰り返される，②一方に意識的，言語的レベルでの否定的メッセージが送られるが，③それとは異なる非言語的，抽象的レベルでの矛盾する否定的メッセージが同時に送られ，④どちらに反応しても罰せられ，⑤しかもその場から逃れられないという状況，をいう．逃れられないのは，「愛情ゆえ」という理由づけがなされるからだ．単純にたとえれば，子どもを抱きしめながら足で蹴とばすようなものだ．子どもは抱きしめられてうれしいのだか，痛くて嫌なのだかわからない．喜ぶことも怒ることもできず，逃れることもできない．このようなコミュニケーション・パターンが反復され，習慣化してしまうと，このパターンの一部が再現されるだけで，怒りやパニックを起こすようになる．こうして，家族内における一連の相互作用の結果，統合失調症が発症するというのである．

　実際の例を紹介しよう．Hさんは，引きこもってだれとも口をきかなくなり，夜になるとふらふらと家を飛び出していってしまうために入院となった若い女性である．入院してからも，食事も摂らず，夜も眠らな

📝 ひとロメモ

子どもを虐待する親

　通常の感受性を持った母親は，子どもの身振りや声のサインに適切に応じ，不適切な場合は子どもの反応を見て修正することができる．しかし，それには時間なゆとりとサポートが必要である．ある社会では，出産前後の一定の時間，親族の女性がしっかりと母親の面倒をみる慣習がある．それによって母親は子どもの世話にかかりきりになれるのである．

　自分の子どもを虐待する親についての研究によれば，彼ら自身，子ども時代に満足な養育環境で育てられておらず，絶えず見捨てられるのではないか，暴力を振るわれるのではないかという不安に脅かされていた経験を持つ者が多いという．

　そうした十分なケアを受けてこなかった母親は，自分が母親となったとき，他者のサポートが得られず孤立無援と感じると，子どもからのケアや注目を逆に求めてしまい，それが満たされないときに，虐待が起こると考えられる．同じ兄弟でも，虐待を受ける子どもは，出産時に異常を持っていたり，出生後まもなく病気をして母親から引き離されたりしていることが多い．そうした子どもは，母親へ要求することは多くても，その見返りとして何かを与えてくれることが少ないからである．

い日々が続き，痩せが目立っていた．それでも，どうやら落ち着いてきたので，一度自宅へ外泊させてみようということになり，母親が迎えに来た．

面会室で娘と久しぶりに再会した母親は，痩せたHさんを見て，こう言った．

「まあ，すっかり痩せちゃって．ごはん，食べてないんじゃないの．こんなでは，具合はまだまだ良くないし，外泊は無理よ．せっかくお母さん，迎えに来たのに…」

Hさんは黙って面会室を出て行ってしまい，結局，外泊は延期されることになった．

それから数週間後，Hさんはどんどん食事を摂り，まるまると太ってきた．これならと，再度母親に来てもらった．だが，母親は次のように話し，Hさんをまたまた当惑させた．

「あらあら，太ったわねえ．お母さん，楽しみにして，外泊用の洋服買ってきたのに，これじゃあ入らないわ．着ていく服がなくて，どうやって外泊するの？」

この状況の特徴は，痩せても太っても，どちらにしてもHさんは外泊できず，しかも，怒ることもできないという点にある．せっかくの母親の期待や愛情を裏切ったのは自分，ということになるからである．

●家族の中の個人●

反精神医学を唱えたレインは，家族の間で交わされる歪んだコミュニケーション・パターンを「**欺瞞（まやかし）**」と呼んだ（Laing, 1965）．たとえば，母親が疲れて眠いので，つきまとう子どもに「眠いでしょう．疲れたからね」と言って寝かしつけようとする．子どもの代弁をしているようだが，これは気遣いと見せかけた命令である．子どもがそれを受け入れて寝てしまえば，母親は去ってしまい，否定すれば母親の機嫌を損ねる．そこで子どもは疲れを感じていないのに，そう感じざるを得なくなる．こうして次第に，自分の感覚が自分のものか他者のものか不明確になっていく．

そもそも個人には，自己の同一性を維持したいという欲求と，他者との関係を維持していきたいという2つの欲求があり，家族の中でこの2つの欲求がバランスよく満たされれば，健康な家族ということになる．ところが，家族の協調関係を優先するあまり，個人の同一性を犠牲にしてしまうことがある。一見すると親密な家族のようにみえるが，それは偽りの親密さなのだ．ウィンはこれを「**偽相互性**」と呼んだ．一方，いつも対立してばかりいるようにみえながら，実はその関係から離れられない家族がある．偽の親密さのかわりに敵意が置き換わったものであり，

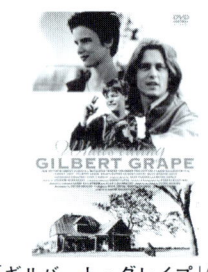

●おすすめシネマ●

「ギルバート・グレイプ」（ラッセ・ハルストレム監督，DVD＝ジェネオンエンタテインメント）

今をときめく若手俳優ジョニー・デップが主演する映画『ギルバート・グレイプ』には，夫を失った後，過食症に陥った体重250 kgの母親が登場する．この母親はその体重ゆえに，家から出ることもできない．ギルバートもまた，片田舎の退屈な町から抜け出ることができない．彼にはその母と2人の姉妹，そして知的障害を持つ弟がいるのだ．家族に閉じこめられているといってもよい．彼は自分の道を歩んでいくことができるだろうか……．

厄介ばかりかけてもどこか憎めない弟の演技でアカデミー助演男優賞を受賞したのが，『タイタニック』で話題となったレオナルド・ディカプリオである．同じジョニー・デップ主演の『シザーハンズ』もまた，どこか悲しみとユーモアがただよう映画である．

ウィンはこれを「偽敵対性」と呼んだ（Barker, 1981/1993；Hoffman, 1981/1986）．こうした関係は，いずれも真に相互的なギブ・アンド・テイクの関係とはいえない．

全体としての家族

A君のお母さんは「好きな道を選べばよい」とA君に言う一方で，言外に「お父さんのようになってほしくない」というメッセージを送っていた．しかし，それはA君の家族全体の経験が生み出した矛盾であった．父親のたび重なる仕事での失敗や転職，母親の病弱さや弟の死などが，すべてA君への期待の要因になった．A君自身がおとなしく，母親の愚痴をよく聞く「良い子」であったこと，しかも良い成績をとる能力を持っていたことが，さらにこれに拍車をかけた．

つまり，家族内のコミュニケーションの歪みは，単に母親の性格や育て方が原因なのではない．問題の子どもと親が絡めとられた家族全体の関係そのものが生み出しているのだ．そして，母親と子どもとの関係は，父親と母親との関係，さらにはほかの家族メンバー（兄弟姉妹，祖父母，親戚など）との関係によっても左右される．もともとA君の家族は父親の両親と同居していたのだが，母親と姑との折り合いが悪く，その家を出たという経緯があった．母方の祖父母は早くに亡くなっており，母親のサポートになる親戚もなかったのである．

●家族というシステム●

家族には独特のダイナミクスが働いている．家族はメンバーを自立へ向けて成長させようとする一方で，子どものままに止めておこうとする．個人は，家族の中に働くこの2方向の力のバランスの中で，自分自身のバランスをとっていかなければならない．

こうした「全体としての家族」をみる見方の基盤となっているのは，フォン・ベルタランフィーが提唱した**一般システム理論**である（von Bertalanffy, 1968/1973）．彼の挙げたシステムの一般的な特徴を，家族というシステムに当てはめてみよう．

1) 家族は父親，母親，子どもなどの複数のメンバー（サブシステム）から成り立っているが，家族の性格や特徴は，各人を足し合わせたものではなく，それを越える独自のものである．
2) 家族には一般的ルールがある．それぞれに独自の規範や信念があり，独特の神話がある．祖先についての神話や親の立身出世話などはその1つである．
3) 家族には内と外を隔てる境界があり，外の人間や資源，情報もされ

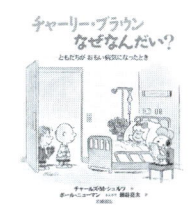

📚 おすすめブックス

『チャーリー・ブラウンなぜなんだい？―ともだちがおもい病気になったとき』（チャールズ・M・シュルツ作，細谷亮太訳，岩崎書店）

「ともだちがおもい病気になったとき」という副題の，ご存じスヌーピーの絵本です．

チャーリー・ブラウンの友だちジャニスが白血病になって入院することになり，チャーリーやライナスは心配します．けれどサリーは，みんながジャニスのことばかり心配するとぶつぶつと文句を言います．お見舞いにいった2人はジャニスから血液のがんだということを聞かされてショックを受けます．お見舞いから戻ってその話をすると，お姉さんのルーシーは，「がんがうつったらいやよ」と言います．

そうするうち，ジャニスが病院から退院してきました．でも，いじめっこが来てジャニスの被っていた帽子をはね上げると，ジャニスの髪がありません．ライナスはいじめっ子に「ジャニスは白血病の化学療法で毛が抜けちゃったんだぞ」と食ってかかり，いじめっ子は謝ります．

でも，学校ではジャニスばかり特別扱いされると不満の子もいます．ジャニスは治療のために病院に戻りますが，ジャニスのお姉さんも，妹ばかりプレゼントをもらうのでひがんでいます．それに，自分たちは放っておかれているみたいな気持ちです….

これは病気になった子どもとその兄弟とともだちのための絵本です．

だけ受け入れるかは，家族によって異なっている．

4) 家族は変化を嫌い，習慣に従おうとする傾向が強い．家族が患者の治療に介入して患者の具合が悪くなるというようなことは，たびたび起きる．そのため，家族が治療を妨害しようとしているとしか思えないこともある．また，患者が回復すると，今度は家族の別のだれかの具合が悪くなったりする．ジャクソンはこうした家族のシーソー現象をみて，家族には全体として今の状態を維持しようとする傾向があると考え，これを**家族恒常性**(ホメオスタシス)と名づけた．

5) 家族のメンバーが成長するのに平行して，家族自体も成長し，学習していく．これは上の家族ホメオスタシスと矛盾するようだが，家族の中では変化を促進しようとする力と変化を抑制しようとする力の2つが，互いにバランスを取り合っているのだ．

6) 家族にはなんらかの刺激（インプット）に対して自ら反応（アウトプット）を起こし，再び安定を得ようとする自動制御機能＝**フィードバック機能**がある．たとえば，B子さんの事例のように，子どもが自立していくと母親がお酒を飲み出すという反応が起こり，それが夫の関心を引いて，受診行動に結びつく．そして治療の結果，B子さんの家族は新たな恒常性を取り戻すことになる．システムはフィードバック機構によってループ状に結びつく．システム論的にみれば，原因と結果は直線的に結びつくのではない．結果がまた次の変化の原因となるような，**円環的因果律**によって支配されているのだ（図3）．

7) 家族はコミュニティという上位システム（スープラシステム）の一部分（サブシステム）であり，コミュニティは地方自治体の，地方自治体は国の，そして地球の，サブシステムである．それらはレベルは違っていても，互いに相似的な構造と機能を持つ（図4）．

すなわち，家族はいくつもの円環的な因果関係によって結ばれた，常に変化する進行中の相互作用システムなのであり，だれが悪いとか良い

> **ひと口メモ**
>
> **一般システム理論**
> フォン・ベルタランフィーによって1945年に提唱された一般システム理論とは，自然科学，工学，社会科学，心理学，言語学などにおけるさまざまな現象を，システムという概念によって統一的に理解しようとする考え方である．これによって無生物から生物，精神現象，社会現象など，すべてを貫く一般原理の同形性が明らかにされた．この論理は，科学のパラダイムの一大転換を引き起こしたといわれている．

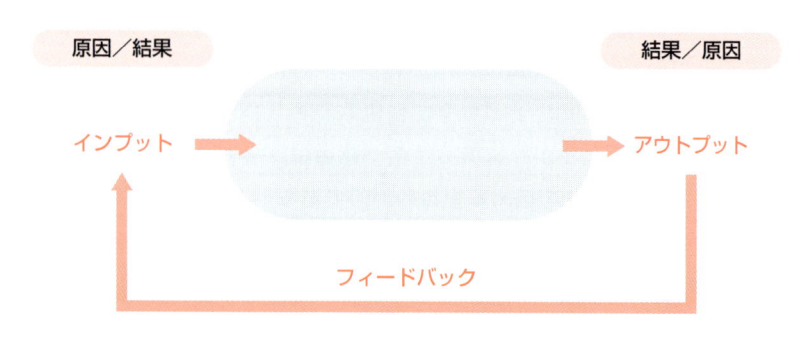

図3　システムのフィードバック機能

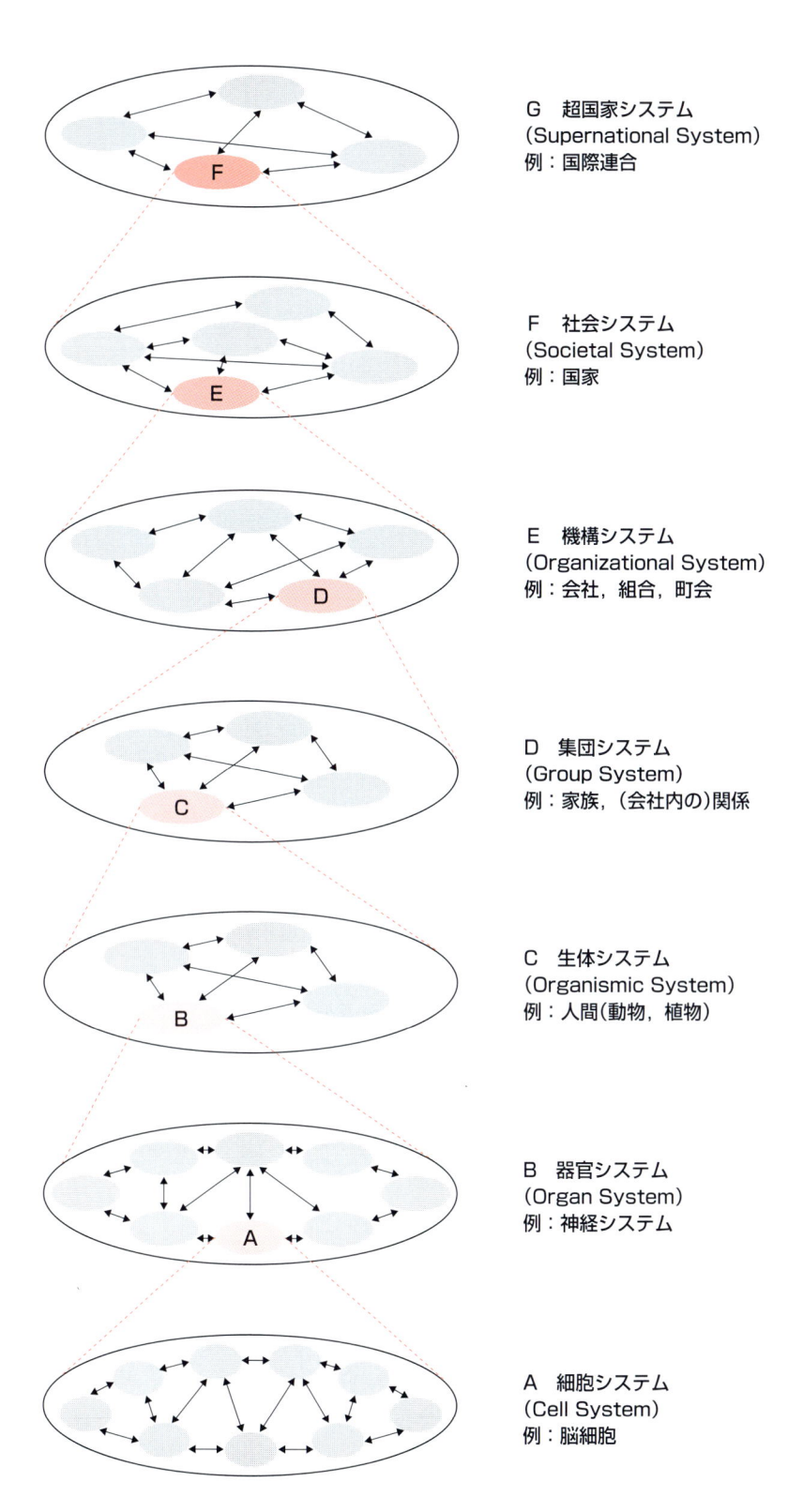

G 超国家システム
(Supernational System)
例：国際連合

F 社会システム
(Societal System)
例：国家

E 機構システム
(Organizational System)
例：会社，組合，町会

D 集団システム
(Group System)
例：家族，(会社内の)関係

C 生体システム
(Organismic System)
例：人間(動物，植物)

B 器官システム
(Organ System)
例：神経システム

A 細胞システム
(Cell System)
例：脳細胞

遊佐安一郎「家族療法入門―システムズ・アプローチの理論と実際」，p32，星和書店，1984 より

図4 生物体システムの7つのレベル

とかの直線的な因果律では説明できないものなのである．一人の患者の行動はその環の一部にすぎない．

● IP の考え方 ●

　家族療法の母といわれるバージニア・サティアは，家族の一人が症状という形で痛みを感じているとき，すべての家族はそれぞれの形で痛みを感じているという．彼女はそれを家族の痛み（ファミリー・ペイン）と名づけた．そして，症状を表した家族の一員は，「患者」ではなく，「**患者として認められた人 Identified Patient（IP）**」と呼ばれるべきであると，サティアはいう．IP はいわば家族の救助信号としての役割を担っているのであり，治療すべきなのは「全体としての家族」なのである（Satir, 1967, p.2）．

　IP の症状は 1 つの家族機能であり，IP は家族の中の 1 つの役割である．IP は痛んでいる親の夫婦関係に最も影響され，機能不全をきたした親業の犠牲となっている．IP の症状は，家族の痛みと家族のバランス失調に対する SOS であり，家族の痛みを緩和し，吸収しようとした結果として，自分の成長が歪んでしまったというメッセージなのである．ただし，IP 自身も，巧みに他の家族メンバーを犠牲にする．そして，自ら「悪い人」「問題児」といった自分の役を続けたがる傾向がある．ジャクソンは，これも家族ホメオスタシスの現象の 1 つという．

● 網状家族と個人の分化 ●

　先に挙げた二重拘束理論や，レインの「欺瞞（まやかし）」，ウィンの「偽相互性」などの概念を，家族全体の構造の問題としてとらえ，家族内の人間関係のルールに着目したのはミニューチン（Minuchin, 1974）である．

　彼は家族の鍵となる要素として〈境界〉〈提携〉〈力〉の 3 つを挙げる．〈境界〉とは，個人，夫婦，兄弟姉妹，祖父母といった家族内のサブシステム間の境界（バウンダリー）のことである．〈提携〉は家族メンバー同士の協力関係もしくは対立関係といった関与の仕方を指す．〈力〉は個々の家族メンバーが他のメンバーに与える影響力であり，子どもが親の代わりに〈力〉を持つような家族はあまり健康とはいえない．彼は境界が不明瞭で互いに過剰に関与し合っている家族を**網状家族**と呼び，境界が硬直していて相互に協力や支持の関係を持たない家族を**遊離家族**と呼んだ．

　ミニューチンは，家族療法とはこうした家族の構造に働きかけ，家族の中で個人が豊かな人間関係を営めるように援助することであると述べる．そして，そのためには個人や夫婦，兄弟姉妹といったサブシステム

📝 ひとロメモ

網状家族

　文字通り感情的に絡み合い，もつれ合った家族が「網状家族」である．この言葉を編み出したミニューチンは，かつてスラムの子どもを診療していたが，その中に，糖尿病で入院するとすぐに良くなり，家族のもとに退院させるとすぐにひどい発作を起こして再入院してくる子どもがいた．そこで，診察室で面接中にその子の採血をして調べてみた．すると，両親が深刻な対立を示したとき，糖尿病の生化学的指標の数値が悪化するということがわかった．この発見が，彼の家族療法への出発点となった．

の自律性を高めていくことが重要であるという(Minuchin, 1984/1986).

●ボウエンの家族システム論●

ボウエンは，こうした家族の問題構造が出来上がっていく仕組みを**家族システム論**にまとめあげた．彼は，そもそも二者関係は不安定なものであって，基本的な安定したシステムの最小単位は三者関係であるという．そこで，二者関係に葛藤が生じると，それを解決するために第三者が駆り出される．たとえば，夫婦喧嘩の際に姑の悪口が出てきたり，子どもの成績の悪さが引き合いに出されるようなことから始まり，次第に第三者を介してコミュニケーションを図ろうとする**三角関係化**が生じてくる(Barker, 1981/1993；Hoffman, 1981/1986)．A君の家族内に起こったのが，まさにこれである．A君の母親は父親への不満を直接父親へぶつける代わりに，A君に愚痴をこぼす形で彼を巻き込んでいた．そこでは，両親システムと子のシステムの間の境界があいまいになっていたのである．

また，母親が父親への怒りを直接本人に向ける代わりに，子どもへ投影し，反動として過剰な愛情を注ぐようになる．そこから母子の共生関係が形成される．A君の不安は母親の不安でもあるという関係は，こうして出来上がっていく．

ボウエンは，こうした家族関係を生み出すのには，個人の**自己分化度**が影響しているという．自己分化度とは，個人の中の感情と知性の分化の度合いを指しており，この分化度がもっとも高い人は，自分の感情や考えを過不足なく表出することができ，親密な関係を楽しむことも，孤独に耐えそれを楽しむこともできる．一方，分化度が低い人は，感情と知性が融合してしまい，冷静に感情を表現することができない．また，他者に近づくと巻き込まれすぎてしまい，のみ込まれる恐怖にとらわれて逃げ出す．すると，今度は見捨てられる恐怖から再び接近する．つまり，他者との関係は，融合するか遊離するかしかなく，安定した関係が築けないのである．アルコール依存者とその配偶者の関係などにみられる**共依存**という問題も，二人の未分化な人格が作り出す歪んだ関係といえるだろう．

そして親が未分化な人格を持っていると，その未分化性が子どもに投影され，子どもも未分化な人格に成長する．統合失調症が発病するのは，何世代にもわたって伝達された結果であるとボウエンはいう．

●家族と感情表出●

家族の中での感情のあり方が，人間のメンタルヘルスに大きく関係していることが，レフらの「**家族の感情表出** expressed emotion (EE)」の研

> **ひとロメモ**
>
> **共依存**
>
> 共依存とは，アルコールや薬物の依存症や摂食障害など，さまざまな嗜癖の問題を持つ人とその世話をする他の家族成員との間のある特徴的な関係を指している．一見，問題の家族成員は他の成員を犠牲にしているようにみえるが，実はその家族成員の嗜癖問題は，本人に代わって後始末をしたり言い訳をしたりすることによってそれを支える成員がいて初めて可能になる．世話する人は，問題の相手には自分が必要だと思っているが，実は，世話する側も問題の相手をもっと必要としているのである．

全体としての家族　115

究によって実証的に明らかにされている(Leff & Vaughn, 1985/1991). 彼らは何年にもわたって大がかりな統合失調症家族に対する面接調査を行ない，家族の EE を測定する尺度を考案した．

High EE (HEE)の家族は，〈情緒的な巻き込まれ〉〈敵意〉〈批判的コメント〉が多く表出されるのが特徴である．家族は患者の状態に一喜一憂し，そんなことをしたらダメ，こうだからダメと口うるさく注意したり，叱ったりする．統合失調症患者にとっては，HEE の家族との生活そのものが慢性ストレスとなり，向精神薬を服用していても再発する危険性が高い．統合失調症患者は HEE の家族と一緒に暮らすよりも，一人暮らしをするほうが，かえっていいのである．逆に，同居する家族が患者に対して冷静に距離を置いて対応できる Low EE (LEE)の家族ならば，服薬しなくても再発しない可能性が高い．

その後，世界各国で調査が行なわれ，統合失調症家族に対する心理教育プログラムも作られて，実施されている．また，統合失調症以外の疾患，たとえばうつ病や心身症などでも同様の研究結果が生まれている．

ところで，家族の感情機能という観点でみてみると，感情表出の機能を過剰に担っているメンバーと，機能不全に陥っている家族メンバーとに分裂した家族がある．一人で喜んだり，怒ったり，心配したりしている妻と，むっつりと黙り込んで滅多に感情を表さない夫というようなペアである(Lerner, 1985/1993)．こうした関係は，共依存家族と同じく，互いに補い合って成立する**相補的関係**であり，どちらが原因ともいえない機能不全家族なのである．感情的な機能不全家族には，一方が感情的に過剰に反応すると，他方もさらに過剰に反応するという**相称的関係**の家族もある．

家族理論から学ぶもの

家族理論は，看護にも多くの示唆を与えてくれる．たとえば，ダブルバインドな状況は病院の中でもいたる所でみられる．作業療法やレクリエーションなどへの参加を勧めていながら，一方で大量の向精神薬を投与して患者の活動性を抑えたり，患者の自主性や主体性を尊重すると言っておきながら，生活行動のいちいちを規制する面倒な規則や手続きがある(たとえば，小遣い金の規制や外出届けなど)．まさに病棟ぐるみでダブルバインド状況を作り出しているのである．患者の具合が良くならなくてもおかしくはない．

また，患者にとって，他の患者，看護師，医師，その他のスタッフなどが織りなす病棟の人間関係の中で，患者は自分の家族を追体験する．もし，病棟スタッフの間で対立や葛藤があったり，患者がネグレクトさ

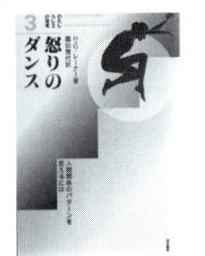

おすすめブックス

『怒りのダンス—人間関係のパターンを変えるには』(ハリエット・G・レーナー著，園田雅代訳，誠信書房)

いつも自分ばかり腹を立ててカリカリしているのに，相手は鈍感でちっとも態度を変えてくれないと悩んでいる人はいませんか．『怒りのダンス』は親子や夫婦，もしくは恋人同士の間で，いつもこんな喧嘩が絶えないという人におすすめの本です．あなたは必死に相手を変えようとしているけれど，あなたが怒るから相手は鈍感になるのですよ．2人は同じダンスを踊っているのです．この状況を変えるには相手を変えるのではなく，あなたのステップを変えるしかありません．ちょっと，足を踏み出すテンポをゆっくりしてみてごらんなさい．前にではなく横にステップを踏んでみるのもいいかもしれませんね．ほらほら違ったダンスになったでしょう．

同じ著者による『親密さのダンス』という姉妹本も，同じ出版社から出ています．

れるような状況があると，それは葛藤と不安に満ちた家族の再現となり，症状を出したり問題を起こしたりする患者が現れる．病棟のIPとなってしまうのである．

筆者の勤務していた病棟で，患者同士が喧嘩したり，うるさく騒ぎまわる患者がいるという状態が何日間も続いたことがあった．その週の病棟ミーティングでも，患者たちはわいわいと大声で互いを責めたてていた．そのとき，病棟主任が発言した．

「あなたたち，本当は職員に何か言いたいことがあるのでしょう」

一瞬，その場は静まり返った．それから，患者はまるで憑き物が落ちたように冷静になり，現実的な問題について話し出したのだった．

患者はスタッフに言いたいことがあるのに言えないとき，ほかの患者にそれをぶつける．もしこのとき，HEE家族のように，スタッフが患者の騒ぎに巻き込まれて感情的に反応してしまったなら，この騒ぎは収まらなかっただろう．症状悪化をきたす患者も出たかもしれない．

もちろん，騒ぎが収まればよいというわけではない．大事なのは，騒ぎの裏に何があるのかを理解しようとすることだ．病棟に生じることは必ず自分たち自身とかかわりがあることを，スタッフは念頭に置いておかなければならない．そして，自分たちに問題があるのではないかと患者に問いかける勇気と，それを正面から受け止める専門家としての態度がスタッフには求められるのである．また，スタッフ間に葛藤が生じた場合にも，スタッフが話し合いによって解決することができれば，患者はそれをモデルとして学ぶことができる．

● M君の母親の面会

家族の面会は，患者を理解し，より適切な看護をするためのヒントが得られる貴重な機会である．M君の母親は，面会に来るたびM君にたたみかけるように話しかけていた．

「あら，顔色悪いわねえ．食事は食べてるの？　また，寝てばかりいるんでしょ．お小遣いは入れといたからね．洗濯物ある？　新しい下着まだあるわね」

受け持ち看護師が見かねて，M君に「お母さんに何か言いたいことないの？」と助け船を出そうとしても，母親は「大丈夫よね．お母さん，わかってるから．この子は昔からこうなんですよ．もっとはっきりしなさいっていつも言ってるんですけど…」

この後も，看護師がM君に質問するたびに，母親が代わって答えるというやりとりが続いた．看護師はすっかりイライラしてしまい，早々に話を切り上げてしまった．

このとき看護師が体験したイライラした気持ちは，M君とその母親

> **ひとロメモ**
>
> **親業**
>
> 英語でparentingという．親parentを動詞として使ったもので，親が親としての機能を果たすことを意味しており，今風にいえば「親すること」とでもいおうか．母親業とか父親業という言葉は以前からどこか揶揄したようなニュアンスで使われているが，親業にはそうしたニュアンスはなく，むしろ訓練の必要な高度なスキルと考えられている．米国の心理学者トマス・ゴードンが1970年代にParent Effectiveness Training（PET）と呼ばれる親業のトレーニング・セミナーを始め，全米に広まった．親として，そして一人の個人として生きることの意味を考えながら，親子関係のスキルを学ぶもので，日本でもゴードンの『親業』（サイマル出版会）が出版され紹介されている．

との関係のありようを理解することができる．見たところ，M君は母親が自分に代わって答えることに，ほとんど無関心のようである．しかし，どこかでフラストレーションを体験しているのではないだろうか．実際，M君がイライラするから隔離室へ入れてくれと言ってくるのは，いつも母親の面会の後なのだった．

しかし，M君自身は母親についても父親についても決して悪く言うことはなかった．それどころか，とてもやさしい良い親だとさえ言うのである．ところが，いったん親に対する怒りや恨みが表に出てくると，止めどがなくなる．外泊中に何度か暴力を振るって，母親を家から追い出したこともある．しかし，父親には頭が上がらず，相変らず病棟に戻ってくると自分が悪かったと反省するのである．看護師は，M君がなぜ，親のことをそこまでかばうのかがわからなかった．

●看護師のM君へのかかわり●

看護師は，M君に両親への正直な感情を言わせようと何度も試みたが，かえってM君を不安にさせる結果となった．そこで看護師は，自分たちの対応を変えることにした．それまでは，引っ込み思案で気弱そうに見えるので，看護師もついM君の気持ちを先回りして言ってやったり，おせっかいを焼きたくなったりすることがあった．それは母親と同じやり方であり，M君から何を感じ，何をしたいかを考える自由を奪ってしまう．それでは彼は，分化した個人として成長することができないのだ．しかも，M君自身に，そうした対応を周囲から引き出す傾向があった．自分からはっきりと言わず，「親切な」看護師が察してくれるのを待つのである．

そこで看護師は，M君に対しては母親とは逆の態度，すなわちM君が自分から意思を示すまで「待つ」という態度をとることにした．そうすれば，M君も母親に対して少しずつ自分を出すことができるようになるのではないかと期待してのことであった．

ところが，予期しないことが起こった．今まで素直に言うことを聞いていたM君が，医師に向かって文句を言うようになったのである．受け持ち看護師以上にびっくりしたのは，面会に来た母親だった．あわててM君に「そんな口のきき方してはダメでしょ．先生なんだから．ネ，謝りなさい．ネ，謝るでしょ．謝るわよネ，ネッ」と覆いかぶさるように言った．M君が父親に反抗しようとするとなだめにかかって病院に連れてくる，いつもと同じ母親のパターンだった．

一方，M君の父親はもともと頑固で，妻や子どもを頭ごなしに怒鳴りつけるような人であった．ここで担当医が，父親と同じように叱るだけでM君の主張に耳を傾けず，看護師も「まあまあ」となだめてしまった

✏️ ひと口メモ

虐待される子どもとうつ

親から虐待された子どもたちが親を悪く言うことはまれである．どんなに悪い親でもないよりましというわけだ．

しかし，虐待された子どもたちには必ずといってよいほど抑うつ状態がみられ，その表情は悲しみに満ちている．彼らは親に対する怒りや憎しみを表出することができず，虐待の事実すら口にするのを嫌がる．これは親への愛というよりも，むしろ自分の中に罪があるように感じているからである．彼らは，実際，こんな自分を見離さないでくれるという理由で，虐待する親に感謝し，慕いもする．彼らは自分の中の良い部分を外部に投影し，悪い部分，劣っている部分を自分の中に取り込んでしまっているのである．彼らは外界が悪意に満ちたものと考えるよりは，愛されないのは自分のせいであり，自分は人の愛に値しないと感じるほうを選ぶのである．こうして彼らの抑うつ状態と引き換えに，世界は良いものとして守られる．

したがって，彼らを治療し，援助しようとする場合には，彼らが真に愛され，守られることを保証しない限り，親への怒りや憎しみを暴き立てるだけでは彼らの世界全体が崩壊してしまう．

のでは，M君の家庭と同じことになる．反抗は子どもにとって大事な分化のプロセスである．だからといって，なんでも受け入れればいいというわけでもない．M君の攻撃心を正面から受け止めながら，受け入れられることと受け入れられないことの現実的な枠組みを示すという難しい役割が治療者に課せられるのだ．感情的に挑んでくるM君に対しては，対応するほうも人間的な力を試されることになる．

●看護師が家族とかかわる意味●

この章の冒頭で，家族に関する幻想について述べた．もし，看護師が理想の家族像にとらわれていると，家族なら患者を思いやるはずだという前提で家族を測り，「非協力的で冷たい家族」だとか「理解力のない家族」だとか決めつけてしまいがちになる．そして，家族が変わらない限り患者は良くならないと思ってしまう．しかし，家族のダイナミクスをよく理解しないままに家族を変えようとするのは，無理どころか危険でさえある．

たとえば，統合失調症の女性を地域で担当していた保健師が，患者に対し冷淡な態度をとる夫に，もっと夫らしく妻の面倒をみるようにと，「自覚を促す」働きかけを行なったところ，ついに離婚話に発展してしまったという例がある．治療の目標はだれかを変えることではなく，関係を変えることなのだ．それは，自分のステップを変えてみることでも可能になる．

M君の母親が面会に来ても，なるべく顔を合わせないようにしていた看護師は，思い切って母親の話し相手になることにした．だが，しばらく母親の不安に付き合うだけでつくづく疲れてしまい，思わずM君に「あなたも大変ねえ」と言ってしまった．すると，M君はニヤッと笑って「うん」と答えた．

やがて，面会のたび看護師が母親の健康を気遣ったり，無理解な夫についての苦労話を聞いていると，次第に母親のM君への口出しも減ってきた．そしてM君も看護師に母親に逆らえない自分のことを冗談まじりに話すようになった．冗談を言えるということは，自分の生の怒りや憎しみを，距離を置いて観察することができるようになった証しである．感情と理性との分化ができるようになったのだ．

家族にしても，もし，病院に面会にいくたびにスタッフから文句やお説教ばかりを聞かされたなら，家族内の緊張や葛藤は軽くなるどころか，ますます深刻になるだろう．家族は単なる患者の「背景」や「世話人」ではない．どんな場面でも，目の前に困っている人，援助を必要としている人がいれば，その人が看護の**対象（クライエント）**なのである．

COLUMN 合同面接のすすめ

　筆者が勤務した精神科病院では，原則として医師が患者と面接するときには，必ず担当のソーシャル・ワーカーか病棟の看護師が立ち会うことになっていた．家族の面会のときにも，患者，主治医，担当ワーカー，看護師が同席した．こうした面接を合同面接と呼ぶ．

　合同面接が取り入れられる前は，診察室という密室で何が起こっているか，ほかのだれにもわからなかった．その結果，医師と患者の間だけで退院という決定がなされた後で，ふだんの生活ぶりを知っている看護師が驚くということもあった．逆に，退院したくなくて，医師の前では幻聴や妄想の話をして重症であると思わせようとする患者もいた．そして，医師が決めたことには，ほかのだれも口を挟めなかった．患者も「大事なこと」は医師以外には話さないものと思っており（何が大事なことかは別にしても），看護師には「先生呼んでください」と言うだけであった．

　合同面接になってからは，看護師はふだんの病棟での生活ぶりを話し，ソーシャル・ワーカーは家族の状況や生活保護の可能性などの情報をフィードバックするなどして，多面的に検討することができるために，現実的な決定ができるようになった．しかし，この方法はとくに若く経験のない医師にとっては辛い体験であったようだ．医師としての腕がほかの職員に計られているような気がするらしい．だいたい医学教育では，ほかの職種についてはまったく教えられていないし，話し合いの方法なども訓練されたことがないのだから，苦労するのは当たり前である．

　看護師もただ同席していればよいというものではない．筆者自身，まだそのやり方に慣れていない頃のこと，患者の家族が面会に来たので，医師と一緒に面接したことがあった．患者はなんとか家族に気に入ってもらおうと，一所懸命話すのだが，家族は冷たく突き放すようなことばかり言っており，聞いているほうがいたたまれない気持ちになってしまった．家族が帰っていったあと，そのとき感じたことを医師に話すと，なぜそのときに言わないのかと叱られてしまった．もしあのときそう伝えられたなら，あの患者はもっと救われただろうし，家族も自分たちの問題にも気づけただろうというのである．そのときは自分のいたたまれない気持ちをなんとか抑えようとばかり気にしていたので，そんなことは考えもつかなかったのだ．

　つまり，合同面接はそれ自体，家族療法でもあり，グループ療法でもある．治療者としての眼と感覚と技術が必要なのだ．そこで，同席するすべてのスタッフにとっても，またとないトレーニングの機会となっているのである．

第8章 グループのダイナミクス

グループと看護

〈個人〉〈集団〉〈家族〉は精神療法の3要素といわれる．欧米では，入院治療の中心は**集団療法（グループ・セラピー）**である．朝のミーティングから始まって就寝するまでなんらかのグループワークが行なわれている．そのリーダーとなっているのが看護師たちだ（古城門，2004）．一方，日本の精神科病院では外来デイケアや一部のアルコール病棟を除いて積極的に集団療法を行なっているところはまだ少なく，看護師が集団療法を実践しているところはさらに少ない．

しかし，看護師は毎日集団の中で働いている．病棟は大きな集団である上，看護師はチームを組んで勤務している．看護と集団とは切っても切れないものなのだ．だからこそ，集団（グループ）*についての理解は必要不可欠のことといえる．

●精神科での治療的グループ●

日本の精神科病院では，伝統的に年中行事やレクリエーションなど多くの集団活動が行なわれてきた．それを担ってきたのは看護師たちであった．しかし，最近では作業療法が保険点数化されたこともあって，作業療法士などに取って代わられている．

最近では，**社会生活技能訓練 Social Skills Training（SST）**が「入院生活技能訓練療法」として1994年に診療報酬が認められるようになり，研修を受けた看護師が実施することができるようになったため，多くの看護師がこのグループに携わるようになった（138頁参照）．一方，デイケアや地域の作業所などは，それ自体がグループといってもよい．

集団療法には，言語的なインタラクションが中心の集団精神療法やコミュニティ・ミーティング（150頁参照）などのほか，身体的活動を含む心理劇（サイコドラマ），ダンス/ムーブメント・セラピーなどがある．

*「グループ」という言葉は「集団」の意味で使われるほか，集団の形態で行なわれる活動（グループワーク）そのものを指して言うことがある．たとえば「グループを行なう」「グループを始める」という具合である．「集団を行なう」とは言わない．

表2　看護師のかかわる公式のグループ

スタッフ・ミーティング（申し送り，カンファレンス，研究会など）
患者との話し合い（患者自治会，コミュニティ・ミーティングなどを含む）
行事（運動会，クリスマス会，遠足，演芸会，その他の年中行事やパーティ）
レクリエーション・プログラム（スポーツ，娯楽，カラオケ，ゲームなど）
治療的グループワーク（集団精神療法，SST，OTなど）

表3　看護師のかかわる非公式のグループ

病室（とくに大部屋）での複数の患者との語らいやかかわり
ホール，ナースステーションなどでの患者やスタッフとの語らいやかかわり
喫茶室や売店などでの語らいやかかわり
複数の患者との散歩やゲーム，卓球，など

る．また，治療ではなく，人々の自己啓発などを目的として行なわれる**エンカウンター・グループ**には，話し合い中心のベイシック・エンカウンター・グループと，さまざまなゲームなどを取り入れた構成的エンカウンター・グループとがある．

　ところで，こうした公式の治療的グループ(表2)のほか自然発生的な非公式のグループ(表3)を含めると，看護師がグループを行なうチャンスはいくらでもある．散歩やスポーツ，ときにはシーツ交換をしながら，あるいは食事や入浴の介助をしながら，患者たちと語らい，交流することができれば，それがグループとなるのだ．

　そもそも看護師は，学生時代から多くのグループワークを体験させられており，グループには馴染みがあるようにみえる．しかし，単にグループに順応しているだけで（中には順応できていない人もいるが），実はグループが苦手という看護師も珍しくない(武井，1997c)．むしろ，グループに頼りながら，グループを恐れる，そんな看護師独特の傾向が，教育の中でも臨床の場でも再生産されている．

　一方，日本の看護師には，かつて集団を用いた働きかけを中心になって行ない，痛烈に批判された苦い歴史がある．この歴史を振り返っておくことは，看護のあり方を考える上でも必要なことであろう．

●生活療法の歴史●

　1950年代から60年代半ばにかけて，**生活療法**と呼ばれる実践が日本各地の主要な精神科病院で行なわれた．その頃行なわれていた**ロボトミー手術**の後遺症で自発性を失ない，病棟に沈殿していた多数の長期入院患者の状態をなんとか改善しようとして始まった，当時としては改革的な試みであった(小林，1965，p.175)．**作業療法**とレクリエーション，看護師による**生活指導**を3本柱として，看護助手を含む看護スタッフによって担われていた．しかし，対象となる患者の数に比べて，看護師の数はき

📝 **ひとロメモ**

ロボトミー
　エガス・モニスによって発明された精神外科療法．大脳の前頭葉白質と間脳や視床との線維連絡を切断するもので，正式には前頭葉白質切截術と呼ばれる．モニスは，ポルトガル共和国樹立にも関与した有力政治家で，リスボン大学神経科教授でもあった．1935年，60歳のときに，うつ病や不安神経症の患者を対象としてロボトミー手術を考案，その後，統合失調症の画期的治療法として，世界各地に広まって行った．1949年，モニスはロボトミー発明の「功績」により，ノーベル医学賞を受賞した．しかし，ロボトミーには人格水準の低下や知能低下といった後遺症があり，ときにはけいれん発作といった合併症が現れるため，非人間的な治療法として批判されるようになり，向精神薬の登場後はほとんど使われなくなった．

わめて少なく，患者は十把一絡げに扱われた．当時は病棟環境も劣悪で，何十畳もの大部屋に大勢の患者が詰め込まれていた．今のような人権意識やプライバシーという概念さえなかった時代であった．

　毎朝，患者は起床すると布団を上げ，朝食を摂った．その後，みんなで一斉にラジオ体操を終えると，畳部屋はそのまま作業部屋となった．病棟の掃除や配膳などが当番制で行なわれ，病院の畑や畜舎で野菜の栽培や養豚や養鶏といった作業に従事する患者もいた．実際，患者がいなければ病院の運営が成り立たないほどであった．こうした作業に対する報酬はタバコやお菓子で支払われた．やがて，日本の高度経済成長に伴って，病院から外の職場へ通ういわゆる院外作業（外勤）が増えてきたが，患者に支払われた賃金は，病棟のレクリエーション費用などへ回されていた．

　病棟では生活指導という大義名分のもと，起床や消灯，食事や入浴の時間はもちろん，タバコやおやつの時間まで一律に決まっており，タバコは本数まで決められていた．散歩に行くにも隊列を組み，前後に看護師が付いた．生活療法の盛んな病院では，患者の状態や行動を評価していくつかのレベルに分け，そのレベルに合わせて生活指導のマニュアルが作られた（羽生・西尾，1965，pp.181‐189）．今でいうセルフケア・レベルである．

　こうして，看護の仕事といえば生活療法という時代がやってきた．薬物療法の効果とも相まって，退院に漕ぎ着けることができた患者も多かった．だが，退院しても再発して再入院してくる患者も跡を絶たず，回転ドア症候群と呼ばれるようになった．

　やがて，1970年代に巻き起こった精神医療告発の嵐の中で，生活療法は批判の集中砲火を浴びることになった．患者一人ひとりの個性や主体性，さらには人権をまったく無視したものだったからである．折しも日本はドルショックや石油危機と，相次ぐ経済危機による不況に見舞われ，作業療法も下火になってしまった．以来，看護師たちは，患者へどのように働きかければよいのかについての指針を失い，自信喪失の状態に陥ってしまった．その結果，残ったものは薬物療法だけになってしまい，病棟は活気を失っていった．

● 精神障害の3つの次元とリハビリテーション

　生活療法や薬物療法で長期入院患者が退院できたとしても，またすぐに再入院してくるのはなぜなのだろうか．また，症状が消え完治したかにみえて，退院したとたんあるいは閉鎖病棟から開放病棟に転棟したとたん，症状悪化をきたす患者たちもいた．慣れない環境のストレスに晒されると，すぐに症状悪化をきたすのだ．こうした患者は，院内だけの

ひと口メモ

院内寛解

　統合失調症は再発することが多いので，軽快しても治癒という言葉は用いられず，「寛解」と呼ばれる．入院中，この寛解状態になってもいざ退院となると再び悪化したり，病状が落ち着いて閉鎖病棟から開放病棟に転棟させようとしたとたん，症状が再燃するというようなことが珍しくない．これを「院内寛解」と呼び，本来の寛解の状態とは区別されている．地域のリハビリテーション・サービスが整っていなかったころには，開放病棟や社会復帰病棟にはこの院内寛解状態の患者が多数たまっていわゆる「沈殿患者」となり，長期在院化する傾向がみられていた．今でも大きな問題であり，単にシステムを整えたからといって解決する問題ではない．

寛解状態という意味で，**院内寛解**と呼ばれるようになった．彼らは，病棟内の決まりきった生活に順応しただけで，ストレス脆弱性が改善したわけでも，新たな対処法を身につけたわけでもなかった．

精神障害は，単なる精神的な**機能障害**（たとえば，幻聴や妄想，うつ症状や強迫症状など）ではない．2001 年に WHO 総会で採択された**国際生活機能分類(ICF)**では，すべての障害を身体レベルでの「**機能と構造の障害**」のほかに，生活能力の低下による個人レベルでの「**活動の制限**」と，社会の偏見や差別が生み出す社会的レベルでの「**参加の制約**」の 2 つを加えて，障害の 3 次元とし，さらに障害に影響を及ぼす**環境因子**も加えている．精神障害の場合はとくに，長期入院による**施設病(インスティテューショナリズム)**が深刻な**生活能力障害**を生み出し，社会の偏見や差別と相まって退院することさえ困難にしている(141 頁参照)．したがって精神障害者の援助に当たっては，精神医学的な治療だけでなく，この絡み合った 3 つの次元の障害と環境とに働きかけるリハビリテーションが重要となる．

●リハビリテーションと対人関係●

リハビリテーションとは，急性期の治療から患者を取り巻く社会への働きかけまでも含んだ広範な活動であり，単なる治療後のアフターケアでも，機能回復訓練でもない(155 頁参照)．

40 年以上前になるが，筆者が初めて英国の精神科病院を訪問した際，リハビリテーション病棟を見学したことがあった．しかし病棟内では，作業療法やレクリエーションといった活動は一切行なわれていなかった．そこで，リハビリテーションのためにどのようなことをやっているのかと尋ねてみると，ホールの壁を背に横に並べられていた椅子を，向かい合うようにしたという．そうして患者同士の視線が交差するようにしたというのである．自然な形で対人交流が起こるための工夫であった．リハビリテーションとは特別な活動を指すのではなく，日々の生活の中にあるものなのだ．

このように精神障害のリハビリテーションは，**対人関係の回復**が中心になる．ただ黙々と指示された作業をこなしているだけでも，診察室での一対一の面接だけでも，それは達成できない．だからこそさまざまな人とのかかわりを体験することのできるグループワークが重要なのだ．そしてその目的にかなってさえいれば，作業でも，レクリエーションでも，椅子の配置替えでも，なんであってもいいのである．

とはいえ，集団の本質をよく理解していなければ，かつて批判された生活療法の集団処遇のような事態が再び引き起こされないとも限らない．グループが苦手の看護師も，グループの治療的な意味とそのあり方

✏️ ひとロメモ

障害者の定義

2004 年に改正された障害者基本法では，障害者について次のように定義している．

すなわち「障害者」とは，身体障害，知的障害または精神障害があるため，継続的に日常生活または社会生活に相当な制限を受ける者をいう．

すなわち，この法律が対象とする障害とは，手足や知能，精神などの機能の障害そのものをいうのではなく，その結果として生じる生活能力の障害とされたのである．

2011 年の改正では，さらに障害者の定義が拡大され，精神障害に発達障害が加えられたほか，「障害及び社会的障壁により継続的又は社会生活に相当な制限を受ける状態にあるもの」とされた．また，社会的障壁を除去するための「合理的配慮」が盛り込まれた．

を理解しておく必要がある．そこで，次にここ数十年の間に発展してきたグループに関する理論を概観しておくことにする．

グループ・アプローチの起源とグループ理論

人間が集団になると，ふだんの自分とは違った面が現れ，ときにはとんでもない行動に出ることはよく知られている．「赤信号，みんなで渡れば怖くない」というわけである．

第一次世界大戦の悲惨さを目撃したフロイトは，集団の心理をもっとも進化の遅れた原始的なものと考え，「最古の人間心理」と呼んだ．つまり，集団の中では人は退行してしまうとみたのである（Freud, 1921/1970, p.159）．

しかし，退行は成長の可能性を秘めている．米国では1930年代から非行少年の更生のために，スラブソンらが精神分析的な治療的グループワークを行なっていた．ナチス・ドイツから逃れて米国へ亡命したゲシュタルト心理学者レヴィンは，真に民主的な社会を作るための方法としてグループワークを行ない，そこから後にTグループと呼ばれる**感受性訓練**の方法が生まれた．**グループ・ダイナミクス**という用語も彼の実験的グループワークから生まれたものである．彼の実践は，その後のカール・ロジャーズの**エンカウンター・グループ**や**セルフヘルプ・グループ**など，さまざまなグループ・アプローチの発展に寄与した．

同時期，ウィーンではモレノが**サイコドラマ（心理劇）**や**ソシオメトリー**という集団の分析方法を編み出していた．モレノもまたナチスの迫害から逃れて米国へ亡命し，スラブソンらとともに国際集団精神療法学会設立の立役者となった．

一方，英国では，第二次世界大戦中，陸軍病院で独自の集団的治療法，**治療共同体**が生まれた（149頁参照）．主な対象となったのは，激烈な戦闘に遭遇して戦争神経症に陥ったり，捕虜収容所で拘禁反応を起こしたりした元兵士たちであった．中には統合失調症患者もいた．彼らは，今でいえば心的外傷生存者ということになるだろう．この実践から，英国を中心にフークスやビオン，さらにはジョーンズらの**対象関係論的集団精神療法**が発展していった（武井・春見・深澤, 1994）．

また，米国では1960年代のカウンターカルチャー運動の高まりの中で，医療における「静かな革命」と呼ばれた動きが生まれ，全世界に広がっていった．**セルフヘルプ・グループ**である．専門家にすべてを任せるのではなく，当事者自らがお互いにサポートし合い，治療し合うというセルフヘルプ・グループは，さまざまな疾患や悩みごとを持つ人びとや心的外傷の生存者のリカバリーを促し，その回復を助けることが

> **ひと口メモ**
>
> **セルフヘルプ・グループ**
> 米国を中心に1960年代頃から既成の医療機関に頼らず，代替療法（オルタナティブ・セラピー）を選択する人々が出てきた．そうした流れの中で生まれてきたのがセルフヘルプ（自助）・グループである．
> セルフヘルプ・グループでは治療の専門家が治療するのではなく，メンバー一人ひとりが互いに支え合い，癒し合うのである．当時は「医療における静かな革命」と呼ばれた．匿名アルコール依存者の会（AA）をはじめ，世界中に何千というセルフヘルプ・グループがあるといわれている．

まざまな研究で実証されている．病棟運営にも大いに役立つ方法である．

●グループの治療的因子●

ヤーロムは，過去のグループセラピーに関する研究を分析して，以下の 11 項目にわたるグループの治療的因子（**表 4**）を抽出した（Vinogradov & Yalom, 1989/1991, pp.23 - 24）．

グループでは，困難を乗り越え回復するメンバーを見て，自分にも可能性があることを知り，**希望**を抱くことができる．自分だけと思っていた問題が自分だけのものではなかったということを知り，共感を通して新たな**洞察**を得ることができる．そして，メンバーの体験や知識など，有用な**情報**がグループの中で伝えられ，問題解決に役立つ．同時に，自分も他者の力になれることを発見し，自分の価値を再発見することができる．

グループの中でさまざまな**ソーシャル・スキル**を獲得することができる．そして他のメンバーの好ましい行動を取り入れ，自分とは違った対処行動を身につけることができる．

グループで感情や思いを表出でき，メンバーに受け入れられることによって，今まで抑圧されていたさらに深い感情の表出が可能になる．これが**カタルシス（浄化）**と呼ばれる治療的因子である．

また，子ども時代の親子関係や兄弟葛藤などに似た関係を体験しつつ

表 4　ヤーロムによるグループの治療的因子

①**希望をもたらすこと**：困難を乗り越え，回復するメンバーを見て，自分にも可能性があることを知り，希望を抱くことができる．
②**普遍性**：自分だけと思っていた問題が自分だけのものではなかったということを知り，共感を通して新たな洞察を得る．
③**情報の伝達**：メンバーの体験や知識などさまざまに有用な情報が伝えられ，問題解決に役立つ．
④**愛他主義**：自分も他者の力になれることを発見し，自分の価値を再発見することができる．
⑤**社会適応技術の発達**　さまざまな社会生活を営むための対人技術を見習ったり，その場でやってみて身につけることができる．
⑥**模倣**：他のメンバーの好ましい行動を取り入れたり，自分とは違った対処行動を見習う．
⑦**カタルシス（浄化）**：感情や思いを表現し，メンバーに受け入れられることによって，今まで抑圧されていたさらに深い感情の表出が可能になる．
⑧**初期家族関係の修正的繰り返し**：子ども時代の親子関係や兄弟葛藤などに似た関係を体験しつつも，それとは異なる反応を得ることによって，それまでとは違った感情を持つことができる．修正感情体験ともいう．
⑨**実存的因子**：人間の生と死，愛，孤独といったことを考え，人間存在の意味と無意味に気づく．
⑩**グループの凝集性**：グループとの一体感を得る．
⑪**対人学習**：対人交流の中で自分と他者について理解する．

も，それとは異なる反応を得ることによって，それまでとは違った感情を持つことができる．いわゆる**修正感情体験**である．そして**実存的因子**とは，生と死，愛と孤独といったことについて考え，人間存在の意味と無意味に気づくことである．

グループの**凝集性**はグループとの一体感，「われわれ意識」などの高まりによって感じ取られる．これについては後で詳しく触れることにする．最後に挙げられたのが，グループでの相互交流の中で**自己理解**と**他者理解**が促進されることである．

●グループ現象と人間の心理●

初めてグループの中に入るとき，人間はだれしも不安になる．グループは実体がつかみにくく，一対一の親密な関係を求めようがないために，絶対的に無力な時代の原初的不安が呼び覚まされるのだ．この不安に対して，人間は日頃から使い慣れた防衛を働かせようとする．だれかリーダー的な人物を作り出して依存しようとたり，自らリーダーとなってその場を救おうとしたりする人が現れる．また，他のメンバーと同一化しようとして共通の話題を探したり，引きこもって距離を置こうとしたりする人など，さまざまである．こうした一人ひとりの反応が，グループの中では**グループ現象**となって表れる．

また，原初的不安をかきたてるグループには，最初の人間関係である家族が投影されやすい．スタッフやリーダーに母親や父親を重ね合わせて強い感情を持ったり，同じメンバー同士で兄弟葛藤を再現したりするようなことが起こる．つまり，個人療法で治療者－患者間に起こる**転移**が，グループでは複数の関係の中で多重的に起きるのである．そこで，グループでの「今，ここで」の反応から，過去にどのような葛藤を体験してきたのか，どのように反応していたのかに気づくことができる．しかも，治療的グループの中では現実社会の関係とは異なり，どのような感情を表出しても関係が壊れたりせず，受け入れられるという体験をする．そこで過去の傷が癒され，過去が違った意味を持つようになってくる．そのとき，自分についての理解・洞察も深まる．これが**修正感情体験**であり，精神療法では重要な治療的要素の1つと考えられている．

前に述べた看護師がかかわるさまざまな自然発生的なグループ場面でも，同じようなことが起こっている．そこで何が起こり，何が治療的であるかを認識していれば，看護師の治療的役割の可能性はずっと広がっていくだろう．

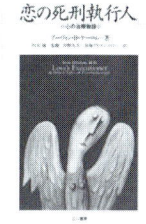

おすすめブックス

『恋の死刑執行人―心の治療物語』（アーヴィン・D・ヤーロム著，中野久夫・春海アイ・モンゴメリー訳，三一書房，絶版）

集団精神療法家として知られるヤーロムは，個人精神療法家でもある．彼は，その臨床経験から『恋の死刑執行人―心の治療物語』という1冊の本を生み出した．これは小説の形をとっているのだが，登場人物はおそらく，現実の出会いの中から造形したものと思われ，治療者自身のこころの動きがひしひしと伝わってくる．

これを読むと，どんなに熟練した治療者でも悩むことなしに患者とかかわっているわけではないことがよくわかる．それにしても人間とは不可思議な存在だ．

「全体としてのグループ」の見方

　ここで紹介するのは，フークスらによって創始された**グループ・アナリシス（集団分析）**の考え方であるが，この理論は対象関係論と一般システム理論を基盤としている．

　この理論の前提は，「**全体としてのグループ** group-as-a-whole」という見方である．すなわち，グループは第7章でみた家族と同じく，個々のメンバーの心理を超えた，グループ独自のダイナミクスを持つシステムなのである．

●池の金魚の行動についての2つの見方●

　アガザリアン（Agazarian, 1987/1987, p.169）は，「全体としてのグループ」を池の金魚の動きにたとえている．それはこんな話である．

　ある人が池にパンの切れ端を投げ入れた．1匹の金魚が食いついたが，あまりに大きすぎて飲み込めない．そこでほかの金魚が寄ってきて獲物を奪おうとしたので，その金魚はパンをくわえたまま逃げ回った．

　この一連の動きは，個々の金魚のレベルでみれば，腹を空かせた金魚がご馳走にありつこうと争うというものだが，「全体としてのグループ」の視点からみるとこうなる．池にはパンのまわりに何匹もの金魚がいた．そのパンは1匹が食べるにはあまりに大きすぎた．そこで，最初に食べた1匹の口からパンがはみ出し，それをほかの金魚がつついて食べ，砕けて散ったかけらをほかの金魚が飲み込んだ．つまり，池の中には金魚全体にパンがうまい具合に行きわたる，あるシステムが存在しているとみることができるのである．

　このようにグループには，個々のメンバーの心理には解消しきれない次元がある．それが「全体としてのグループ」である．グループの中でメンバーはさまざまな感情体験をする．それは個人の次元でとらえることもできるが，同時に，「全体としてのグループ」の次元でも考えられる．

●グループの凝集性●

　グループは家族と同様に，システムとしての性質を持っている．すなわち，グループには全体として1つにまとまろうとする向心力（凝集性）と，分化しようとする遠心力とが働く．全体としての成果は，グループの凝集性が高いほど上がる．しかし，グループの凝集性が高まれば高まるほど，バラバラに分裂したり離れていくメンバーが出てくる．その結果，ボランティア・サークルの内部で，個々のメンバーの善意とは裏腹に，メンバー同士のどろどろした，いがみ合いや対立が起こったりする．

　逆に，グループが存在の危機に晒されるときほど，まとまろうとする

力が強く働く．たとえば，オウム真理教が狂信的な教団となって孤立を深めていったのは，教祖が参議院議員選挙に出馬して惨敗した後からであった．そして，孤立すればするほど教義は厳しくなり，リンチによる死者まで出るようになった．日本という国で日の丸掲揚や君が代演奏が義務づけられたり，国内の規制が強くなったりするのは，人間のつながりに対する不信が深まっているからにほかならない．

●グループの2つの次元●

　個々のメンバーの気分とは別に，グループ全体がなんとなく沈み込んで，活動が低調になるときがある．逆にグループに躁的防衛が働いて，浮かれ調子の雰囲気になるときもある．これはグループが抑うつ態勢にあるのである．また，グループ内で喧嘩が起こったり，外部のだれかが自分たちのグループを潰そうとしている，外部から自分たちが白い目で見られているといった被害感が高まったりするときがある．グループが妄想分裂態勢に陥り，グループの内部あるいは内と外とで分裂（スプリッティング）が起こっているのである．

　ビオンは，こうしたグループ特有の現象を分析し，グループには人間の意識と無意識のような2つの次元があると考えた．1つは，グループの目標を認識し，メンバー同士の協力を促進する作業（ワーク）グループであり，もう1つは，グループの目的遂行を妨げ，メンバーを混沌に陥らせようとする基本的想定（ベーシックアサンプション）グループである．作業グループは，いわばグループの表向きの，意識的で合理的な側面であるのに対し，基本的想定グループは，目に見えないダイナミクスが働く，無意識的で不合理なグループの側面を表す．

　現実のグループは，この2つの次元のグループが相互に作用し合いながら進行していく．その結果，先に述べたような，当初の意図とはまったく反するような事態が生じることになる．犯罪集団になってしまったオウム真理教も，当初は人々の救済と真理の追求という高い理想があったのである．

●3つの基本的想定●

　ビオン（Bion, 1961/1973）は，基本的想定グループの中に起こる基本的想定（ベーシックアサンプション）（どのグループにも起こる基本的な現象）には3つのタイプがあるとした．

　1つは「依存」の基本的想定である．メンバーは自分たちの問題を一気に解決してくれる救世主としてのリーダーを待ち望む姿勢をみせる．リーダーにもっぱら関心を向け，答えを得ようとすることによって，強く

次に表れるのは，「闘争／逃避」の基本的想定である．リーダーが十分に自分たちの欲求に応えてくれないとき，グループ内で対立や抗争が起きたり，外部からの迫害に抗して戦うようなことが起こる．あるいは戦う代わりに，逃避したり目的から逸れたりすることもある．たとえばグループを欠席する，やめるという現象がそれであり，グループの中で「今，ここで here & now」の話題ではなく，「あのとき，あそこで there & then」の話ばかりをするというような形をとったりもする．また，外の物音や景色に気をとられたり，居眠りに逃げ込むこともある．

第3の基本的想定は，「対の形成(ペアリング)」である．これが起こると，2人のメンバー同士の間で，親密な会話や特別な雰囲気のやりとりが交わされ，まわりもそれを助長するように動く．サークルの中で，特定のカップルが誕生するのもこの現象である．

これらの基本的想定はいずれも，グループの中で賦活化されたメンバーの不安が，救世主としてのリーダーという幻想(ファンタジー)を生み出し，さまざまな反応を起こす過程として説明される．メンバーが成長するためには，幻想(ファンタジー)を乗り越えて自らの不安に直面し，自分たちの力で問題を解決していくほかはない．

グループ文化とグループ役割

グループでは，メンバーはそれぞれの役割を持つ．リーダーも**グループ役割**の1つである．だが，リーダーの機能は，必ずしも先頭に立ってメンバーを引っ張っていくような**手段的機能**ばかりではない．表立たなくても，グループを維持するために気を配り，その人がいるとなんとなく安心するというような**表出的機能**を持つリーダーもいる．グループがどのようなリーダーを期待するのかあるいは選ぶのかは，グループの性質を大きく左右する．しかし，リーダーだけがグループの性質を決めるわけではない．

IPが家族機能における救助信号の役割を持っていたように，グループにはその存続のために犠牲となる**スケープゴート**という役割がある．スケープゴートは，嫌われたり怒りの対象になったりして一人だけ除け者にされるが，そのことによって他のメンバーの結束を作り出す．いじめも同様の現象であり，いじめる側もいつ自分がいじめられる側に回るかという不安を抱えているものだ．また，ピエロ役となってグループの雰囲気の引き立て役になるのもグループ役割の1つである．

こうしたグループ役割を生み出すのは，**グループの文化**である．グループはそれぞれ固有の文化を持っていて，メンバーの行動や考え方を規定する．また，グループ文化は外の上位システムの文化にも影響される．

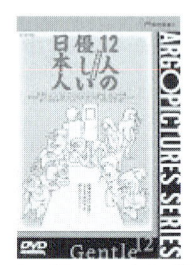

おすすめシネマ

『12人の優しい日本人』（中原俊監督，DVD＝ジェネオンエンタテインメント）

人気脚本家三谷幸喜の舞台劇を映画化し，中原俊が監督した作品『12人の優しい日本人』は，現実にはまだない日本の陪審員制による裁判劇である．ドラマは12人の陪審員が集まる裁判所のワンシーンのみで進んでいく．当初，判決は容易に出るかに見えたが…．判決の行方を握る謎の男を演じるのは豊川悦司．

実はこのドラマ，1957年にシドニー・ルメット監督作品として作られた米国の映画『十二人の怒れる男』のいわばパロディである．こちらの映画で正義を貫く主人公を演じるのはヘンリー・フォンダ．この2本の映画とも同じように，それぞれ異なる仕事や背景を持った12人の陪審員が被告の有罪・無罪をめぐって侃々諤々の論議をする．

この米国版も実は，1950年に制作されたフランス映画『正義は終わりぬ』が下敷きになっている．こちらの映画は，がんを患った愛人を安楽死させた女性をめぐって7名の陪審員が議論を戦わせる．

この3本の映画を見ると，それぞれのグループ・ディスカッションのやり方に国民性が透けてみえる．とくに日本版は笑える．

たとえば，あるクラスに何かの問題が生じるとしたら，そこには学校全体の文化が影響してくる．たとえば有名大学への高い進学率を誇る学校なのか，厳しい校則で学生を律している学校なのか，裕福な家庭の子女が通うので有名な学校なのか，落ちこぼれが集まった学校なのか，などによって問題の表れ方が違ってくる．そして学校の文化には，学校を取り巻く地域社会の文化が決定的に影響するのである．

●「内容―容器」のモデル●

ビオンはグループ役割を「内容―容器」のモデルを使って説明する（Bion, 1961/1973, p.80）．たとえば，グループの中でスケープゴートの現象が起こる場合をみてみよう．

まず，グループ全体に敵意の感情（内容）がある．しかしそれに耐えることのできないメンバーは，敵意を自分自身から切り離して特定のメンバーに注ぎ込む．そのメンバーを非難したり攻撃したりするのだ．スケープゴートとは，グループの敵意の感情（内容）の容器となったメンバーということになる．

同様に，あるメンバーが悲しいエピソードを語りだすとき，その人はグループの悲しみの容器になっているのだ．実際には敵意も悲しみもグループのどこかにある感情であり，特定のメンバーがその容器となっているのである．したがって，どんなメンバーでも排除してしまえばグループの問題が解決するというものではない．すべてはグループにあるのであり，自分たちの問題として取り組むほかはないのだ．そうしない限り，別の許しがたいメンバーが生まれてくるだけである．

●病棟の中のグループ現象●

病棟でも，「この厄介な患者（あるいは職員）さえいなくなれば，もっと楽に仕事ができるのに」と思うことがしばしばある．しかし，往々にしてその患者（職員）がいなくなってもまた別の厄介な患者が出てきたり，別のトラブルが起こったりするものだ．「厄介者」はIPと同じく，グループ役割だからである．その役割にはグループに1つの課題を持たせることで全体をまとめる機能と，グループが抱えている本来の葛藤や問題から目をそらせ，その解決を先送りにする機能がある．

同様に，グループの理想と願望を一身に引き受けた「優等生」や「ヒーロー」もまた，グループ役割とみなすことができる．リーダーとなるためにはメンバーが必要なように，「優等生」が存在するためには，「劣等生」の存在が不可欠である．実は優等生の中にもだめなところがあり，劣等生の中にも優れたところがあるのだが，それは無視されてしまう．

> **✎ ひと口メモ**
>
> **グループと「ごはん」**
>
> グループを行なう場合の考え方として，グループワーカーである安永紀代子は「たまたまグループの一員たる個人があるのであって，たまたま個人であるところのグループの一員があるのではない」（安永, 1992b, p.243）と述べている．はじめにグループありきではないのである．しかし，えてして最初にSSTをしようという考えがあって，それではだれがいいかという発想になりがちである．安永は同じ文の中で，「グループはごはんだ」ともいう．人が対等になんでも話し合えるというのは，本来特別なことでもなんでもなくて，日常化してあたり前のように行なわれているべきものなのだ．グループが「ごはん」になっている病院では，夫である安永浩が表現しているように「患者が闊歩する」ようになる．

てしまえば，患者が劣等生になるしかない．実際には患者の中にも優れた才能や能力を持った人がいるのに，いつも世話され，問題を解決してもらう従属的な役割を引き受けさせられてしまうのだ．そこで，患者と一緒に病棟外に出てみると，今まで知らなかった患者の一面を発見してびっくりするようなことが起こる．

グループを実践する

　グループを始めようというとき，念頭に置いておくべきことがいくつかある．ここでまとめておこう．

●グループの大きさ●

　メンバーの数はグループの性質を決定する大きな要素である．病院で行なわれるグループには4～6人の小グループから，7～10人の中グループ，それ以上の大グループなど，その規模はさまざまである．病棟や病院単位のコミュニティ・ミーティングになると40～100人に及ぶものまである．

　一般には，少人数のほうが話しやすいと思われているが，それはある種の親密さがそこに生じやすいからである．この親密さは，メンバーの同一化を求めるグループの求心力でもある．つまり，小グループでは相手に合わせようとする気持ちが自然に働く．しかも，一人ひとりがよく見える．その結果，一人だけ沈黙していたり別のことをしていたりすると大変目立ち，同調しないでいることが難しい．それだけ一人ひとりにかかるプレッシャーが強いのだ．このため，自我境界がある程度しっかりした神経症レベルの人びとが話を深めていくには小グループがよい．集団精神療法に一番適当な人数は，スタッフも入れて7，8人といわれている（Foulkes, 1975, p.85）．

　他方，大グループでは隠れていようと思えば隠れていられ，黙っていても目立たずに済む．親密さが苦手な統合失調気質の人には大グループのほうが合う．しかもメンバーが多いと，よほど強引にやらない限り1つにまとめることは不可能であり，それだけメンバーの気持ちの上での自由度は高い．統合失調症患者は集団に入ることが大の苦手で，集団の中にいるだけで命がけといったところがある．それでもグループから得るものはあるわけで，境界のゆるやかな大グループの端っこで，居るかいないかわからないようにして居るのが，彼らにとってはもっとも居やすい参加の仕方なのである．それを無理やり出席させたり，発言を求めたりするのは，百害あって一利なしというべきである（安永，1992b, p. 239）．

●グループの盛り上がり●

　グループの目的は，協調性を高めたり集団行動が上手にできるようにしたりすることではない．ましてや，グループを用いて人をコントロールするためのものでは決してない．グループはおのおののメンバーのために行なうものであり，グループでいて，しかも一人ひとりが自分らしく存在できる（一人でいられる）ようなものでなければならない．グループには自然にまとまろうとする力，つまり凝集性が働くので，それ以上にグループをまとめたり盛り上げたりする必要はない．むしろリーダーは，グループが1つにまとまって盛り上がったときほど，水を差して「シラケ」させなければならない．

　日本には「和をもって尊しとなす」という聖徳太子以来の伝統があるが，グループにとって「和」はむしろ要注意である．グループが1つになったと感じるとき，人はある心地良さを感じる．しかし，それは主体と客体の境界が消失した融合状態であり，退行した一体化の幻想の中にいるのである．しかし，家族において明確な境界が重要であったように，グループの中でも個々のメンバーあるいはサブ・グループの間には，明確な境界があったほうが健康なのだ．同質であるより，メンバー一人ひとりが違う意見や関心を持っていたほうがよい．違う考えを持った「異端者」や「ひねくれ者」「変わり者」はグループには貴重な存在である．

　また，グループが盛り上がるときは，たいてい，気分が高揚する．そのとき，怒りや悲しみ，無力感，絶望感といったネガティブな感情は否認されている．グループによる躁的防衛といってよい．事実，注意してみていると，深刻な話になったときに限って，だれかが面白おかしい冗談を言ったり，別の話に切り替わったりしている．しかし，盛り上がった後には必ず，「祭りの後」のうつ状態がやってくる．躁うつ気質の人は，得てしてグループを盛り上げよう，まとめようとする傾向が強いが，それこそが彼らの弱点でもあるのだ．

　また，話が途切れ，沈黙が支配したとたん，不安に駆られてお喋りになってしまうことがある．とくにグループでだれも発言する人がないようなとき，一番に発言しだすのは，もっとも具合の悪い患者であることが多い．彼らは不安に人一倍敏感で，なんとかせずにはいられないのだ．問題は沈黙にあるのではなく，その不安なのであり，何がそんなに不安にさせるのか，なのである．したがって，気を遣って話題を提供しようとする人には付き合いよく話に乗るよりも，無理しないでもよいことを伝えたほうがよい．

　とくに外傷的事件の生存者の場合，同じような体験をしたメンバーとグループで語り合うことは人間的なつながりの回復には大変な力となるが，感情のほとばしるままにまかせてしまうと，後でかえって辛くなる

おすすめシネマ

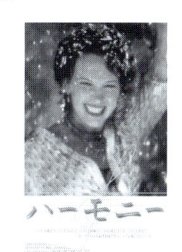

『ハーモニー』（マーク・ジョフィ監督，オーストラリア，ビデオ＝アミューズソフトエンタテインメント）

　失業した一人の青年が職を求めて精神科病院へやって来た．募集は音楽療法を行なうセラピスト．まったくの素人なのに，職欲しさから引き受けてしまう．患者の希望は，モーツァルトのオペラ「コシ・ファン・トゥッテ」．果たして上演までこぎつけられるのか．行きどころのない慢性患者の悲哀や不思議な魅力をかもし出す境界例患者など，リアルに精神科病院の人々を描いて，なおかつエンタテインメントになっているところは驚き．現代ならば境界例と診断されたかもしれないモーツァルトの祝祭的な音楽も精神科病院にぴったり．

ことがある．安全確保のためにも，感情表出がエスカレートするような場合は，適度に水を差す必要がある．

ナチスやオウム真理教などは，グループで人為的に一体感を煽り，奇妙な陶酔感を与えて人を操作する方法を巧みに用いた．しかし，そうした陶酔感を求める人々の心理の背景には，深刻な社会不安や無力感が存在した．治療のためのグループでは，むしろこうした表面には出ない隠された感情に注目すべきなのである．

●グループの課題●

グループにはなんらかの**課題**(タスク)がある．たとえば，集団精神療法では自分の感じたことを言葉にしてグループにフィードバックし，互いに洞察を深めていくという課題がある．スポーツのグループならば，個人やチームが強くなったり，うまくなったりすることが課題となるだろう．しかし，グループでは，こうした表の課題達成のプロセスと平行して，その裏でさまざまな人間ドラマが進行する．これが**グループ・プロセス**と呼ばれるものであり，グループを行なう意義はここにあるといってよい．課題達成にばかり目を向けてしまうと，メンバーの成長と学習という，治療本来の目的を見失ってしまうことになる．

一見グループの目的や課題とは無関係で，無駄なようにみえるメンバー同士のインタラクション(たとえば，世間話や冗談，喧嘩など，文字通りの「無駄話」)の中に，しばしば重要な意味がある．転移はそうした中に現れている．しかし，黙々と仕事だけやっていると，それに気づく折角のチャンスをみすみす逃してしまうことになる．話し合いにしても，テーマからずれないように神経質になるよりは，ずれを楽しみ，なぜずれたのだろうと考えてみるほうが，はるかに治療的である．なぜなら，話がずれるには理由があり，避けたいことがあるのである．そこにストレートに触れるのがつらいために，寄り道をしているわけで，そこに痛みがあることに気づくことが大事なのである．

グループワークの場ではどれほど多様な人間関係を体験しているか，どのような感情のやりとりが起こっているか，どのようにメンバーが自分の可能性を発揮したかが重要なのである．ところが，課題を達成し，成果を上げることばかりに目がいってしまうと，患者のためのプログラムのはずが，逆にグループワークのために患者が存在するというようなことにもなりかねない．課題達成には失敗したが，グループワークとしては成功だったということも大いにあるのである．

●グループで自由であるために●

ここで，第3章で心的外傷について学んだことを思い出してみよう．

というのも，入院患者のほとんどが心的外傷の生存者といってもよい背景を持っているからである．

心的外傷の中心は，恐怖による人間的紐帯（アタッチメント）の離断と無力化であった．患者の治療のためには，まず安全を回復し，人間的な絆を再び取り戻すこと，そして何より**有力化（エンパワメント）**を図ることが鍵となる．グループが治療的な力を発揮するのは，グループに受け入れられたと感じたメンバー同士に豊かな相互作用が生まれ，すべてのメンバーがだれに支配されることもなく自由に参加でき，自発性に基づいて行動できるときである．そのためには，グループの動きを制約するようなルールはできる限り排除する必要がある．そんなことを言ってはダメ，あんなことを言うのはふさわしくないなどと注意されるようでは，だれも発言しなくなる．ましてやグループでの発言や行動を後で咎められたり罰せられたりするようなことがあると，グループの安全感が損なわれ，患者は近寄りもしなくなるだろう．グループでの言動を理由に薬を増量したりするのは，発言に対する懲罰と同じことである．それでなくても患者は，具合が悪くて困っていても，それを話すと薬が増やされたり，外泊や退院が先延ばしにされたりしてしまうので，滅多なことでは医師や看護師に話せないと考えていることが多いのである．グループでのことはグループの中で，しかもできるだけ言葉で解決される必要がある．

アルコール依存症者のセルフヘルプ・グループ（**アルコホーリクス・アノニマス：AA**）では，参加者はそれぞれ好きな名前を名乗り，「言いっぱなし，聞きっぱなし」を原則としている．これは傷ついてきた過去を持つアルコール依存症者自身が編み出した方法で，だれからも批判されないという保証のもとで，自分の情けないところや救いようのない失敗を正直に語れるようになる．

グループの中で患者が落ち着かず，立ったり座ったり寝ころんだりする場合でも，無理やり座らせたり力ずくでグループから退出させたりしなくても，グループ自体があせらず，あわてず対処できれば落ち着くものだ．グループで受け入れられたという感覚が，患者の不安を鎮め，まとまりを与えるのだ．

なんの脈絡もないようにみえる患者の発言や独り言，くしゃみや咳払い，椅子を動かす音，貧乏ゆすりの音，突然の大声なども，そのときグループで何が起こっていたかを考えれば，そこに意味が汲み取れることがある．やめさせようとするより，何を伝えたがっているのだろうと考えるほうがよい．意味がわからないときには，他の患者に尋ねてみると，意外とこうではないかという意見を言ってくれるものである．

🎬 **おすすめシネマ**

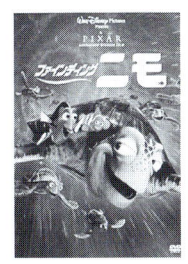

『ファインディング・ニモ』
（DVD＝ブエナ・ビスタ・ホーム・エンターテイメント）

人間にさらわれた息子ニモを探す途中，マーリンとドリーは鮫のブルースに集会へ誘われる．この集会，アルコホーリクス・アノニマス（AA）のパロディだ．集会のはじめは，「断魚の誓い」．「私は良い鮫，魚を一切食べません」「悪いイメージを消すには，自分を変えること」「魚は友だち，餌じゃない」と声を合わせて唱える．そして，一人ひとり（一匹一匹）名前を名乗って「この3週間，魚を食べていません」などと報告する．それにメンバーは「こんにちは」と挨拶，努力を称え合う．肯定的フィードバックだ．そして，ステップ5として「友だちを連れてくる」という課題を実行する．これも段階的に回復に向かうための12ステップと呼ばれるAAの基本的方法だ．これが子ども向けのアニメにも登場するほど，AAは社会に浸透しているということだろう．

● **グループの枠組みとスタッフの役割** ●

　グループの中ではできるだけ自由が確保される必要があるが，それでいて安全であるためには，グループの**枠組み（境界）**をはっきりとさせておくことが重要である．たとえば，**時間**や**場所**がきちんと決まっていて，全員が知っていることなどである．そしてグループの枠組みを支えるのはスタッフの存在である．「**そこに存在する**」ことこそ，グループでのスタッフの最大の役割といえる．決まった時間，決まった場所に，いつもの人がいるということがグループの枠組みと安心感を作り出す．この枠組みが崩れるとグループは長続きしない．急にグループの時間や場所，担当が変更になったり，スタッフやメンバーがグループの最中に他の用事で呼び出されたりしないようにすべきである．何があっても，その時間がきたら始まり時間通りに終わる，それがグループの原則である．

● **スタッフの存在の仕方** ●

　スタッフの存在の仕方はいろいろある．部屋の隅や入り口付近に陣取っているのでは，グループに存在しているとはいえない．スタッフだけで固まっているのも同じだ．まして，会話や活動に加わらずに観察や記録だけしているようでは，邪魔しているのも同然である．

　スタッフはメンバーのだれからも見え，自分もできるだけ全員のメンバーの動きが見えるような位置にいるように常に心がけておく．見ていないふりをする必要はない．目と耳を（ときには鼻も）使ってまんべんなく注意を漂わせながら，積極的に参加する．グループにもサリヴァンの

> **COLUMN**
>
> # 口をきかない日本人
>
> 　ある著名なインド人哲学者が言った．「国際学会でもっとも難しいのは，日本人にしゃべらせることと，インド人を黙らせること」．日本人は歴史的にもすばらしい文学を生み出しているのに，人前でしゃべる段になるとまるで石のように黙り込んでしまうのはなぜなのだろうか．小学校の低学年の頃には，教室で「ハイ，ハイ」と競って手を挙げていた日本の子どもたちも，高学年ともなれば，なかなか手を挙げようとしなくなる．間違うことを恥ずかしがったり恐れたりすることもあるが，答えがわかっていても，目立つことをしたくないという気持ちが強いようだ．「能ある鷹は爪を隠す」という諺が示すように，自分ができることをひけらかすべきではない，「謙遜は徳」という文化も影響しているのだろう．だが，そこには「黙っていても，わかってもらえる」という甘えがある．
>
> 　ところが一歩日本を出ると，そんな甘えは通用しない．黙っていると何も頭にないバカだと思われるのがオチである．どんなにバカバカしい質問でも，どんなに間違っていても，言葉にしたほうが認めてもらえるのだ．国際化というと，英語がうまくなることと誤解している人もいるようだが，むしろ日本語でちゃんとしゃべれるようにならなければ，国際的に通用するようにはならないだろう．

いう「参加しながらの観察」(Sullivan, 1940/1976, p.21)が求められるのである．

　グループに参加するということは，一緒に何かを行なうというだけでなく，自分の感じたこと，思ったことをグループにフィードバックする，反応するということだ．できるだけ**短い言葉**で，**率直に言う**．長々と説明して，完璧に伝えようとするよりは，不完全なまま言葉を投げ出すほうがよい．「何？」「どうして？」という疑問が他のメンバーから出てくることが，そのままグループの自然なインタラクションを生み出していくからだ．

　もっとも避けなければならないのは，患者の発言を待たずスタッフが代弁してしまったり，スタッフが自分自身の意見を言わなかったりすることだ．スタッフは万能のような顔をして患者の依存を引き出すより，自分も間違ったり悩んだりすることを患者にわかってもらうほうがよい．グループでは看護師一人ひとりがその人らしさを発揮し，「**自分自身でいること**」が求められる．

●グループ・プロセスの流れと広がり●

　グループ・プロセスはグループの進行中だけでなく，それが始まる前から終了した後までずっと続いている．今日は参加しようかどうか迷ったり，参加するために予定を変更したり，着替えて準備したりするプロセスもまたグループの一部であり，終わってからの後片づけや部屋へ戻って起こった出来事を他の患者に話したりするプロセスもまた含まれている．つまり，グループの時間は週に1時間足らずであっても，それは残りの6日と23時間と密接につながっているのである．

　また，そのグループに参加しない患者も，そこで起こることに関心を抱いていたり，ときには参加するメンバーをうらやましく思っていて，グループを妨害するような騒ぎを起こしたりすることがある．そうした反応がみられれば，それをきっかけとして新しいグループを企画することもできる．このようにグループは，グループの外とも相互に作用し合っているので，参加した患者やスタッフだけでなく，参加しなかった患者やスタッフからのフィードバックにも十分気をくばる必要がある．

●レヴューの意味●

　グループは決まった時間に始まり，決まった時間に終わる．そして終わった後には，たとえ短い時間でも必ず**レヴュー**を行なう．レヴューがないグループはグループとはいえない．

　レヴューとは，グループの中で起こったことを振り返る話し合いのことだ．出席者や欠席者の確認から，いつ，だれがどんなことを言ったり，

やったりしたか．それに対してだれがどんな反応をしたか，しなかったか．いつだれが出ていったか．だれはどこにいたか．どんな表情だったか．どんな態度だったか．雰囲気はどうであったか．変化は起こっているか．起こっているとしたら，どんな変化か．グループの外で(つまり病棟や家族の中で)何か変化が起きていないかなどについて話し合う．その検討の対象は患者ばかりではない．スタッフのかかわり方や病棟での出来事について考えていること，自分たちの問題についても話し合うのだ．そこでレヴューは，自分たちの提供しているケアについての評価にもなる．

また，こうした振り返りを毎回繰り返していると，楽しく陽気に盛り上がった後には必ず沈んだうつ的な時期がやってくるというようなグループの流れがみえてきて，今後の動きについて予想がつくようになる(外れることもあるが)．そうなると1回の出来事に一喜一憂せず，自分たちのかかわり方を考えていけるようにもなる．レヴューは自分たちの学習のためでもある．

また，グループの記録はまだ記憶の生々しいレヴューの時間に書いておくとよい．記録にはグループの出来事のほか，スタッフの気持ちも含めてレヴューで話し合った内容も記しておく．こうすることで，参加しなかったスタッフにも自分たちの感じていることや考えていることが共有され，フィードバックを受けやすくなる．また，記録は長期的変化をみたいときに資料として利用することができる．

SSTと看護

最近，看護師が行なうグループとして急速に普及してきているものがある．リバーマンらの開発した社会生活技能訓練 Social Skills Training (SST)である(Liberman, et al., 1989/1990)．SSTとは本来，第5章でみたような人との会話の仕方や交渉の仕方，断り方といった対人技術や，交通機関の利用の仕方，情報の集め方などの社会生活を営むための社会的技能の学習を目的とした認知行動療法である．ところが，生活技能訓練と訳されたために，料理や洗濯，身の回りの整理整頓といった日常生活の指導と勘違いしているところがあるようだ．それでは，過去の生活療法と変わりはない．

SSTでは，グループの中でメンバー自身が改善したい，あるいは獲得したいと思う技能や課題をまず明らかにするところから始まる．自分で自分の治療目標を立てるのだ．それだけでも，今までの受け身な態度とは正反対の**能動性**を発揮することになる．有力化(エンパワメント)への第一歩である．

> **ひと口メモ**
>
> **ポジティブ・フィードバック**
>
> 日本では，SSTなどでポジティブ・フィードバックといって，褒めたり拍手したりすることをすすめているが，いつも褒めるばかりでは，かえって向上しようとする意欲を失わせてしまう場合がある．ポジティブ・フィードバックには「こうしたほうがよいのでは」という積極的な提案も含まれている．それは婉曲的な問題点の指摘でもあり，攻撃性を抑えてはいるがコンフロンテーション(150頁参照)のようなものである．日本では喧嘩のとき以外は面と向かって問題を指摘し合うという習慣がなく，たいてい「なあなあ」の関係になってしまう．グループワークが日本に本当に根づき，効果を上げるかどうかはこのコンフロンテーションがどれだけできるかにかかっているように思われる．

次に，自分が苦手とする場面を想定して，グループの中で**ロールプレーイング**を行なう．たとえば，医師に薬を変えてほしいと要求する，母親に腹を立てずに話をする，学生時代の友人に久しぶりに会うといった場面である．他のメンバーやスタッフが代わりにモデルになって演じてみせることもある．これをモデリングという．こうして，話し方や態度，表情，アイコンタクトなどの非言語的な要素も検討し合い，修正できるまでやってみる．そこには，対人関係がうまくいかないのは，病気のせいでも性格のせいでもなく，学習によって修正することができるという信念が前提としてある．

　またSSTでは，あそこが悪いここがダメという否定的な指摘ではなく，良いところを褒め，改善すべきところは「こうしたらもっといいのでは」と建設的な提案をすることが推奨されている．これを**ポジティブ・フィードバック（肯定的反応）**という．それまで，周囲から批判や叱責，攻撃といったネガティブなフィードバックしか受けてこず，被害的な世界観を身につけてきた患者にとっては，自己評価を高め，世界もまんざら捨てたものではないという体験となる．つまり，SSTは単に特定の技能を身につけるためのものではない．そのグループに受け入れられ，相互交流する体験そのものが人間のつながりを育て，有力化を果たしていくのだ．なお，システム論でいうポジティブ・フィードバックは，変化を促進するフィードバックのことであり，変化を抑制しようとするフィードバックはネガティブ・フィードバックという．

　SSTは，これまでの〈患者を指導する看護〉から，〈患者とともに考え行動する看護〉へと変える契機を含んでいる．患者は一方的に批判され指導される存在ではなく，意見を求められ自ら変わろうとする存在になるのだ．看護師が病棟生活のあらゆる局面にこうした発想を取り入れていくことができれば，患者も病棟も，そして看護師自身も大きく変化するだろう．

第9章 治療の場のダイナミクス

システムとしての組織

　これまで，システム論的観点から家族とグループをみてきた．ここではさらに病棟や病院といった組織レベルのシステムについて考えることにする．

　病院組織には診療，看護，検査，事務，給食，薬剤，営繕，洗濯などさまざまな部門がサブシステムとして存在している．その1つひとつがそれぞれ独立した目的と機能，構造を持ちながら，互いに連携しつつ全体として病院という1つのシステムが機能しているのだ．そして個々のスタッフ，個々の患者も病院というシステムのサブシステムである．上位のシステムとサブシステムとは，相互に照応しながら動いている．

●患者・スタッフ・社会の病理●

　前章で，「困った患者」がスケープゴートとなる，病棟でのグループ現象をみた．こうした患者がいるとき，必ずといってよいほどスタッフの人間関係が悪化している．たとえばその患者に対して許容的で理解のあるスタッフ（甘いスタッフ）と，拒絶的で無理解なスタッフ（厳しいスタッフ）との対立が生じたりする．対象を「良い対象」と「悪い対象」とにスプリティング（分裂）させてしまう患者の病理が，病棟全体に及んでいるのだ．

　また，妄想分裂態勢の患者は自分の怒りや憎しみが愛する対象を破壊してしまうことを恐れて，自らの攻撃的な感情を外界に投影して切り離し，不安を防衛しようとする．その結果，世界は迫害的で侵入的な，悪意に満ちたものとして立ち現れる．現実に，恐怖に満ちた環境の中で生きてきた生育史を持つ患者は多い．彼らの目にはスタッフもまた自分を迫害する世界の一員に見えてしまうのだ．

　こうした患者の場合，被害的な構えで引きこもってしまうことが多いが，中には攻撃的言動や問題行動を繰り返すことによってスタッフの怒

りや不快感をかきたてる患者もいる．無意識のうちにスタッフという容器に怒りや憎しみの感情を流し込むのだ．このとき，もしスタッフ側に潜在的な怒りや他者をコントロールしたい欲求が強ければ，患者に対して懲罰的な処置や虐待が行なわれることもある．ついに患者の被害的ファンタジーが現実のものとなるのだ．こうして，恐怖と憎しみの連鎖が続いていく．

2002年，名古屋刑務所の刑務官（看守）が受刑者に暴行を加えて死なせるという事件が起きた．この背景には，急増する受刑者に対して慢性的なスタッフ不足がある上に，覚醒剤などを常用する受刑者の増加により，刑務官自身が脅かされ，無力感を強めているという背景がある．受刑者の人間に対する基本的な不信感が，受刑者と直接相対する（おそらくはもっとも低い職位の）刑務官に伝染してしまうのだ．これは1984年の宇都宮病院で起きた看護助手による患者リンチ殺人事件と同じ構造である．

こうした事件が起きるたびに当事者である看護師や医師が非難されるが，その背景には精神科病院や精神障害者を疎外している社会全体の問題があることを忘れてはならない．一般社会の人々の，精神障害者は放っておくと何をしでかすかわからないという妄想的不安が，精神科病院を隔離された状況に追いやる．つまり，世間でよく言われる悪徳精神科病院は，患者の病理とスタッフの病理が社会の病理ともからみあって作り出される悪夢といってよい．その可能性はどこにでも潜んでいる．

● **施設が作り出す病——インスティテューショナリズム** ●

入院するときは，患者はこれまで着ていた服を脱ぎ病衣に着替えさせられる．それと同時に，職業や地位，生活，趣味など，固有のものを剥ぎ取られる．一人になれる空間も個人的な持ち物も制限される．食事はもちろん，入浴日や起床・就寝の時間まで決められ，毎日のスケジュールが病院の都合で決まっている．こうした入院生活では，患者は退行を余儀なくされ，依存的にならざるをえない．ましてや，外出や面会にも外出届や面会簿に記入しなければならなかったり，買物は週2日，小遣いはいくらまでと細かく規制されていたとしたら…．

クレペリンやブロイラーによって統合失調症の特徴として挙げられた，常同行為や常同姿勢，無気力・無関心，自発性の欠如，受動性，感情の平板化といった陰性症状が，実は硬直した施設への適応的反応であるということは，1920年代にすでにサリヴァンによっても指摘されていた（Sullivan, 1962/1995, p.139）．

バートンは，これらの症状を**施設神経症**と名づけた（Burton, 1976/1985）．彼がその原因として挙げたのは，①外界との接触の喪失，②強

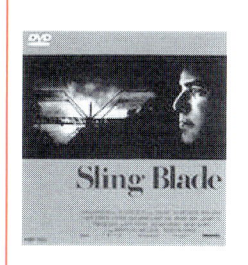

> **おすすめシネマ**
>
> 『スリング・ブレード』（ビリー・B・ソーントン監督，DVD＝ジェネオンエンタテインメント）
>
> 殺人を犯し，25年もの間精神科病院に入院していた男が退院して故郷に戻ってきた．母親のボーイフレンドから虐待を受けていた少年は，彼に親しみを感じる．製作・監督・主演したビリー・ボブ・ソーントンの姿かたちを見ただけで，入院生活の長い精神病者だろうとわかる．その演技力は特筆モノだ．『17歳のカルテ』で同じく思春期の精神障害者を激しく切なく演じたアンジェリーナ・ジョリーは彼の元妻である．

制された怠惰と責任の喪失，③ 医療看護スタッフのボス化，④ 個人的友人や所有物，個人的出来事の喪失，⑤ 向精神薬，⑥ 病棟の雰囲気，⑦ 施設外への展望の喪失，の 7 つである．そして，この痛ましい状態を引き起こしたのはもっぱら看護師であり，したがってそれを治癒させることができるのも看護師であるとバートンは述べている（Clark, 1981/1982, p.42）．

施設病（インスティテューショナリズム）という言葉が使われるようになったのは 1950 年代のことであった（Wing & Brown, 1970）．精神科病院での参加観察から『アサイラム』を著した社会学者ゴッフマン（Goffman, 1961/1985）は，軍隊，修道院，刑務所，寄宿舎，精神科病院など，① すべての生活が同じ場所，同じ権威の下で営まれ，② メンバーの毎日の活動が集団的に行なわれ，画一的な扱いを受け，同じことをし，③ きちんとスケジュールが決まっていて，規則やシステムが厳密であり，④ 個人ではなく，その施設の目的にかなうように計画された活動が強制されるような施設を**全体施設 total institution** と名づけた．

患者のみならずスタッフも，この全体施設で長い間生活していると個性や意欲が失われ，その施設内だけに通用する特別の用語や習慣を身につけていき，その施設にしか生きられなくなる．これが**施設病**である．前に述べた回転ドア症候群や院内寛解と呼ばれる現象はすべて施設が作り出す病気＝施設病の症状としてとらえられる．リハビリテーションのためには，まずこの施設病を治療しなくてはならない．

● 自由と責任──開放化をめぐる不安 ●

米国では 1963 年のケネディ大統領による「精神病および知的障害に関する大統領教書」に続く「地域精神保健センター法」の成立により**脱施設化 de-institutionalisation** が始まった．脱施設化とは，精神科病院の入院患者を地域へと帰す運動のことをいう．だが，この運動は結果的に精神障害者のホームレス化をまねいただけとの批判もある．

イタリア・トリエステでは 1971 年からバザーリアが「自由こそ治療だ」との考えから，精神科病院の開放化と患者の退院促進を強く推し進め，1978 年にはついにトリエステの精神科病院を閉鎖する「**バザーリア法**」が成立した．今では，患者が地域での生活を継続できるために，地域精神保健センターにおける 24 時間体制での対応，患者の家族に対するサポート，患者の就労を可能にする協同組合の設立など，入院治療に代わるさまざまなシステムが作られ，イタリア全土で精神科病院の閉鎖が進んでいる．こうして世界では脱施設化が進んでいるが，日本では急性期中心の治療へと転換が進む中で，閉鎖病棟が増加しているのが実情である．

ひと口メモ

脱施設化と転移施設病

施設病そのものをなくするために，脱施設化 de-institutionalism が叫ばれ，退院の促進と各種のリハビリテーション・サービスのネットワーク作りが世界各国で図られている．しかし，そこでも利用者と施設の相互作用の中で，常にどのようなことが起こっているかをたゆまず検討すること抜きには，施設化は不可避ともいえる．事実，最近では，リハビリテーション施設での新たな施設化が報告され，単に施設病が病院から地域へと転移したにすぎないという意味で，転移施設病 trans-institutionalism とも呼ばれている．

●開放化への具体的ステップ●

　筆者の勤務していた病院にまだ閉鎖病棟が残っていたころ，閉鎖病棟の患者の中にも開放化に反対した人がいた．また，開放病棟の患者にも閉鎖病棟は必要だという意見が多かった．鍵がかかっていると外部から侵入されないから安心だというのである．長い間閉鎖的な病院環境に守られていることに慣れきってしまった患者にとっては，新しい開放化の試みは脅威だったのだ．一方，職員もまた，もし病棟の鍵を開ければ患者はみんな外へ逃げていってしまうのではないか，外で自殺を図ったり，トラブルを起こしたりするのではないかという不安を抱いていた．

　そこで，手はじめに週2日だけ2時間ずつの開放時間を設けることにした．買い物も注文制で職員が購入していたのをやめ，お金を事務所から患者が自分で下ろし，院内に開設した売店で好きなものを買えるようにした．心配な患者には看護師が付き添っていった．ブツブツ独語して，あまり会話が成り立たないような患者でも，今では一人で買い物をしている．また，開放時間以外にもスポーツやレクリエーションなどの機会にできるだけ鍵を開け，病棟外へ出る機会を多くした．

　同時に，毎週1回，自分たちの困っていることや不満に思っていることについて話し合うコミュニティ・ミーティング（病棟グループ）を開くことにした．話し合うことに慣れていない患者たちは，口々に給食のまずさや小遣いの額の少なさなどについての不満を言った．スタッフはそうした不満を解消するように努力する一方で，患者が問題を起こしても幻聴や妄想のせいにして責任を回避しようとするのをやめさせ，みんなの前できちんと説明し責任をとることを学ばせるようにした．スタッフもそれまでの「問題を起こした患者は隔離室に入れ，反省させる」という対応をやめ，患者たちとグループで話し合うことにした．これには，ほかの患者から，なぜ隔離室に入れないのかという不満の声も上がった．しかし，次第に無断離院をする者は減り，喧嘩や自殺企図などの問題が少なくなっていった．

　こうして徐々に，患者は自分の意見を言うことを学び，スタッフは患者の意見を聞くことを学んだ．そして患者もスタッフも自分たちの行動に責任を持つということを学習した．そして次第にお互いの信頼感が増していき，開放時間は週2日から3日へ，そしてやがて毎日開放されるようになった．それでも，初めて1日じゅう鍵を開けておくことになった日の朝，スタッフは緊張して，どんなことが起こっても対応できるように，病棟の出入口のそばに車を待機させていた．しかし，何事も起こらなかった．

　考えてみれば，何年も入院を余儀なくされている患者に，病院以外の行き場はなかった．家族のもとに帰っても，厄介者扱いされじしさに納

✏️ひとロメモ

がんと統合失調症

　長らく統合失調症患者はがんにならないといわれていた．実際，入院してたばこもアルコールも禁止され，規則正しい生活を長年送っていればがんにはなりにくい．しかし最近では，入院患者の喫煙率は一般のそれをはるかに上回っている．たばこには向精神薬でボーッとした頭をスッキリさせる効果もあるようだ．また，開放化が進むにつれ，患者の外出も自由になり，飲酒が問題化してきている．外来患者でも眠れないときには薬より酒を飲むという人が少なくない．

　こうして入院患者の中にもがんになる患者が出てきたが，一般の外科病棟では精神科患者を長期入院させておくことを嫌い，患者も精神科病院に戻ることを希望するために，精神科病院でターミナルケアを余儀なくされることも増えてきた．精神科看護にも身体看護の高度な知識と技術が求められるようになってきたのである．

院へ戻されてしまう．今すぐ出ていっても一人で働くことも生活することもできない．閉じ込めておくから逃げ出すのであって，自由に出ていけるとなると，出ていきたくなるような社会が待っているわけではないのである．自由になれば収拾がつかなくなるという妄想は，患者からもスタッフからも消えた．

　こうした試みが開始されてからついに全病棟が開放されるまで，10数年もの年月がかかった．鍵を開けるだけなら簡単である．しかし，自由になっても何もすることがなく，不安だけが残されていれば，事故は起こる．開放化の前提として，自分たちの問題を話し合いによって解決していこうとするシステムと，それによって厳しい現実に直面する力を身につけていくことが不可欠であり，そのほうが鍵を開けることよりもはるかに難しく，手間のかかる作業なのである．

治療的環境と看護

　ウィニコットは，子どもが精神的に健康に発達するための母親の機能として，赤ん坊の性急な欲求を満たす「**対象としての母親**」と，不慮の事態を取り除き，育児全体の中で赤ん坊をあやしたり気づかったりする

COLUMN　環境の色

　ソーシャルワーカーとして女子病棟で働き始めたころ，長く入院していてふだんはおとなしい患者が急に興奮して私に向かってきたことがある．ナース・ステーションに呼び入れて医師や看護師とともに話を聞いてみると，私の着ていた服の色が気に入らないのだと泣きながら言い始めた．そのとき私は薄い藤色のジーンズの上下を着ていた．弟が好きな色なのだと言う．実家の跡取りであった彼女の弟は，実は半年前に亡くなっていて，彼女も外泊してお葬式にも参列していた．当時は実質的に彼女の保護者であった弟の死に際しても取り乱した様子もなく，スタッフはほっとしていたのだった．半年も経って，私の着ていた服の色が弟の記憶を蘇らせ，亡くなったことを実感させたのだろう．

　このように色彩はさまざまな感情を引き起こす．ある患者は発病時，ノイローゼに関する本を本屋で見つけて読もうと思ったのだが，表紙があまりにどぎつい色だったので怖くなって手に取ることができなかったという．もちろん，怖かったのは色だけではなかったのだろうが，色彩に不安を投影しているのだ．

　病棟という環境にさまざまな色彩があふれていることは，情緒的な刺激にもなる．スイスのベルンにあるソテリア・ハウスは，チオンピという精神科医が作った治療共同体に似た一種の地域ケア・ステーションだが，小さなホテルを改造したその家の地下室にクワイエット・ルーム（静養室）があり，落ち着かない患者が休むことができるように柔らかなクッションやソファが備えられていた．残念ながらその部屋は見学できなかったが，全体が黄色で統一されているという．母親の胎内にいる赤ん坊には世界は黄色っぽく見えているので，落ち着かせる効果があるのだとか．白一色の無機的な色彩だけの病棟では，患者はどんな感情体験をしているのだろう．

「環境としての母親」の2つを挙げている（1965/1977, p.80）．

　赤ん坊にとって最初の環境は抱っこである．この環境の中で赤ん坊はただ受け身でいるわけではない．抱かれ方にも赤ん坊一人ひとりに癖があり，そのときどきで好き嫌いがある．母親はそうした赤ん坊に合わせて，抱き方やあやし方を変える．こうして赤ん坊は母親の抱っこを通して環境との相互作用を体験しながら，自分という個性ある存在を作り上げていくのだ．

　これと同様に，精神科の治療にも**抱っこする環境 holding environment**（Winnicott, 1965/1977, p.268）が必要である．環境整備といえば，ついベッドまわりの整理整頓を連想してしまいがちだが，真に重要なのは，治療の場を人格の再統合を促す**成長促進的環境**として整備することであり，これこそ知識と技術を必要とする高度に専門的な仕事なのだ．

●病棟のアメニティ●

　治療的環境にはいくつかの要素がある．物理的な環境はその1つである．スラムの生活改善のために，良質の住宅の確保が不可欠であるように，住まいの質は人の自己意識や自尊感情を左右する．かつて訪れたスコットランドの精神科病院では，カーテンや壁紙，花や絵画などの装飾，家具や食器などを看護師がいちいち考えて選ばなくてはならないので大変だとこぼしていた．装飾といえばカレンダーくらいしかなく，柄物のカーテンなど見当たらない日本の病院を思い出し，うらやましく思ったものだ．

　病棟がきちんと手入れされ，修理されるべきものが修理されているかどうか，家具や設備が上質なものであるかどうかは，患者やスタッフの**モラール（士気）**に大きく影響する．患者は壊れた家具やテレビ，汚れたトイレなどにも自分を投影する．壊れたり汚れたりしたままで放置されていれば，自分たち自身がネグレクトされていると感じるのだ．生活の質（クオリティ・オブ・ライフ）やアメニティがどのように保たれているかは，病棟の治療的環境の度合いを計る1つの尺度といえる．

　病棟にはたとえ急性期といえども病院らしくなく，なるべく患者がこれまで暮らしていた日常生活に近い空間を用意すべきである．上がり降りが楽になるようにベッドを低くしたり，私物を入れるロッカーや書き物のできるテーブルや椅子を設置したりする必要がある．共有空間には，ちょっとした自炊ができるようなキッチンや読書ができるコーナーがあるとよい．さまざまな暮らしの工夫を患者と一緒に考えることは，患者が自分らしさを取り戻すエンパワメントの第一歩でもある．

　また，人との交流を図るだけでなく，一人になれる空間をどこかに作り出すことは，自我アイデンティティの統合と回復を図る上で重要であ

> **✏️ ひとロメモ**
>
> **患者の眼**
>
> 　看護師一人ひとりの性格や行動パターンを注意深く観察し，一人ひとりの特徴をアセスメントする患者の能力には驚くべきものがある．「患者は観察のプロ」といわれるほどである．ある患者は，夜勤のときの足音を聞けばすぐにだれだかがわかるという．看護師の気分をいち早く察知し，要求を口にして良いのか悪いのかを判断している患者も多い．ある患者は，毎日，今日の夜勤はだれかと聞いてくる．不眠のとき，薬をすぐくれる看護師かどうかをチェックしているのだ．また，病棟のあちらこちらで患者たちによる看護師についてのケースカンファレンスが行なわれ，新しい患者が入院すると，前からいる事情に詳しい患者たちが早速オリエンテーションを始める．

治療的環境と看護　**145**

る．いつでもどこでもだれかに見られているというのは，統合失調症患者でなくとも苦痛なものだ．一人になりたくて隔離室に入りたがる患者もいる．突発的な衝動行為で隔離室への入室を繰り返していた患者に，希望すればいつでも隔離室を自由に使えるようにしたことがある．落ち着かなくなると自分から進んで入室し，呼べばすぐに出してもらえるようになった．鍵を開けたまま使用することもあった．しばらくすると爆発的な衝動行為が減った．また，開放病棟には「クワイエット・ルーム」（静養室）と呼ぶ，鍵のかからない個室を用意し，希望する患者がいつでも自由に使えるようにした．そして，ナース・ステーションから病棟が一望できる構造も改め，患者がベッド以外で隠れられるコーナーをあちこちに設けた．

●人的環境の要素●

患者の多様なニーズに応えるために，精神科の治療には**多職種チーム**が不可欠である．看護師や医師のほか，ソーシャルワーカー，作業療法士，臨床心理士，栄養士，調理師，薬剤師，事務職員，清掃係など，精神科病院にはさまざまな職種のスタッフがいる．ボランティアも面会の家族もいる．

また，スタッフにも，落ち着いた人，静かな人，明るく元気な人というように，さまざまな個性や趣味を持った人が揃っているほうが環境としては豊かなものになる．ある患者にとっては，テキパキと仕事を効率よく片づけ，素早く反応してくれる看護師が好ましいかもしれないが，別の患者にとってはゆっくり仕事をするあまり要領のよくない看護師のほうが話しかけやすいかもしれない．年齢や性別も適度に交じり合っているほうがよい．実際，患者はスタッフの性格やそのときの気分をよく見抜いていて，選んで話しかけてきているものだ．

治療的環境はスタッフだけが作り出すわけではない．前章でみたように，病棟の中ではスタッフ以上に患者同士の助け合いや，ときには治療的かかわりが頻繁に行なわれている．また，患者がスタッフの気分や調子を敏感に察知して，「元気？」と尋ねてきたり，ちょっとした言葉で励ましてくれることも珍しくない．サールズ（Searles, 1979/1991）は精神分析的治療において，治療者を治療し救おうとするきわめて重篤な統合失調症患者の事例を紹介している．彼らは自ら患者になることで不完全な母親を母親にしようとしているのである．サールズはこれを患者の**治療的欲動**と呼んだ．実習に来た学生に妄想を披露してくれる患者も，学生をちゃんとした看護師にしようとしているのかもしれない．

IPの概念からもわかるように，もともと，患者は痛んだ親をなんとか治そうとして失敗し，逆に患者とされてしまった人たちである．彼らの

✏️ ひとロメモ

患者のセクシュアル・ハラスメント

異性のスタッフにセクシュアルな言葉をかけてくる患者がいる．ひどい場合は，露骨に触ろうとしたりエッチな冗談で困らせたりする．こうした行為は病院外の社会ではセクシュアル・ハラスメントとして非難されるということを，患者といえども学ばなければならない．スタッフはヘラヘラ笑ってごまかしたりせずに毅然とした態度でノーと言う必要がある．とはいえ，挨拶がわりにエッチなことを言う患者を見ていると，彼らはそうすることでこちらの性的アイデンティティを高めてくれようとしているようにも見える．だからといって許せるわけではないが….

無視され続けてきた治療的欲動を正しく評価し，互いに治療し合うセルフヘルプ的関係を作り出すことができれば，治療的な人的環境は飛躍的に豊かなものになる．**ピア・カウンセリング**（当事者同士で行なうカウンセリング）の考え方はこうした彼らの能力に基づいている．

●情報の要素●

治療的環境を作り出すためには，**情報**が重要な役割を持つ．情報が，一部のスタッフだけに握られていて，上から下へ一方向にしか流れないような病棟では，相互不信が起きやすく，陰口やまことしやかな噂が広まったりする．

ある病棟で，高齢の患者が食事中，食べ物を喉に詰まらせて窒息状態になったことがあった．医師が駆けつけて応急処置がとられ，救急病院に搬送されていった．その患者は幸いなことに一命を取り留めたが，高齢でもあったので，しばらくそちらの病院で様子をみることになった．このニュースは師長を通じて患者にすみやかに伝えられたが，昔から入院している一部の患者は，「師長は助かったと言っているが，きっと嘘に違いない」と信じ込み，「本当は死んだんだよ」とひそひそと話し合っていた．それを聞いた患者の中には，「病院に殺された．あたしも殺される！」と騒ぎ出す患者も出る始末で，何度も看護師が説明しなければならなかった．数日後，その患者が救急病院を退院して戻ってきた．そのときになって初めて，患者たちは「本当だったんだ」と納得したのだった．

このように，患者の多くは，何度も騙され裏切られてきた苦い経験から，自分たちには本当のことは知らされないと思い込んでいる．実際，とくに死をめぐるニュースは隠されることが多い．患者にショックを与えたくないというスタッフのパターナリスティックな親切心と，こころのどこかに死にたい気持ち（死んだほうがましだという気持ち）を持っている患者が多いので，連鎖反応を恐れる気持ちも働く．

しかし，自殺であれ自然死であれ，現実にあった死が隠蔽され，何事もなかったように日常生活が営まれていくとしたら，患者はどう思うだろうか．自分が生きても死んでも変わりなくみんな生活している．自分が死んでもなんの影響もない．だから死んでも構わない．そんな思いを抱かせてしまいかねないのではないだろうか．

一方，看護師にとって患者の自殺は，悲しいというより，やり切れない思いのする体験である．そこには，ともに病気を克服しようと戦ってきた当の患者に裏切られたことへの憤り，患者を絶望から救いきれなかったという罪責感と無力感，努力が無駄だったという徒労感など，さまざまな感情が去来する．こうした感情を無視したり隠したりするよりは，

> **✏️ ひとロメモ**
>
> **パターナリズム**
> 家父長的態度のこと．国や雇用者が国民・被雇用者に対して，頼れる父親のように面倒をみたり，指導したりする支配のしかたの根本にある傾向をパターナリズムと呼ぶ．患者を厳しく指導したり罰したりするような治療者の態度も，一種のパターナリズムとみなされる．患者は治療者に従順に従わなければならない代わりに，責任をとることもない．

治療的環境と看護

ひと口メモ

共感と「甘え」

精神科で使われる共感という言葉は empathy という英語の訳であるが，そのもとになったのは Einfühlen というドイツ語で，相手の気持ちになるという意味がある．サリヴァンは共感によって母子間の非言語的なコミュニケーションが成り立っているという．もともと，幼児という言葉の語源 infans は，文字どおりに訳すと「話さない」という意味があり，言葉を介さなくとも通じ合う母子の関係が共感の原型であるといえる．

土居健郎は共感を「甘え」と密接なつながりのあるものと考えている．というのも，「甘え」は本来非言語的なものであり，「甘え」を「甘え」として認識するのは共感によるしかないのである．つまり，「甘えている」と言葉でわかるときには，実は「甘え」が満たされていないときである．また，土居は共感 Einfühlen という言葉に「気持ちを汲む」「察する」という日本語を当てている．相手に察してほしいと願う気持ちこそが「甘え」なのである．

患者に伝えるほうが，患者に人間的な絆を感じさせることができるのではあるまいか．

もちろん，病棟全体で死という恐ろしい事実を受け入れるには，すべての患者とスタッフの信頼感が必要である．そのためにも，スタッフから患者へ一方通行で情報が流されるのでなく，患者からスタッフへの情報も同時に流れるような，**オープンな双方向のコミュニケーション**（Jones, 1968/1976, p.14）の存在が日頃から不可欠である．筆者の勤務していた病院では，院長秘書が毎週院内ニュースを発行して，病院内外の動静を患者やスタッフに伝え，管理者（主任）の会議の議事録も各部署に配布していた．一方，患者からの意見やお知らせも院内の掲示板に掲載された（式守，1986）．しかし，情報は流せばよいというものではなく，患者がその情報に対してどのような思いを抱いているかに耳を傾けなければ意味がない．患者自らが情報を発信できるような組織でなければならないのだ．

● 治療の場の雰囲気と共感的な環境 ●

治療的環境の要素を1つひとつ分類していっても分類しきれない要素が1つある．それは治療的な**雰囲気**というものである．それは目に見えないが，患者の精神状態に大きく影響する．急性期の患者には静かで落ち着いた雰囲気が必要であるが，慢性化した長期入院患者のいる病棟は，静かなだけでは困る．ここにはもっと雑然とした活気が必要である．

患者が自信と希望を取り戻すためには，活発でポジティブな雰囲気が必要だが，同時に，怒りや悲しみ，不安や苦悩といったネガティブな感情を受け入れる雰囲気も必要である．いずれにしても大事にされている

COLUMN
サリヴァンにとっての「社会的回復」

サリヴァンは正しい対人の場さえ与えられれば，患者の"社会的"回復は"真の"回復まで進むだろうという．＜社会的回復＞とは，「患者が，患者と精神病的な観念を共有しない人びとは無害な阿呆であると理解すること」であると彼はいう．社会の"正常な人びと"とは"自分たちとは異なる観点を持った人びと"に過ぎず，"無害な阿呆"だとわかれば，患者は社会の人々を怖れたり卑屈になったりする必要はなくなる．それだけで生活していけるというのである．

一方，＜真の回復＞とは障害された人格の真の再構成である．このためには職員が（患者と比べて）比較的"正気な人"として，「人のよさはあるが無意識にではなく，有益な結果をめざして意図的に患者の生活に参加する共感的な環境」が必要なのだと述べている．つまり，ちょっとだけ正気な職員がやや未発達な傾向性のある患者とともに生きることで彼らの成長を助けるということを職員が理解していることが必要なのである．

ことが伝わってくるような病棟にしたいものだ．サリヴァンは，「精神の健康に近づいてゆくような人格の再構成とは，憎悪や屈辱から生じるものでなく，愛着や親密さから生まれるものである」(1962/1995, p.366)という．

そうした雰囲気を醸し出すのは，そこにいる人々である．サリヴァンは，精神科病院において患者が真の回復に至るために必要な，共感的な人的環境についてこう述べている．

「残虐さがなく，その代わりに場に関与する人々の人格が無意識的な共感にもとづいた，相手のレベルまで降りていった知的な寛容さや居心地のよい無関心がある環境のことである」(Sullivan, 1962/1995, pp.366 - 367)

彼はまた，専門用語でわかったようなことを言う職員や，よく訓練された看護師を嫌い，「言語による教育ではなく，共通の体験による教育」を理想としていた．

環境療法としての治療共同体

治療的環境を通して精神の病を治療しようとする方法を**環境療法**と呼ぶ．古くは，18世紀末英国のヨークに作られたクエーカー教徒の共同体レトリートで行なわれた実践はその代表的なものである（100頁参照）．

同じ頃，ヨーロッパ大陸ではフランス革命の最中，若き精神科医ピネルが総看護長ピュサンとともにビセートル病院で罪人同様の取り扱いを受けていた精神病者を拘束から解き放った．こうした人道主義的な立場から精神科病院の治療環境を整えようとする動きは**道徳療法**と呼ばれ，その後も英国ではジョン・コノリーによる**無拘束運動**へとつながっていった．

現代における環境療法の代表は，第二次世界大戦中，英国でマックスウェル・ジョーンズらによって開始された**治療共同体**と呼ばれる治療的アプローチである．治療共同体はもともと戦争神経症の兵士たちを対象として陸軍病院で始められた．

共同体といっても特別な施設ではなく，外見はふつうの病院である．しかし，その名が示す通り，病棟は1つのコミュニティとみなされ，患者とスタッフが協力して治療と組織運営にあたるのが特徴である．コミュニティに起こるすべての問題は個人の問題ではなく，コミュニティが生み出したものと考えられ，すべての人々が対等な立場で話し合って解決しようとする．これは，医師を頂点とし，患者を最底辺とするピラミッド構造をなす従来の精神科病院の治療構造とは根本的に異なっている．

> **ひとロメモ**
>
> **レトリート**
> 1796年に英国の茶商人ウィリアム・テュークによって創設された，精神病者のための共同体「レトリート」は，200年以上を経た今も活動している．それを担っているのが，クエーカー教徒のフレンド協会である．詳しくは，次のインターネットのサイトで情報を得ることができる．
> http://www.retreat-hospital.org/

そして精神分析理論と行動科学が治療共同体を支える理論的基盤である．治療の場での人間関係に注目し，生活を通して学習し成長することをめざすのだ．それは広い意味で社会療法と呼ばれる方法である．

治療共同体は後に戦争神経症だけでなく，統合失調症の治療にも有効であることが明らかになり，入院治療の新しいあり方として世界に広まっていった．ジョーンズとともに治療共同体の社会学的研究を行なったラパポートは，〈民主主義〉〈許容性〉〈共同性〉〈現実の直面化〉の4つを治療共同体の治療テーマとして挙げている（鈴木，1984，p.33）．

● **治療共同体のしくみ** ●

治療共同体の中心となるのはコミュニティ・ミーティングと呼ばれる患者・スタッフによる定期的な話し合いである．ここには医師や看護師などの医療スタッフだけでなく，その場にかかわるさまざまな職種・部門のスタッフと患者全員が参加する．そして病院生活にかかわるあらゆる話題が討議され，コンフロンテーションされる．その内容は食事の不満から，患者同士のトラブル，病棟の規則，小遣いの管理，行事の企画，薬や自殺についてなど，実に多岐にわたる．

たとえば，病院の食事のまずさといった問題1つをとっても，そこには患者やスタッフの満たされない思い，屈辱感，嫌悪感といったネガティブな感情がまつわりついている．街角の壁一面の落書きと同じで，そこにはなんらかのメッセージが込められているのだ．しかし，こうした自分たちの生活に密接にかかわる問題の解決をスタッフだけに任せるのではなく，患者自ら要求し交渉していくということが重要なのだ．患者が自分たちの生活と身体に責任を持ち，自分たち自身の尊厳を大切にしようと思う気持ちが回復には不可欠である．

もちろん，病院経営という問題もからんでいるので，注文をつけたからといってすぐに改善されるというものではない．その場合も，給食にどのくらいの費用や時間がかかっているのか，改善するとすれば患者の負担はどうなるのかといったことをコミュニティ・ミーティングで現実的に話し合う．こうしたことが，患者が現実の世界に直面し，自ら世界に働きかける人間としての力と尊厳とを取り戻すことになるのである．グループのある病院では，「患者は闊歩している」（鈴木，1985，p.42）というのは，このせいである．

また，治療共同体では，患者の要望に応じて，レクリエーションやスポーツなどのほか，芸術，料理，音楽，工芸など，患者の状態，性格，年齢，好みなどの特性に合わせたさまざまな活動プログラムが提供される．何かを作り出したり，やり遂げたりすることは，単に患者が無為な生活から抜け出すためだけでなく，自分の価値を再認識するという意味

● **ひとロメモ**

コンフロンテーション

マックスウェル・ジョーンズは，治療の場に生活学習状況を作り出すために必要な要素としてコンフロンテーションということを挙げている．これは「直面化」などと訳されることもあるが，もっとストレートで厳しいものなので「つきあげ」という訳語のほうが的確なようである．たとえば，患者の言ったことで腹が立ったら「腹が立った」とか「ひどい言い方だ」とか率直に自分の感情を表現し，「どうしてそんなふうに言うのか」と問い返すのはコンフロンテーションである．また，たとえば患者が退院を前に幻聴や妄想を訴えたり，自分のとった行動について症状のせいにしたりするようなとき，それを病気が悪くなったということで処理せず，どうしてその行動をとったかの説明を求めたり，さらには「退院をしたくないのではないか」と指摘したりするのもコンフロンテーションになる．こうした指摘は一種の解釈であり，仮説である．患者も自分の行動の理由を常に意識しているわけではない．こうしたコンフロンテーションによって改めて自分を振り返り，考えることができる．スタッフ同士もまた，コンフロンテーションし合う必要がある．

がある．もちろん，活動を通じて生まれるさまざまな人間的な交流が，貴重な学習のチャンスとなることはいうまでもない．このように，生活全体が治療に向けて組織された場を**生活学習状況 living learning situation** という（Jones, 1968/1976）．

●コミュニティ・ミーティングの治療的意義●

患者が大事にされず，粉々になった自己感情も自尊感情も回復しないままであれば，いくら薬物を投与したとしても患者は成長しないし癒されもしない．しかし，患者が大事にされるためには，スタッフもまた大事にされる必要がある．常に患者の要求ばかりが優先され，スタッフが一方的に過剰な犠牲を強いられるというのでは，本当の意味での治療的な関係とはいえない．その都度双方の主張を現実的に吟味してみる必要がある．

ある日のコミュニティ・ミーティングでのことである．この頃，A君は元気を取り戻し，日中は病院から半日だけ学校へ通い，学校生活に戻る練習をしていた．そのA君が「10時までテレビを見たい」と発言した．Cさんが援護射撃をする．しかし，看護師側にも言い分はある．

看護師P	「消灯は9時と病院の規則で決まっているのだから，それを守るべきだと思うけど」
Cさん	「今頃は，真夜中までテレビをつけている家がふつうじゃないですか」
看護師Q	「うちでは子どもには9時までと決めているけど」
Cさん	「そりゃあ，Qさんのところはまだ小学生でしょう」
看護師S	「でも，実際，早く寝たい人の迷惑にもなるし…．夜勤のとき，眠れない人がゾロゾロ出たら困るなあ」
B子さん	「私は就寝前に薬を飲んだらすぐ寝てしまうから，構いません」
N子さん	「でも，やっぱり眠れない人は，デイルームでいつまでもガヤガヤやっていられたら，困るんじゃないでしょうか」
看護師P	「それにA君は毎朝，時間になっても起きられなくて，朝食も食べないことあるでしょう．学校があるんだから早く寝たほうがいいんじゃないの」
A君	「9時までだと見たい番組が見られないし，見ていないと学校に行っても友だちと話が合わなくて馬鹿にされるんです」
Hさん	「ふーん，A君，学校に行ってんのかあ」（と言いながら席を立って出ていく）
B子さん	「それで友だちと話が合わないのを気にしているわけ？」
A君	「うん，それもある．精神科に入院してるっていうだけで，変な目で見られるみたいな気がするし…」
F君	「それってあるある」

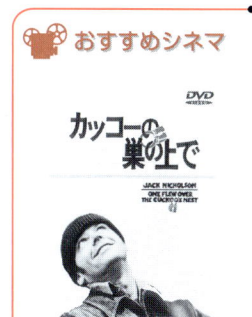

🎬 おすすめシネマ

『カッコーの巣の上で』
（DVD＝ワーナー・ホームビデオ）

1960年代に米国でベストセラーになった小説に『カッコーの巣の上で』（ケン・キージー著，冨山房）という本がある．この本で描かれた精神科病院は，出版当時ベトナム戦争の泥沼にはまり込んでいたアメリカの抑圧的な社会体制を象徴するものとして，反体制的な若者を中心に熱狂的に受け入れられ，舞台化された後，映画化（ジャック・ニコルソン主演）されてアカデミー賞を受賞した．オレゴン州立病院を舞台に刑務所から送られてきたマックという患者を中心とした患者たちと有能な看護師長との対立を軸にドラマが展開する．映画は実際にオレゴン州立病院で撮影され，実際の医師をはじめ，看護師や患者らも出演している．

この病院はマックスウェル・ジョーンズが治療共同体を実践した病院で，著者のキージーは学生時代この病院でアルバイトをしており，台詞にもマックスウェル・ジョーンズの名前が出てくる．日本でも，加藤健一事務所などが何度か舞台化している．

こうして，話は精神科に入院していることを患者自身がどう感じているかという話題になっていった．テレビについては見たい番組をビデオにとって後で見るとか，週1日だけ静かに見ることを条件に10時までテレビを延長して見ることを認めるとかのいくつかの案が出てきたが，結論は持ち越された．

コミュニティ・ミーティングは，問題の結論を出すことや，規則を決めることが第一の目的なのではない．だから**多数決**をとるようなことはしない．その場のだれもが納得する**コンセンサス**(全員の合意)が得られるまで，じっくり話し合うのだ．A君が9時過ぎのテレビを見たいという裏には，復学を前にして友達とうまくやっていけるかという不安があった．そのことに気づけることが大事なのだ．しかも，現実に精神科の患者であるというだけで，偏見の目で見る人々がいるのも事実であり，病棟のほかの患者にとっても，A君の抱く不安は他人事ではない．そのために退院への意欲が削がれている患者もいる．テレビを見るか見ないかという話題の裏には，さまざまな感情が潜んでいるのである．

隠れた議題

どんな話し合いにも，表向きのテーマとは別に，「隠れた議題」(Jones, 1968/1976, p.56)がある．たとえば，何かを決定しようというときに，裏にリーダーシップをめぐる争いがあったりする．提案内容に賛成か反対かより，だれがそれを提案したかが重要になるのだ．隠れた議題はたいてい，感情的な葛藤をめぐるもので，言葉では語られない．そこで延々と議論が続いたりするのだが，何が隠れた議題なのかに気づくには，論理的に話を追うより，言葉のトーンやニュアンスに注意しなくてはならない．

たとえば，何かの打ち合わせをしていて，どこか乗り気でなく，うわの空といった感じがするときには，やりたくない気持ちがあるのであり，その気持ちを問題にしない限り話は進まないし，実行してもたいてい成功しない．コミュニティ・ミーティングでも，参加するメンバーの気持ちや**雰囲気**をつかまないと，タテマエや努力目標ばかりを話し合う，退屈なホームルームのようになりかねない．

まとまりのないときには，まとまりのなさに意味があるのであり，無理にまとめようとせず，まとまりがないということを指摘して，どういう気持ちなのかを話し合うのである．他愛もない話題が次から次に出てきて，なぜかグループが上滑りになっているときがある．たいていは，その奥にもっと深刻な虚しさや無力感が潜んでいるものである．筆者の病院ではこんなグループを「ピーマン・グループ」(外側はピカピカだが，中は空っぽ)と呼んでいた(もちろん専門用語ではない)．

✏️ ひとロメモ

雰囲気を読む

看護師にとって観察は重要なスキルである．観察はただ目で見るだけではない．耳で聴く，鼻で匂いをかぐ，手で触る，すべてが観察になる．そのほかに身体全体で観察するのが雰囲気である．この雰囲気を感じ取るということは，むしろ統合失調症患者のほうがはるかに長けている．彼らは語られる言葉そのものと，言葉の裏に含まれたニュアンスのギャップに混乱し，結局両者を解離させてしまう．治療者が雰囲気に敏感でないと，彼らがなぜ反応したのか，何に反応しているのかがわからない．フロイトは精神分析家の態度として「まんべんなく漂う注意」という表現を使っているが，この中には細部の観察だけではない，全体を直感的に把握する能力，雰囲気を読むということも含まれていると考えてよいのではないだろうか．

●話し合いの中で学ぶこと●

　ミーティングでは，だれがどう反応するかも注目してみる必要がある．B子さんは，A君の要求がスタッフに「寝る人の邪魔になる」と反対されたのを見て，「私はすぐ寝るから構わない」と助け船を出し，対立を回避しようとしている．しかし，この助け船でA君の要求が問題なしとしてすぐに通ったとしたら，A君の気持ちが語られることはなかっただろう．B子さんは，対立する意見があっても——あればあるほど——正面から話し合うことによって，互いに理解が深まり，新たな問題解決につながるのだということを学習する必要があるのだ．スタッフもまた，規則を盾に意見を言うだけでは何も生まれないことを学ぶ．

　途中で出ていったHさんもまた，何か理由があったに違いない．このときはだれも引き止めなかったが，廊下で偶然Hさんに会ったスタッフが，どうして出てきたのかと尋ねたところ，「おもしろくない」と吐き捨てるように言っていたという．どうやら，学校へ行くことになったA君にやきもちを焼いているらしい．そのスタッフは「次回のミーティングで『おもしろくない』と言ってみたら」と話した．

　コミュニティ・ミーティングはレヴューも含めて，たかだか1時間半程度の時間でしかないが，病棟生活でいつも起こっていることが，端的に示される．ふだん患者に対して頭ごなしに命令しているようなスタッフは，ミーティングだからといって急に理解ある態度をとれるはずもなく，患者はその嘘をすぐ見破ってしまう．治療やケアの質を向上させていくためにも，こうしたコミュニティ・ミーティングは重要なのである．

治療と抑制

　子どもにとって親は，欲求を満たし保護と安心を与える存在であると同時に，子どもの欲求を抑制し，コントロールする存在でもある．抱っこもまた，子どもにとって安心できる環境であると同時に，押さえ込む環境でもある．そして，治療的環境もまた，保護と抑制との2つの矛盾する側面を持っている．閉鎖病棟や隔離室でさえ，患者によっては安心を与えるものとなることは前にも述べた．しかし，抑制は抑制である．保護ならば，せめて愛情を持った人の腕によって抱き止めてもらいたいものである．実際，欧米の精神科病院では，興奮する患者や自殺をしようとする患者が出ると，4, 5人の救急チーム（研修を受けた医師，コメディカル・スタッフ，事務職などを含む）が駆けつけ，**受動的拘束 passive restrict** という方法がとられる（松本，2000；伊藤，2001）．これは患者が鎮静するまで落ち着いた声でささやきかけながら，交代で患者の頭や手足を分担して押さえ続ける方法で，隔離室内でも行なわれる．そのほうが

危険も少なく，沈静した後の関係も悪くならない．

　向精神薬もまた，保護と抑制の両面を持つ．患者が，いつどのようなとき，どのような薬を飲めばよいのかを知り，自分で自分をコントロールするために利用できるようにならない限り，薬は化学的抑制としての意味しかなくなる．しかも，隔離室に入室させた上で，大量の向精神薬を投与し，さらに抑制帯を使用するなどといった処置は，過剰抑制以外の何ものでもない．

●規則の意味と無意味●

　保護と抑制の両方の意味を持つものに病棟規則がある．規則には，明文化されず暗黙のうちに存在しているものもある．患者の中の序列が病気の重症度や入院期間の長さで決まっていたり，だれが窓のカーテンを開け閉めするのか，家族の面会時に同室者へのお土産がいるかどうかなど，隠れた規則に気遣いながら患者は生活している．

　こうした規則は病院文化を形作っており，その中で生活する人間の行動を規定している．患者が退院して社会生活を営むためには，さまざまな状況の中で自分で現実検討を行ない，判断する力をつけなければならない．その力をつけるためにも，規則は最小限にして，その都度話し合って検討していく習慣を身につけたほうがよい．一人ひとりの状況に即して，何が最適の結論なのかを考えていくプロセスの中に，回復の可能性が含まれているのだ．しかし，校則どおりに閉じた校門によって生徒が死に至らしめられた事件のように，ともすれば規則を守ることが自己目的化してしまうことがある．規則はわれわれの行動を規制するだけでなく，想像力や思いやりの気持ちを規制し，新たな成長の可能性どころか生命まで摘んでしまう危険性を持っているのである．

●組織における管理者の役割●

　あらゆるシステムには常に相反する2つの力が働いている．学校や病院などの組織も同様である．その結果，組織はいつも矛盾する二重の任務を持っているようにみえる(Roberts, 1994, p.30)．たとえば，学校では，生徒の主体性・自発性を育てようとする一方で，規則を遵守し，教えたことをその通り受け入れるように指導・教育する．病院では，患者が治療に前向きになり退院することを期待する一方で，病院生活に馴染み患者役割をとることを期待してもいる．

　こうした二重の任務を持つ組織に方向性と統合性を与え，内部の運営と外部との調整に当たるのが，管理者の役割である．システム論的にいうと，管理者の機能はインプットとアウトプットを調整する境界膜としての機能である．たとえば病棟師長は，スタッフや患者の状況をみなが

ら，新たな患者を入院させるか否かを判断し，医師や外来などに伝える．また，必要に応じて，医師や事務，薬局，給食部，施設係など他の部署と交渉し，必要な情報や物品，人的協力を得たり，提供したりする．

　この師長の境界膜としての透過性が低ければ，情報や物品，人材などがなかなか病棟内に入ってこなかったり，病棟の状況を外部に理解してもらえなかったりして，内部の不満が増し看護師の働きが悪くなる．つまり，管理者は直接患者に接して看護に携わらなくても，看護の質を決定するのである．この管理者の機能を補助し，全体としての機能を高めるために役立つのが，前に述べた双方向の情報システムである．

　また，病院の管理が厳しく，社会との間の境界膜の透過性が低ければ，情報や人のやりとりが少なくなり，内部は停滞し，患者もたまっていく．社会に向かって開かれていて，外からのボランティアや訪問者が多いほど，病院は活性化することになる．

リハビリテーションの意味

　身体的な疾患や障害では，リハビリテーションといえば機能回復訓練を指すが，精神科では「社会復帰」と訳されることが多い．だが，これでは病院を社会から隔絶された世界とみなしているようにも聞こえる．実際には，精神科病院は社会の一員として機能しているわけで，経済的にも文化的にも社会の影響をまともに受けている．また，病院は1つの小社会であり，社会の縮図でもある．だからこそ，病院の中にも泥棒がいたり，規則破りやライバル争いなどがあり，社会のモラルが低下すれば，病院のモラルも低下するのだ．しかも，社会復帰を目的とすると，まるで今の社会が復帰すべき最良のゴールのような響きである．だが果たしてそうだろうか（中井, 1991a）．

　リハビリテーションとは，本来は「用意ができた，適した」という意味のラテン語「ハビリス」に「再び」という意味の接頭語がついたもので，中世ヨーロッパで，教会に破門された人の名誉を回復し，再びキリスト教徒として受け入れる際に使われた言葉であった．その後，罪を犯して刑に服した人が許されて更生するときにも使われるようになった．つまり，リハビリテーションという言葉には，その人の市民としての名誉と権利を再び取り戻させる，つまり，**全人的復権**の意味が込められているのだ．したがって，リハビリテーションは，単なる機能回復訓練や退院のための活動なのではなく，患者一人ひとりがその人らしく生きていけるよう，最大限の可能性を追求できるように援助することであり，治療と同時に始まるものなのだ．そして，そのために社会を変えていく努力も同時に含まれるものである．

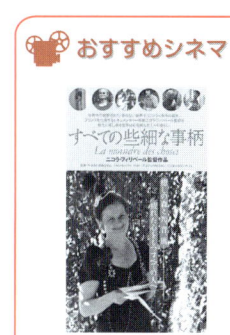

おすすめシネマ

「すべての些細な事柄」（ビデオ発売・販売＝ユーロスペース）

　ニコラ・フィリベール監督がフランスの精神科病院「ラ・ボルド」で，毎年恒例のオペレッタの上演までのプロセスを追ったドキュメンタリー映画．ここは，著名な哲学者ガタリと精神科医ウーリーとが作り上げた，全開放の治療共同体だ．広大な敷地，柔らかな日差し，緑の木々にそよぐ風．だが，ゆったりと歩く患者の姿や，絵を描きながら，時折幻聴に耳を澄ませる患者の姿は，日本の精神科病院で見る光景と同じだ．だが，患者と看護者，医師，ボランティアたちが協力してオペレッタを作り上げていく過程でみせる患者の生き生きした表情，終わった後の患者の含蓄あるコメント．こうしたものは，意図的努力なしには得られないものだ．

●欧米におけるコミュニティ・ケアの動向●

　日本では，退院を前提として作業療法や就労援助を積極的に行なう病棟を社会復帰病棟やリハビリテーション病棟と呼ぶことが多いが，英国などでリハビリテーション病棟という場合には，むしろ長期入院の慢性患者を対象とした療養病棟を指す．日本では閉鎖病棟でよく会う，退行した患者たちである．というのも，欧米ではすでに50年近くにおよぶリハビリテーションの歴史があり，日本の慢性患者程度の人々はとっくに自宅や地域のグループホームやハーフウェイハウスなどに退院してしまっているからだ．

　しかし，あらゆるリハビリテーションの試みにもかかわらず，急性入院病棟で1年以上2年未満の長期入院を余儀なくされる患者をなくすことができないことが明らかになってきた．こうした患者は，リハビリテーションもなく病棟に沈殿していたこれまでの長期在院者，慢性患者と区別して，**新長期在院患者 new long-stay patients** もしくは**新慢性患者 new chronics** と呼ばれる(Wing & Morris, 1981/1989, p.9, p.230)．現在，彼らのために，もっと積極的に医療をコミュニティに近づけるシステムが試みられている．英国の 'Ward-in-a-House' や米国の**包括型地域生活支援プログラム(Assertive Community Treatment；ACT)** などは，重症患者を在宅のまま，あるいは地域の中で，多職種チームによる24時間対応の体制で治療しようとするシステムである．

　病院治療からコミュニティ・ケアへの転換の背景には，高騰する医療費をなんとか抑制しようとする社会経済的要因が大きく働いていることは否定できない事実である．大勢の患者やスタッフを抱える大規模な病院は非効率的で不経済だというのである．

　しかし，コミュニティ・ケアが病院治療より安上がりであるという側面だけが強調されるなら，地域での治療やサービスの質の低下といった事態が引き起こされかねない．実際に，米国でも英国でも，精神科病院の入院患者数が減少した一方で，それと反比例するようにささいな犯罪や反社会的行為で逮捕収監される精神障害者の数が増加しているのである(Weller, 1989)．

　精神障害者の多くはもともと人間関係が上手ではない人々である．そうした人ほど援助が必要であるにもかかわらず，精神医療や専門家に不信を抱いている人も多い．英国には精神科専門のコミュニティ・ナースがいるが，入院してじっくり信頼関係を築き上げてきた従来の方法と比べると，短期間に施設を転々とし，かかわるスタッフも次々変わっていくことになる地域では，彼らをつなぎとめることはなかなか難しいという．リハビリテーション・サービスのネットワークの網の目からこぼれ落ち，ホームレスとなる精神障害者も少なくない．

> **ひと口メモ**
>
> **日本版ACT**
> 　精神障害者のための包括型地域生活支援プログラムACT．この日本語名称からすると福祉的施策のように聞こえるが，実は重症の精神障害者を対象として医療・保健・福祉の多職種チームが相互協力しながら対象者の生活の場に出向き，入院治療に代わる積極的治療とリハビリテーションを24時間体制で集中的・包括的に行なおうとするもので，アウトリーチ型の地域医療といえる．英国では看護師が中心となって活動している．2004年から厚生労働省の新規モデル事業として予算化され，2016年現在では全国に20か所の事業所がある．

● **日本におけるリハビリテーションの動向** ●

　日本の精神科病院でも 1950 年代からリハビリテーション活動が行なわれてきた．しかし，1999 年に旧厚生省が行なった調査では，精神科病院に入院している患者約 33 万人のうち 7 万 2000 人が退院可能であるが，現実には受け入れ側の理由によって入院を余儀なくされている**社会的入院**であるという現状が明らかになっている．

　1995 年，「精神保健法」が「精神保健福祉法」として改正され，精神障害者の社会復帰と社会参加推進の方向性が明らかにされた．とりわけここ数年は，数名の患者が共同生活を行なう**ケア付き住居（グループホーム）**や精神障害者のための**小規模作業所**や**地域生活支援センター**など地域生活を支えるシステムが全国各地に作られてきている．看護師の中にも病院を離れ，地域でグループホームを始める人たちが出てきている（「めぐハウス」編集委員会，1995）．

　厚生労働省は 2004 年，今後 10 年間に 7 万人を退院させる計画を発表した．また，財政状況の悪化から国公立精神科病院の縮小や統合が相次いでいる．また，保険診療報酬の改正によって，急性期病棟における入院期間の短縮化も進んでいる．しかし，その一方で 2003 年には「**心神喪失等の状態で重大な他害行為を行った者の医療及び観察等に関する法律**」が成立した．それにより，いわゆる触法精神障害者を強制収容して治療する施設の建設に膨大な予算が割かれ，地域の施設への助成金が削られるということも起きている．こうした計画には，リハビリテーションは患者だけの問題ではなく，社会全体のあり方の問題なのだという視点はほとんどみられない．精神障害者を退院させた後，どのような社会に迎え入れようとしているのか，どうしたら人々は精神的な健康を保っていられるだろうかといったことについてのビジョンがないのだ．

● **看護師にとってのリハビリテーション** ●

　精神障害者のケアの場が病院から地域社会へと移っていく中で，看護師はどのように変わってきているのだろうか．デイケアにせよ，訪問看護にせよ，グループホームにせよ，新たな試みを始めた看護師たちは，従来の看護とは違うかかわりが求められていることに気づき始めている．

　今までは看護師は患者と一緒に病棟の中に閉じ込められてきたも同然であった．そこには医師や作業療法士やソーシャルワーカーがいたし，看護師は病棟で患者を世話していればよかった．ところが病院の外へ一歩足を踏み出せば，患者の状態の判断にしてもいちいち医師に頼るわけにはいかない．今までなくても済んできた，社会制度や法律などに関する最新の知識や情報を持たなくてはならない．患者に対する働きかけだ

けではなく，地域社会へ向けても働きかけていく必要がある．そのためには，自分の主張や立場を明確に伝えるアサーティブな能力も要求される．

また，これからは，病院の中で専門性によってはっきり分化していた役割についての固定観念も捨てざるを得なくなるだろう．米国のある訪問看護師は，毎日，デポ注射のためのディスポーザブルの注射器と掃除機を持って患者のアパートを飛び回っていると言っていた．部屋を汚していると大家から立ち退きを迫られて，ホームレスになってしまうからである．英国のコミュニティ・ナースの一人は，知的障害者同士のカップルの家を週1回訪れ，クッキー缶の中にしまってある生活費がちゃんと残っているかどうかを確認するのを仕事としていた．ときには掃除や洗濯を手伝い，ときには恋の悩みに付き合い，ときには書類の書き込みを手伝ったり，法律相談に乗ったりする．それが看護の役割かどうかなどといってはいられない．役割は職種から生まれるのではなく，対象者のニーズから生まれるのである．

しかし，だからといって無条件になんでもやればよいというわけではない．病棟にいたときのように患者を依存的な存在にしてしまい，脱施設化ではなく単に場所を移しただけの**転移施設化** trans-institutionalism に陥る可能性がある．自分が何をやるか以上に，何をやらないかを，そしてもしやるとしたら，今これを自分がやることにどういう意味があるかを常に吟味しつつ行なわなくてはならない．また，一人で抱え込むのではなく，患者の家族，ソーシャルワーカー，保健師，医師，民生委員，ボランティア，作業所やデイケアの指導員など，患者とかかわっている多くの人々と連携して働くことが必要となる．ここでも看護師の社会性とアサーティブな能力が問われることになる．そうして地域に人々のつながりを生み出していくことが目標なのだ．

●患者との新しい関係性●

最近，地域では患者を医療やリハビリテーション・サービスの消費者としてとらえ，「利用者（ユーザー）」や「メンバー」「当事者」といった名前で呼ぶようになってきた．また，セルフヘルプ・グループとしての患者会（回復者友の会）は1960年代からあったが，障害者自らが精神医療やサービスのあり方，福祉政策などに自分たちの声を反映させようと行動し始めている．患者の人権擁護も専門機関に任せるのではなく，患者自らが声を上げ実践していこうとする**患者アドヴォカシー（PA）**の運動も始まっている．1993年には全国精神障害者団体連合会が結成された．

こうした動きの中で，援助関係は相互に対等な社会的関係の1つとして位置づけられるようになってきた．1995年のアイルランド・ダブリン

> **ひと口メモ**
>
> **「受け皿」**
>
> 　最近，精神障害者や認知症高齢者の地域でのケアを論じたものに，「受け皿」という表現をよくみかける．いつ頃から，だれが言いだしたのだろうか．もし，自分が入院したり，学校を卒業するときに，「あなたの受け皿はここ」などと言われたら，どうだろうか．
>
> 　英国では昔，紅茶はわざわざ受け皿にこぼして，冷ましてから飲んだというが，「受け皿」という言葉には，どこか余計なものがこぼれ出してしまうというような，厄介なモノを扱うというニュアンスがある．せめて地域での支援態勢とかサポートとか言えないものだろうか．

で行なわれた世界精神保健連盟世界会議では,「癒しのパートナーシップ」という言葉が叫ばれていた.治療的関係からより対等な癒し合う関係へ,というのだ.たとえば看護師もセルフヘルプ・グループとかかわるときには,専門職者としてではなく,一人の人間として自分について語ることが求められる.長らく病院という世界の中で白衣に象徴されるような職業的アイデンティティにすがってきた看護師にとっては,一個人としてのアイデンティティが試されるのである.

このようにみてくると,患者のリハビリテーションは必然的に看護師のリハビリテーションを前提としていることになる.そして,看護師のリハビリテーションは,サリヴァンのいうようなある種の人格の変容を必要とする(第10章参照).それは,退院していく患者たちだけでなく,病棟に残る患者たちの看護にとっても,大きな変革となるに違いない.もし,病院でリハビリテーションがうまくいかないとしたら,それはスタッフのリハビリテーションがうまくいかないせいなのだ.

●病棟看護の新たな挑戦●

上で述べたようなリハビリテーション活動やコミュニティ・ケアへ向けての新しい動きの陰で,病棟での看護が忘れられようとしている.

今や,精神科病院の稼ぎ頭の観のある作業療法(OT)部門の充実ぶりは目ざましく,多くの作業療法士が採用されて,作業やレクリエーションといった活動に看護師が直接関与しなくなってしまったところも多い.昼間は大半の患者が病棟外に出してしまい,良くならない患者と看護師だけが病棟に残されるという事態が生じている.しかも,「社会復帰」の掛け声が患者の不安を煽り,調子を崩す患者を生み出す.希望を失った患者を看護することほど困難な仕事はない.投影同一化を通して

COLUMN 専門分化の落とし穴

MRSAの院内感染が問題化し,多くの病院で感染予防のための専門委員会を設置するなどの対策を立てている.しかし,最近,そうした専門家を作った病院ほど感染がひどくなっているという噂を耳にする.というのも,感染予防は一人ひとりが気をつけるしか対策がないのに,専門家がいるというだけで「あなた任せ」になってしまうからである.

同じく,リエゾン看護師がいると,内科や外科などでは精神疾患を持っているというだけで看護師は自分たちでなんとかしようとせず,リエゾン看護師にすぐお任せしてしまう傾向が出ている.本来,こうしたコンサルテーションを行なう専門家は,実務を行なうのではなく,実務を行なう人に専門的な助言をしたり,心理的サポートを提供したりするのが役目なのである.どうも,日本では業務分担の発想から抜けきらないようである.

無力感と絶望感を体験させられるからだ．こうして看護師は，希望を失った患者と一緒に病棟に「沈殿」していくことになる．

しかし，いくら社会復帰病棟と呼ばれる病棟でも，患者のために病棟を快適に整え，食事や薬を提供し，入浴できるようにしておかなければならない．また，病棟に残る患者のケアも重要である．こうした日常生活の援助という仕事は，生活を通して患者に働きかける精神科看護の社会療法的役割の基本でありながら，目に見えて成果が上がるということがなく，人々に注目されることもない．しかも，家事と同じく，やらなければ非難されるがやって当たり前，しかもだれにでもできる単純な仕事のように思われている．診療報酬が個々のケアに支払われるわけではなく，まさにシャドウ・ワーク（Illich, 1981/1990）なのだ．そのため，ますます病棟で患者と生活をともにするかかわりが，無意味で無価値なものとされがちになる（Clark, 1981/1982, p.137）．だが，それはおかしい．

● **働くことはだれにとっても価値のあることか** ●

上に述べたことは看護師の問題であるばかりではなく，障害者の問題そのものとつながっている．つまり，何かを生産したり賃金を得たりすることが，だれにとっても本当に価値のあることなのだろうかという問題である．ちなみにユダヤ・キリスト教では，労働と出産（両方とも英語では labour である）とは，罪を犯した人間アダムとイブに対して神が課した罰と考えられていた．しかし，ウェーバーはプロテスタントがその労働観を180度変え，勤労を信仰の証としたことによって資本主義が成立したとみた（大塚, 1977）．だとしたら，働くことを人間として当然の義務とみなす考え方は，人間社会にもともとあったものではない．

経済的な自立は確かに人間の尊厳にとって不可欠な条件かもしれない．しかし，何もしない，何も作り出さない人は価値がないのだろうか．また，人の世話になってはいけないのだろうか．最近，身体障害者の**自立生活運動**の中で，電動車椅子を使わないと決断した障害者がいる（安積・岡原・尾中　他, 1995）．電気仕掛けの車椅子で動くより，だれかに押してもらう（押させる）ことに意味があると考えたのだ．ある脳性麻痺の男性は，いわゆる自助具のスプーンを使うことを拒否した．「犬のように食う」食べ方が自分の食べ方だからであり，みんなが同じように食べなければならないという「障害がない人」の常識を覆したいのである（石川, 1992）．器具を使って楽に身体を動かせるより，自分で動いて痛みを感じるほうが生きている実感があるという人もいる．差別を問い直すためには，一度従来の価値観をひっくり返す必要があるように思われる．難病のため呼吸器をつけ24時間何人ものボランティアに支えられて在宅生活を送っていた鹿野靖明は，「**自立とは誰の世話にもならずに**

📝 **ひとロメモ**

障害者役割

社会学者パーソンズは，社会的に制度化された役割としての患者役割を，①正常な社会活動と責任の免除（依存し，世話される），②病気に対する責任の免除（病気だからといって処罰されない），③病的状態からの回復に努力する義務，④専門家としての医師への協力義務，つまり「患者」となる義務と特徴づけた．

岡原正幸は，障害者の場合は①，②が障害者から自己責任性や主体性，社会活動への参加の機会をかえって奪っているという．さらに，障害者にはみえない感情の規範が適用される．それは障害を耐え忍ぶ義務もしくは否定する義務（明るい闘病生活）であり，善意ややさしさを引き出す義務（愛される障害者）である．また善意ややさしさを受け入れて，感謝する義務もそこに付加される．要するに障害者や高齢者は「かわいく」なければ世話してもらえないと批判している．

生きていくことではなく，あくまで**自己決定ができること**」という（渡辺, 2003）．

患者の多くは，スタッフ以上に自分は働かなくてはならないと信じ込んでいるものである（中井, 1991b）．そのために，過剰に負担に感じて不安になり，増悪・再発を繰り返すことも珍しくない．そして患者は，再発を自分の失敗とみなし，自分の成長やその人らしい生き方を見つけるためのステップとは考えられないでいる．

退院だけが生きる目標のように，退院後の生活を想定してのプログラム——たとえば，簡単な料理の作り方や服薬の訓練ばかりやっていて，将来にどんな希望が持てるだろうか．患者の生き方の選択はもっと多様でよいはずである．音楽や映画を楽しむこと，喫茶店で暇を潰すこと，自分で好きなものを買うこと，おいしい料理を作って食べること，読書したり，趣味を持つ楽しみを知ってこそ，もっと自由な生活を望むきっかけになるのではないだろうか．

スタッフもまた，退院させなければという強迫観念が強いと，患者の再発・再入院を自分たちの失敗と感じてしまう．そして次第にかかわろうとする意欲が失われていくのだ．退院の可能性がみえないといっても看護の必要がなくなるわけではない．むしろ，看護の出番であろう．患者がこれからの人生をどうすればその人らしく生きていけるのか，その可能性を広げるには何をどう変えていけばよいのかは，同時に看護師がどうしたら自分らしく生きていけるのか，何をしたいのかにもかかわってくることであり，患者とともに自分たちの新たな可能性を見つけなければならない．無論，精神科病院のあり方，精神医療そのもののあり方の新しい可能性も，同時に追求される必要があることはいうまでもない．

おすすめブックス

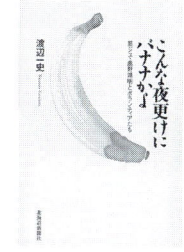

『こんな夜更けにバナナかよ』
（渡辺一史著，北海道新聞社）

進行性筋ジストロフィーという難病を抱えて，人工呼吸器に繋がれ寝たきりの状態で「自立生活」を生きぬいた鹿野靖明と，大勢のボランティアの物語である．しかし，世間の偏見や差別と闘う障害者とそれを支えるボランティアの心温まる交流…などと高をくくってはいけない．欲望と絶望の狭間でのたうつ鹿野さんを前に，ボランティアもまた，自分の生き方への疑問を突きつけられるのだ．本書のタイトルは，夜中にボランティアをたたき起こした鹿野さんが，ペロリとバナナを平らげ，さらに「もう1本」と要求したというエピソードから．健康な人間ならだれにはばかることもなく自分でできることなのに，人に頼まなくてはならない障害者では「わがまま」と言われる．それはおかしなことではないか．この本を読みながら，入院中の患者の不自由さを思って，ついため息が出てしまった．

第10章 看護という職業

看護師の職業意識と画一性

　24時間患者のそばにいる看護師は，患者にもっとも近い存在である．したがって患者のことを一番よく知っているという主張をよく聞く．が，果たしてそれは本当だろうか．

　確かに，交替制の勤務体制と業務分担によって，看護師の仕事は途切れることなく行なわれていて，看護師のだれかは常に患者のそばにいる（ナース・ステーションにいることが患者のそばにいることになるかどうかは別として）．しかし，同じ一人の看護師が，常に患者と24時間ずっとかかわっているというわけではなく，いわば看護チームの連携プレイにすぎない．にもかかわらず，24時間そばにいると主張するのは，看護師が自分たちを一体のものとみなしているからにほかならない．

　看護師はどの職種よりも大きな集団を形成している．しかも，上から下まで同じ型のユニフォームを着用し，規律とマニュアルが重んじられる．全体としてまとまりと均一性が，看護師一人ひとりの個性や独自の判断よりも優先されるのである．自分の名前を名乗らず，「この病室担当の看護師です」とか，「準夜の看護師です」と自己紹介する看護師もいる．話し合いでも看護師の多くは，「私たち」という主語を使う．看護師個人の顔がみえないのである．サリヴァンが嫌ったのは，こうした看護師の職業意識にとらわれた画一性であった．彼は看護師がこうした意識を捨て去り，本来の人間的な感受性を取り戻すには，ある種の人格変容が必要だとまでいっている（Sullivan, 1962 /1995）．

●看護師の心理的ストレス研究●

　しかし，看護師のこうした画一性や人間的な感受性の喪失はなぜ生じてくるのだろうか．

　1950年代末，精神分析家メンジーズは，ロンドンの総合病院から看護師の定着率の低さについての調査を要請され，看護業務を直接観察する

かたわら，スタッフにインタビューし，看護組織を対象関係論の観点から分析した（Menzies, 1960）．

メンジーズはまず，看護の仕事自体が，ある種の不安とストレスに満ちたものであると指摘した．今でこそ人間の死や損傷，痛み，苦悩といったものに直面する医療者の二次的 PTSD や共感疲労についての理解が進んできているが，1950 年代にはまだそれは知られてなかったから，彼女の論文はきわめて画期的なものであったが，看護師の中に賛否両論にわたる激しい論議を呼んだ．そして 40 年後の今，再び注目を浴びている（Menzies Lyth, 1988）．

● 看護師の不安 ●

傷つき病んだ患者は，程度の差こそあれ，死に直面した心的外傷の生存者である．医療者はその救援者であり目撃者でもある．医療者が「目撃者の罪悪感」から何もできない自分を責める気持ちを抱くのは避けられないのだ．しかも，すべての人の命を救うことはできないという厳然たる事実がある．一方，心的外傷を負い，入院によっても無力な立場に置かれた患者は，怒りや苛立ちを医療者に向けることがしばしばある．とくに看護師はその対象になりやすい．人間は依存的であればあるほど，攻撃的になるからだ．

COLUMN サリヴァンとペプロウ

米国で「精神科看護の母」と呼ばれているペプロウが，その学問上の出発点となっていると自ら語っているのがサリヴァンの対人関係論である．

ペプロウは心理学の学士の資格を得ているが，学生時代はポスト・フロイト学派の一人として知られるエーリッヒ・フロムの講座で学んだこともある．その後，有名な精神科治療施設チェスナット・ロッジに勤務，フリーダ・フロム＝ライヒマンのスーパービジョンを受けた．彼女は小説『デボラの世界』（みすず書房）に登場する女医のモデルとされる人である．また，チェスナット・ロッジでペプロウはサリヴァンと出会い，ともに仕事をするようになる（Barke, 1993）．

しかし，サリヴァンは看護師嫌いで有名な人である．米国で臨床専門看護師（Clinical Nurse Specialist：CNS）の制度のもとを作ったとされるペプロウがどのようにサリヴァンと出会い，会話したのか，興味が尽きないところである．

サリヴァンがしっかりと訓練された看護師を忌避していたことは有名であるが，それは看護の倫理（「正しかろうが，誤っていようが，私のプロフェッションよ」という思いを含む）と，決まりきった常套句，概念，技術などのために，「精神科病院の環境の複雑な不確実性の中で対人関係を築くための適性は痕跡的にまで退化」しているからであり，「人格の全体性を直観的に把握するという，かつては前思春期にある者ならだれでも持っていたはずの能力を看護師が取り戻すには，人格の変容をきたすほかはない」とまで言い切っている．

彼は前思春期頃に統合失調症発症の危機を経験したことのありそうな若い男性職員を選んで特別な治療病棟を作り，共感的な治療環境のもとで目覚ましい治療効果を上げた．

フィグリー(Figley, 1995, p.16)は，治療者が共感疲労を起こす背景に彼ら自身の過去の外傷体験があることを指摘している．メンジーズ(1960, p. 8)もまた，人をケアする職業を選ぶ側の，幼少時の葛藤とファンタジーが，患者との関係をより複雑なものにしていると述べている．

　第2章でみたように，そもそも他者への思いやりは，自分が愛する対象を攻撃して破壊するという不安を和らげる償いの衝動として生まれてくる(Winnicott, 1965/1977)．つまり，傷ついた人をみると放っておけず献身的に尽くしたくなる傾向は，抑うつ態勢の不安から生じる罪悪感と深く結びついているのであり，患者の苦しみを目撃した看護師は，罪悪感からますます無制限の献身に駆りたてられることになる(Herman, 1992/1996, p.225)．

　ところが，患者が拒絶的であったり，いっこうに回復しなかったりする場合，抑うつ態勢に特徴的な怒りと無力感がよみがえる．看護師のアイデンティティだけでなく，自己のアイデンティティまでが揺らいでしまうように感じられるのだ(大川・渡会・武井, 1992)．また，患者が執拗に甘えを求めてくると，自らは甘えたくても甘えられない看護師のこころの中に怒りが生じ，許せない気持ちが起こる．しかしこうした患者に対するネガティブな感情は，良い看護師でありたいと思う人ほど抑圧され，無意識的に患者を避けたり罰したりする行動(ときには医療ミスとなることもある)となって表れたり，うつ状態に陥ることも少なくない．マランはこれを**援助的職業症候群**と名づけた(Malan, 1979/1992, p. 180)．

●看護組織とその特徴●

　看護師の組織は統一されたユニフォームと強固な**ヒエラルキー**(階級構造)を持つ点で，軍隊とよく比較される．これは上に述べた看護師の不安に対処するための**組織的な防衛**だとメンジーズ(1960)は解釈する．しかし軍隊では，現場での具体的行動についての判断は，トップの総帥ではなく前線の部隊に委ねられている．一方，看護組織ではあくまで師長，看護部長などのトップが強い権限を持つ．このシステムによってスタッフ看護師は責任から免れることができるが，看護師の能力は「有能」と「無能」とにスプリットされ，有能さはより上の者に，無能さはより下の者へと投影される．また，中間の看護師はより有能な上司と同一化しようとして，下の看護師(最も下に位置するのが看護学生)に対しては理想的な厳しい規律を求めることになる．こうして下に厳しい組織が出来上がっていく．

　看護師の組織的防衛の方法には，患者との人間関係から生じる感情的葛藤を避けるために，患者との全人格的な関係を部分的関係に分割させ

てしまうという方法がある．機能別看護のシステムや，頻繁に行なわれる勤務交代も，患者を「うつの患者」（内科ならばたとえば「腎臓の患者」）とか「個室の患者」などとカテゴリー化して呼ぶやり方も，同じ防衛方法とみることができる．ユニフォームもまた，患者とのパーソナルなつながりをできるだけ排除しようとする組織的防衛の1つといえる．

メンジーズはさらに，ケアのルーティン化やチェックリストの多さ，マニュアル志向について言及し，これらも看護師特有の責任回避のシステムであるという．そして最後に指摘したのは，看護師が変化を嫌い，できる限り回避しようとする傾向についてであった．変化が起これば，既成のルーティンや規則が通用しなくなり，自分で判断せざるを得なくなる．それを看護師は恐れているというのである．

1950年代のロンドンの病院に限らず，こうした組織ではやる気のある看護師ほど辞めていくことになっても不思議ではない．だが，定着率が低くなるのは患者のケアにはマイナスでも，病院経営の観点からすれば人件費の高騰を抑えるという点でメリットがある．そのため，看護組織の改革に本腰を入れて取り組もうとする病院は少なく，旧態依然とした看護組織が保持されていくことになる．

感情労働の概念

第5章でみたように，看護師は投影同一化という無意識のコミュニケーションを通して，患者のさまざまな感情の容器になる．それはこころを動かすコミュニケーションであり，ふだんはしっかりしまい込まれ，防衛されている看護師自身の感情や葛藤がむき出しにされてしまう（Casement, 1985/1991, p.93）．そこで看護師は**自らの感情にどう対処する**かという問題に直面せざるを得なくなる．にもかかわらず，職場ではそうした問題をオープンに話し合う機会はあまり与えられていないのだ（武井, 1997a）．

米国で職業と感情との関係が注目され始めたのは，サービス業を中心とする第3次産業に従事する人々の数が急速に増加し始めた1970年代半ばのことである．それは，**バーンアウト**についての心理学的研究が次々と発表されるようになった時期でもある（武井, 1995）．ホックシールドらによって**感情労働**という概念が提唱され，**感情社会学**という分野が確立した（Hochschild, 1975）．

ホックシールド（1993, 1989/2000）は，現代的職業の典型である航空会社の客室乗務員を分析対象に選び調査した．航空会社の主たる任務は乗客を目的地まで運ぶことだが，客室乗務員の任務は何よりもまず，乗客が飛行に不安を感じることなく，気持ちよくくつろいでもらえるように

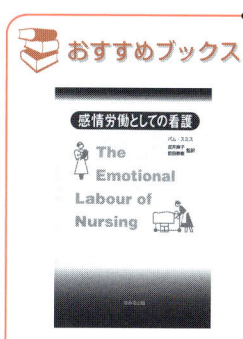

おすすめブックス

『感情労働としての看護』（パム・スミス著，武井麻子・前田泰樹監訳，ゆみる出版）

感情労働の研究で米国の感情社会学をリードするアーリー・ホックシールドは，看護は感情労働の中でも特殊なものとみている．本書の著者，パム・スミスは英国の看護学研究者で，この本のもとになった研究で1989年に国民看護賞を受賞，その後，カリフォルニアのホックシールドのもとで1年間研究を深め，看護学における感情労働の研究の始まりを告げる本書をまとめた．この本には，スミスが看護学生へのインタビューや病院でのフィールドワークを通して見出した，看護と感情にまつわるさまざまなルールや現象が描き出されている．この本の原書を大学院のテキストとしたことがきっかけで，『感情と看護』（武井麻子著，医学書院）が生まれた．

することである．そのために微笑を絶やさず，気を配る．酔っ払った客や文句の多い不快な客に対しても嫌な顔をみせたり怒ったりせず，危機に際しても不安がったり大声を上げて騒いだりしない．常に優しく沈着冷静であるようにみせて，乗客を安心させなければならないのだ．乗客と自分の感情をコントロールすることが彼女らの職務であり，その技術を身につけるまで厳しく訓練される．

感情労働とは，労働内容(職業役割)の不可欠な構成要素として，適正な感情と不適正な感情，その表出の仕方などが**感情ルール**として規定されている職業のことをいう(Hochschild, 1979)．すなわち，クライエントの感情を対象に，自分の感情を手段として用いることが仕事の重要な部分を占め，しかも，適正な感情の自己管理が働く側に期待され，有形・無形の報酬がそれに支払われるような労働である．感情労働者は研修や管理体制を通じて，雇用者から感情活動をある程度支配される．

●看護の中の感情労働●

看護師の仕事も，優しく共感的な態度を示すことで患者の不安を和らげ，気分や意欲を高めようとする感情労働である．そのために自らの感情を管理しなければならない．嫌な患者に冷たい態度をとったり，生(なま)の感情を表に出したりすることはタブーであり，そのようなことがあれば看護師としてばかりではなく，人間として未熟だとみなされる．

もっとも簡単な**感情管理**の仕事(**感情ワーク**)は，表向きの感情表現を感情ルールに合わせて修正するものだ．いわばオモテとウラの使い分けであり，たとえば，腹が立っているのに，にっこり笑ってみせるような**表層演技**だ．この次元ではまだ，看護師は自分の本当の感情に気づいている．だが一方で，自分を偽り，患者や同僚を裏切っているという意識をどこかで持つことになる．

この意識に苛(さいな)まれないためには，自分の感じ方そのものを変える必要がある．患者の置かれた状況を考えたり，患者は看護師としての自分に感情をぶつけているのであって，自分個人にではないと思って，自分は腹が立っていないと信じ込むのだ．こうして感情のルールは人格の中に組み込まれていき，無意識のうちに感情を処理する**深層演技**が行なわれるようになる(Hochschild, 1979)．この次元の深層演技では何が起こっているか本人も自覚できないことが多く，単純な助言でみえてくるものでもない．ただ，感じるべき感情を感じるだけになる．

もっとも深い無意識の次元で行なわれる感情ワークは心的感覚麻痺，**感情麻痺**である．患者の急変時や瀕死の急患が運び込まれたときには感情は解離され，自動機械のように身体だけが動く．ショックすら感じないのだ(第3章参照)．

● 無視された感情労働の代償 ●

　欧米のホスピスでは，看護師が大声で泣くことのできる特別な部屋（慟哭の部屋_{スクリーミング・ルーム}）が設けられているという．また，亡くなった受け持ち患者が一定数以上に達すると，休暇を与える制度もあると聞く．しかし看護の正式科目には，客室乗務員のように感情をコントロールする訓練は組み込まれていない（しかし，陰に陽にたたき込まれる）．職場でも，看護師が自分の感情について語り合うことは業務として公に認められておらず，そのための時間もない．ケース・カンファレンスでは患者や家族の問題について語ることはあっても，自分たちの直面している問題，とくに感情面について語ることはまれだ．最近の申し送りの廃止の動きはそれに拍車をかけている．その結果，看護師は控室やロッカーでのおしゃべりで憂さを晴らしたり，勤務後の気晴らしにお金をかけることになる．

　実際，看護師の喫煙率の高さは欧米でも有名であり，薬物依存，ギャンブル，買い物，アルコールなどの嗜癖そして自殺は，隠れた職業的メンタルヘルス上の問題となっている．看護師になる人に被虐待児やアダルト・チルドレン（AC）が多いという傾向の上に，感情を抑圧する職場のシステムがそれを増幅させている．結果的に，看護師が感情の容器として十分機能しなくなってしまうのである．

　看護師の感情労働が長い間無視され，低い評価しか与えられてこなかった背景には，感情労働の起源が家庭にあり，女性の仕事として一段低くみられていたこと，女性を「感情的」であると規定することによって，感情そのものが原始的で未熟な人間性を表すものとして社会的に疎んじられる傾向があったことが挙げられる（James, 1989）．

　しかし，看護において感情は職務上必然的に生じてくるものであり，個人的な感情として片付けられない要素を含んでいることは前にも述べた．また，個人の私的な努力と仲間内のサポートだけで対処しきれるものではない．筆者が研修を受けた英国の精神科病院では，外部からコンサルタントを呼んでスタッフ・ミーティングを行なったり，スタッフの感受性訓練を定期的に行なっていたりした．人間の苦悩と悲惨を目の当たりにする精神科では，どこよりも看護師自身のためのシステムが必要ではないだろうか．

プライマリ・ナースの悩み

　近年，患者の個別性を重視した看護が叫ばれ，患者一人ひとりの看護計画を立てることが義務づけられるようになってきた．それに伴い，精神科でも個人担当制（受け持ち制）を採用する病院が増えてきている．欧米にならって担当看護師をプライマリ・ナースと呼んでいるところもあ

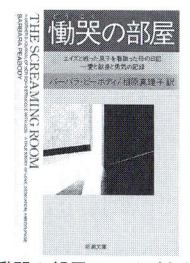

📖 **おすすめブックス**

『慟哭の部屋―エイズと戦った息子を看取った母の日記：愛と献身と勇気の記録』（バーバラ・ピーボディ著，相原真理子訳，新潮社・新潮文庫，絶版）

　screaming room とは，ホスピスに設けられた特別な部屋．明かりを落とし，音が外に漏れ出ないようになっているために，泣いたりわめいたりしたい人はだれでもここへ来て，思う存分泣くことができる．『慟哭の部屋』の著者バーバラ・ピーボディは，離れて暮らしていた息子からある日突然電話を受ける．それは息子がエイズを病んでいるという知らせ．そのとき同時に彼女は息子がゲイであることを知る．二重の驚きと悲嘆．その2つの知らせを受け入れるのは，母として耐えがたいものであった．彼女は家族にも慟哭の部屋 screaming room が必要だと訴える．やがて，彼女は敢然と現実を受け入れ，息子とともにエイズとの戦いを始める．

　本書は，エイズが身体もこころもどれほど苦しめるものか，人々の偏見や差別がどれほど事態の悲惨さを増幅させているか．エイズ患者とその家族に対してどんな援助が必要なのかを教えてくれるだけでなく，米国の親子関係の1つのありようを描き出して感動的である．

るが，本来，プライマリ・ナースとは患者の治療と看護に関して入院から退院まで一貫して責任を持ち，主治医とも対等に議論のできる看護師を指す．プライマリ・ナース制度は，メンジーズが指摘した責任回避のシステムから看護師が一歩踏み出すものなのだ．

しかし，それに伴って大きな責任と困難がつきまとうのも事実である．「人間関係において，重要な人ほど有害でもある」(神田橋，1989, p.204)という逆説的な真理は，看護師－患者関係にも当てはまる．家族がよい例である．患者にとって重要な家族はサポートにもなるが，過剰なプレッシャーや葛藤のもととなることも多いのだ．つまり，一人の患者と看護師との一対一の関係は，治療的な可能性と同時にある種の危険性もはらんでいる．しかし，従来の看護教育では，看護師と患者の一対一の関係の重要性を強調するあまり，その関係は近ければ近いほど，そして深ければ深いほど良しとされ，看護師－患者関係が内包する危険性やその関係に大きく影響を及ぼす組織や社会の環境要因についてはあまり教えられていない．

患者と看護師の一対一の関係が近くなればなるほど，過去の親子関係の再現となることは避けられない．しかも精神科においては，患者はそこに複雑な葛藤を抱えていることが多いので，必然的にその関係には大きな感情的な負荷がかかってくる．第5章でB子さんに頼られたRさんのように，患者の感情の容器になった看護師自身にも過去の葛藤にまつわる感情が呼び覚まされる．ときには，患者の気持ちが痛いほどわかり，患者の感情なのか自分の感情なのか，そのどちらでもあるような感覚を味わう．恋愛感情として感じられることもある．患者の幻想と同一化してしまうのである．これが巻き込まれ体験であり，非常な痛みを伴うのが常である．共感疲労が起きてくるのは，このようなときである．

●プライマリ・ナース制度を支えるもの●

こうした閉塞的な状況から抜け出すには，他のスタッフのサポートやスーパービジョンが不可欠である．グループセラピーでは，2人のコンダクターがいて，おのおの違った立場でグループに関与するが，プライマリ・ナース制度においても，サブのプライマリ・ナース(アソシエート・ナース)がぜひとも必要である．

このサブのナースは，単にプライマリ・ナースがいないときの補助というのではなく，2人1組のチームを作る．プライマリ・ナースとは見方や感じ方が一致していないことに意味があり，グループ・コンダクターの場合と同じくたとえば片方が女性であれば，片方が男性であるとか，年配の看護師と若い看護師というように，意識的に異質な組み合わせであるほうがよい．一致していないことが前提であれば，互いの考えの違

✎ひと口メモ

スーパービジョン

スーパービジョンとは，指導監督のことをいい，親が子どもをみるようなときに使われる．教育上の指導の意味にも使われるが，その場合，監督という意味あいは少ない．スーパービジョンを行う人をスーパーバイザー，される人をスーパーバイジーというが，英語では会社の上司などもスーパーバイザーという．繰り返し指導を受けるうちに，スーパーバイザーの考え方そのものがスーパーバイジーの内面に取り込まれていくと，スーパーバイザーの指摘や助言がなくても，自分の癖や問題に気づいて修正できるようになる．これが「内なるスーパービジョン」(Casement, 1985)である．

いも主張しやすい．その2人がどんなに違っていても協力できることを示すのは，よく機能する家族のモデルとなる．プライマリ・ナースと主治医，あるいは他の職種の担当者との関係も同じである．

　実際，患者と看護師の間に，どのような相互作用が起きているかは，当事者よりもむしろ第三者のほうがよくわかるものであり，B子さんをめぐるカンファレンスの場面にみられたように，他の看護師からのフィードバックによって初めて気づかされることが多いのである．つまり，個別看護が十分機能するためには，スタッフ同士が本当に信頼し合って，良いことも悪いことも率直に意見を言い合え，ときには弱音も吐ける，つまり安心してコンフロンテーションし合えるチームの存在が不可欠なのである．

　ところが，患者のあらゆる問題の責任をプライマリ・ナースに押しつけることをプライマリ・ナース制と誤解しているところがある．患者が何か訴えて来ると，「それは担当の看護師に言ってください」と逃げてしまうのだ．その結果，プライマリ・ナース一人がますますその患者を抱え込んでしまい，他のスタッフはいよいよ冷淡になる．プライマリ・ナースもその患者とかかわることが負担になり，ついにはその患者はだれからも見離されてしまうという結果になる．

　しかも，「担当の看護師へ」と言って逃げることは，本人は気づかなくとも，患者にとっては明らかに拒絶された体験＝ネグレクトになる．意識するしないにかかわらず，患者はそのときその人を選んで声をかけているのだ．プライマリ・ナースに言えなくて，わざわざその人に救いを求めたのかもしれない．あるいはその患者は，子どもの頃からいつもそのような待遇を受け続けていたのかもしれない．「そんなことはお父さんに言いなさい」「お母さんに言いなさい」「先生に言いなさい」などと．そして，結局は「だれにも言ってはいけない」ということを学習していたかもしれない．だとすれば，看護師の一言は「やっぱり私はだれからも相手にしてもらえない」という思いを追認してしまうことになる．

　プライマリ・ナースとの関係に第三者を巻き込んで，三角関係化を図ろうとする患者ももちろん存在する．この場合も，プライマリ・ナース以外のスタッフがかかわらないようにするというのではなく，それぞれのスタッフが，常に「今，ここで」のかかわりを大事にし，プライマリ・ナースと十分話し合いながら連携を図るほうがよいのである．

スーパーナースの落とし穴

　精神療法における治療的な関係のあり方については，多くの精神療法家が語っているが，患者と一対一の関係を持つことになるプライマリ・

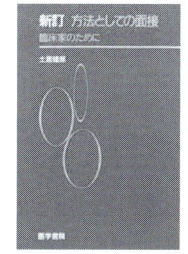

おすすめブックス

『方法としての面接』（土居健郎著，医学書院）

　土居健郎『方法としての面接』（医学書院）は，筆者が大学院修士課程に在籍していたときのゼミでの講義が本にまとめられたものである．保健学科の精神衛生学教室（当時）では，臨床心理士やソーシャル・ワーカー，家庭裁判所の職員など，さまざまな領域のさまざまな職種の人が学んでおり，看護師はごく少数であった．本書はそうした背景から，精神療法を行なう医師だけでなく，さまざまな対人職種の読者を対象として書かれた本である．面接の方法といっても，座り方やしゃべり方などの技法ではない．対象の理解の仕方，考え方についてなのである．したがって面接しない人でも参考になる本であり，自分を理解しようという人にもおすすめである．

ナースにとっても，多くの示唆に富むものである．そこで，土居健郎の挙げた「治療者が陥りやすい落とし穴」（土居，1967）にならって，精神科のスーパーナースになろうとすればするほど陥りやすい勘違い——スーパーナースの落とし穴——について考えてみよう．

▶ **看護とは，患者に何かをしてあげることだと考えること**

患者のそばへ手ぶらで行ってはいけないと教えている学校があるという．体温計にしろタオルにしろ，行って何かをしてあげなければ行く意味がない，あるいは明確な目的を持ってでなければ患者のそばへ行ってはいけないということらしい．ただ患者とおしゃべりしていると怠けていると思われて気が引けるという看護師も多い．それで患者と話をすることを，わざわざ「情報収集」と言ったりする．

しかし，看護師が患者と話をするときには，どんな内容であれ人と人との出会いがあり，人格と人格とのぶつかり合いが起こっている．シュヴィング（1940/1966）のように黙ってそばにいて時間と空間を共有しているだけでも意味があるのだ．スタッフは**存在すること**，being 自体である環境を作り出し，対象として自分を差し出しているのだ．

しかし，スーパーナースは欠けているものを見るととにかく満たしたくなり，汚れているものはとにかくきれいにしたくなる強迫傾向がある．つまり，being に満足できず doing に頼ってしまうのだ．その結果，患者が求めたわけでもない余計なお節介をしてしまうことになる．そして，何かをしてあげることで，何かを与えている気になるのである．逆に，自分にできることが何もないと感じると，患者のそばにいることが耐えられなくなる．

良い看護師というのは，「必要な時にそこにいる」看護師だ．そのためには普段から周囲にまんべんなく関心を向けていて，どんな患者のどんなサインも見逃さない注意深さが必要である．

▶ **看護するに当たって，患者とまず良い関係でなければならないと思うこと，そのためには患者の欲求を受け入れ，満たしてあげなければならないと思うこと**

土居は，「患者との良い関係というものは出来上がってくるものであって，人為的に作りだすものではない．もし，治療者が患者と良い関係を作ろうと努めると，たいていの場合は患者を手なずけようとする結果になる」（1967, p.5）という．

もし，看護師が患者との良い関係にこだわっていると，意識的・無意識的に患者の怒りや不満のサインを見逃し，自分たちに都合の良い面しか見ないようになってしまう．「良い患者」ばかりを作り出そうとしてし

まうのである．患者がその意に沿わないと不安になり，怒りを感じる．だが，良い関係でなければならないという強迫観念から，自分たちの怒りも否認される．そして，患者の行為を病気のせいと合理化して，薬を増量したり隔離したりする．あくまで自分では職業的良心に基づいた行為と思っているが，実は患者を罰しようとする行為なのだ．こうしてサリヴァンの嫌った抑圧的な看護体制が出来上がる．

　治療的な観点からみれば，「良い関係」が必ずしも良い関係とはいえない．たとえば，B子さんはスタッフに甘えたい気持ちをストレートには表現せず，他の患者の世話をするなど，看護師には「良い患者」とみられていた．B子さんは我慢することは良いことで，わがままを言うことは悪いことと信じていたのだ．湿布薬の要求は，B子さんにできる最大限のわがままだったわけである．しかし，そのわがままがなければ，B子さんの気持ちはいつまでも理解されず，B子さんは無理を重ねることになっただろう．つまり，治療的にみれば，一見「良い関係」とみえる関係が実は悪い関係なのであり，「悪い関係」が良い関係だったのである．治療とは患者の満たされない欲求を満たしてあげることではなく，患者が自らの満たされない欲求に気づき，それをどう乗り越えていくかを学ぶことなのだ．

▶ **患者に対して看護師は感情的になってはならないと思う，ましてや看護師が患者を嫌うことはあってはならないと思うこと**

　患者の問題が葛藤という感情の問題である限り，感情をもってしか対処することはできない．ただし，感情について語ることと，感情をそのままぶつけることとは違うのだ．自分の感情に気づかないでいると，かえって感情的になってしまう．自分の感情を言葉で表現できれば，相手からの反応も得やすい．実習で用いるプロセス・レコードは，自分の感情やその癖に気づくための方法だ．

▶ **看護師は患者をよく理解し，なんでもわかってあげなければならないと思うこと**

　ウィニコットは，精神分析における患者と治療者との関係上の失敗を育児の失敗と対比させて，次のように論じている（1965/1977, p.50）．

　母親は，生後しばらくは赤ん坊と同一化し，共感に基づいて子どもの感じているものを感じとり，その求めるものを供給することができる．これは子どもにとって必要なことである．しかし，母親が子どもの要求に応じることに失敗すると，子どもは怒り，反抗するが，その見返りとして子どもは母親からの「何か陽性なもの」を獲得し始める．これはまさに「甘え」である．つまり，母親が失敗することによって，子どもは必ず

しも母親と一心同体ではないことを自覚するようになり，そこで，完全なる同一化とは違った次元の母親との絆=「甘え」が生まれるのだ．同時に言葉を獲得して，自分の独立の地歩を固め始める．この，わかってあげようとしてそれに失敗する母親が，子どもの成長に必要な「**ほど良い母親**」なのである．この失敗は成長に欠くことのできない失敗といえる．

しかし，この段階でもし母親が子どもの出すサインを見ずに，自らの直観によって子どもの欲求を性急に満たしてやろうとすれば，子どもは満足するどころか，侵害され，押しつけられたと感じる．そして子どもは，自分の欲求を前もってわかってしまう見せかけだけの「良い母親」を，魔術的な力を持った危険なものとみなすようになる．M君の母親のような「過保護」な親というのは，まさにこのような母親である．

子どもの場合，一心同体でわかってあげることが必要な段階と，サインを読みそれに応じることが必要な段階を行きつ戻りつして成長していくので，母親はどうしても失敗することは避けられない．けれど，そんなとき子どもは欲求不満を感じているということを理解していることが重要なのであり，欲求不満を感じさせないことがよいわけではない．

看護師にも言葉以前の共感に基づくコミュニケーション能力が求めら

COLUMN 「わかること」と「分けること」

土居健郎は「わかること」は「分けること」から始まるという．相手をわかるには，自分と相手を分けて考えることができなければならない．

土居はさらに「わかる」ことをめぐる感情のあり方が疾患によって違っていることから，新たな「見立て」の方法を提起している（下図）．すなわち，「統合失調症圏」の患者は「わかられている」と思っているのに対し，「躁うつ病圏」の患者は「わかりっこない」と思っている．「わかってほしい」と自分の病気について能弁に語るのは「神経症圏」の患者である．一方，「わかられたくない」のが犯罪や逸脱行為を起こしやすい「精神病質圏」の患者，「わかっている」と確信しているのが「パラノイア（妄想症）圏」の患者である．

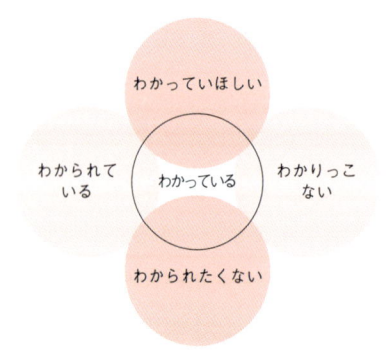

わかっている＝パラノイア圏
わかられている＝統合失調症圏
わかりっこない＝躁うつ病圏
わかってほしい＝神経症圏
わかられたくない＝精神病質圏*

＊ 精神病質とは，パーソナリティ障害の傾向をいう

土居健郎（1992）．新訂 方法としての面接―臨床家のために．医学書院．p.123 より引用，表記は一部改変

れるが，だからといっていつも患者が自分から欲求を示す前に，看護師がわかったつもりで性急に欲求を満たしてあげようとすると，患者にとっては侵入的なものとなる．解釈を急ぎすぎてもいけない。また，わかっていないのにわかったふりをすることは，もっとも避けなければならないことである．土居はまた，「わかるということは，まず分けることである」という．そして，治療者にとって，わかることより，「どうも変だ，わからない」という感覚を持つことが重要であると述べている(土居，1992，p.35)．

▶ 熱心に看護しさえすれば，患者は良くなるはずだと思うこと

　患者が良くなるのは，患者の良くなりたいというモチベーションと自然治癒力があればこそである．看護師が熱心に看護しさえすれば患者は良くなるはずだという信念の陰には，自分が熱心にやったことの見返りまたは証明として，患者が良くなるだろうという期待がある．そのとき，患者のために看護師がいるのではなく，看護師のために患者が存在することになる．そのため，無力感を感じさせるような患者は憎まれるようになる．

　これを裏返した考え方に「自分がかかわると患者を悪くするのではないか」「自分の一言が患者を傷つけてしまうのではないか」というのがある．実習に入るときの看護学生などがよく口にする不安である．実際には，人はたいして親しくもない人に何を言われてもさほど傷つくことはない．自分にとって重要な人だからこそ傷つくのだ．したがって，自分が傷つけると感じるのは，自分の影響力についての誇大妄想ともいうべき感覚であり，万能感の表れともいえる．そして万能感は無力感の裏返しでもある．つまり，自分が傷つけることを恐れる人ほど，自分が無力で傷つきやすい状態にあると感じており，それを恐れているのである．看護師は自らの無力感に耐えて，そこに存在し続けるしかない．

▶ 患者へ共感することは，患者を肯定したり同調したりすることだと思うこと

　よく，患者に対し，「そうです」「よくわかります」というような肯定的な受け答えをすることを「共感する」と誤解している人がいる．逆に，患者に怒りを向けられて，腹が立ち，「共感できない」と悩む人もいる．しかし，共感とは必ずしも肯定的な感情ばかりをいうのではなく，考えてわかるものでもない．患者とともにいて湧き出てくる感情があれば，それが共感である．たとえば，「あなたと話していると，私もイライラしてくるのだけれど(あなたも焦っていない？)」と共感を示すこともできる．だから，共感するということは，相手の感情に気づくという以上に，

自分の中の感情に気づくことである．よく用いられる「傾聴する」という言葉も，ただ黙ってフンフンと聞いていればよいというのではない．相手の言葉が自分の中に引き起こすものについて，注意深く吟味しながら聞くのである．

▶ **患者は自立すべきで，患者の「甘え」を受け入れることは患者をだめにすると思うこと**

　看護師が患者の世話を焼きすぎて患者を過度に依存的にしてきたという反省から，セルフケアという考え方が生まれてきた．セルフケアの目的は，患者の日常生活の自律性を高めることである．そして，心理的な問題や症状ではなく，自分で行なえない——したがって援助を必要とする——生活行動は何かに注目する．そして，必要なところだけを，その必要度に応じて援助するというものである．たとえば，自分でできることや言葉をかければできることには，手出しはしない．

　この方法のポイントは，看護計画を患者とともに検討するところにある．つまり，SST と同様，患者自身のこうありたいという動機に基づいて自ら課題を設定し，その達成をめざすという点にもっとも大きな意義があるのだ．

　これまでみてきたように，依存の否定が自立なのではない．人生は相互に釣り合いのとれた対等な依存関係，つまり成熟した依存関係こそが達成目標なのだ．それを達成するまでのプロセスとして，人間はだれしも依存と自立の間で揺れ動く．精神障害はまさにこの葛藤の中から生まれてくるものである．「一人でいられること」は「一人でできること」とは違うのである．

　アンダーウッドは，セルフケア・モデルでは心理的なものは看護問題としないと主張しているが，セルフケア要件を満たすように看護師がさまざまに援助するとき，看護師は同時に，患者の不安や依存を取り扱っているという点については否定していない(Underwood, 1990)．つまり，セルフケアの看護は生活のリアリティの中で，患者と看護師がともに依存と自立の葛藤(信頼と不信の葛藤といってもよい)を体験し，それを乗り越えていくという無意識レベルのプロセスが進行するところに意味があるのだ．それがなければ，厳しく批判された生活療法の生活指導となんら変わりはない．客観的に測れる必要なことしかやらないとすると，この無意識のプロセスを無視してしまうことになる．しかも指導や助言で解決できる問題は限られている．

▶ **看護師が患者に気遣いさせることはいけないことだと思うこと**

　自分が患者を気遣うのは一向に構わないが，患者に気遣われるとまる

で自分が何か悪いことをしたかのように当惑する看護師がいる．気を遣うのは看護師で，気を遣われるのは患者という無意識の前提があるようだ．

　実際には，患者ほど気遣う人々はいない．患者となる人々は家族の中の緊張を人一倍敏感に感じとり，なんとか対処しようとして患者になってしまっているのだ．しかも，彼らの気遣いはいつも気づいてもらえず，評価も感謝もされない形をとる(Searles, 1979/1991)．だから，患者の気遣いを感じたら，気遣いに感謝して受け取ろう．できたら言葉で感謝を示すことだ．そして患者が気遣いをしすぎると感じたら，なぜなのかを一緒に考えればよい．気遣いをしすぎることの中に患者の理解につながるものが見つかるだろう．

▶ **看護師は常に公平であらねばならないと思うこと**

　日本の学校ではみんな平等に扱われなければならず，運動会の1等，2等の表彰までなくそうというほどである．「えこひいき」や「特別扱い」はいけないこととだれもが信じている．第5章でみたように，病院でそのルールが適用されると，結局，だれもが特別扱いされず，みんな一律にノーと言うことになる．1人にイエスと言うと，全員にイエスと言わなければならなくなり，際限がなくなると思うからである．しかし，全員が同じ要求をするとは限らず，仮に同じ要求をしたとしても，全員にイエスと言う必要は必ずしもない．できる範囲でイエスと言う相手を選べばよいことである．個別性とは一人ひとりを特別扱いすることにほかならない．えこひいきでもいいのだ．しかし，看護師はこの選ぶということの責任をとりたくないために，全員にノーと言うことが多い．そしてその理由としては，「みんな我慢するのだから」と言うことになる．この「みんな」という言葉もごまかしのためによく使われる．だれであれ，「みんな」という言葉が使われるときには，それが一体だれのことを指すのかを問い返してみよう．

　ところで，特別扱いされた患者はよい思いをすることができる(すまないと思う患者もいるかもしれないが)．よい思いができたなら，次の要求も出てくるものだ．こうして，世界は自分を迫害するものと思い込んでいた患者も，自分から世界に働きかけてみようという気持ちになるだろう．一方，特別扱いされなかった患者は，当然，欲求不満を感じる．これまでもおそらく，何度も欲求不満を経験してきた患者たちである．ここでは，彼らが欲求不満を感じているということを看護師がわかっていることが肝心なのだ．そして，別の特別扱いを提供することができれば，たまたまそのとき特別扱いされなかった患者も，いつかは自分も受け入れてもらえるだろうという期待を持てるようになる．そうすれば被

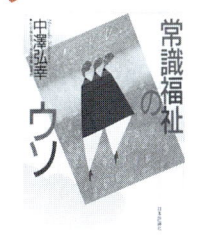

おすすめブックス

『常識福祉のウソ』（中澤弘幸著，日本評論社）

　表題からは内容が推察しにくいが，滋賀県にある児童養護施設・湘南学園の実践記録であり，著者のユニークな考え方と悪戦苦闘ぶりが伝わってくる．ここでは，治療共同体に似た考え方から，子どもたちの成長を考えて，施設全体を複数の一戸建ての家屋にし，その中で普通の家庭のように，少ない人数で違った年齢層の子どもたちが暮らしている．集団生活を強いられる施設の中で，個人としての欲求や主張は大事にしたいという考えから，できるだけ規則を排し，子どもたちが「いやだ」と「もっと」を言える場所ということをモットーにしているという．学園内にはいくつものクラブ活動が用意されているが，その中に「なにもしないクラブ」というものがあるという．何もしたくはないが，どこかに所属していたい，仲間がほしいという気持ちを持つ子どもたちは多いのではないだろうか．子どもたちが「もっと」と言えることの中から，こうしたアイデアが生まれてくるのだろう．

害的にならずに欲求不満にも耐えることができるようになるだろう．

▶ 何事も要領よく，無駄なく行なうことが良いことだと思うこと

「無駄よ，無駄よ，無駄こそすべて」．これは筆者が大学1年生のとき先輩が口にした歌だ．今でも覚えているほど，鮮烈なショックを受けた歌だった．考えてみれば，本来なら洋服も，身体を保護し暑さ寒さを防げればよいはずだし，家も雨風がしのげて安心して寝ることができればよいはずである．しかし，そんな「機能的」なばかりの服や家をだれが望むだろうか．食べ物も必要なカロリーと栄養が足りてさえいれば十分なはずだ．しかし，その条件で作られているいわゆる「機能性食品」でさえ，さまざまな味つけがなされている．

美術にしろ文学にしろ，およそ文化と呼ばれるものは，すべて合理的な必要性からいえば無駄なものばかりである．しかし，この無駄がどれだけ豊富にあるかが，その社会の豊かさや成熟度を示している．いわゆる先進国ほどゴミが多いのである（これはこれで困った問題だが）．

家に閉じこもり状態で入院に至ったある患者が，入院後もベッドに潜ったままなんの活動にも参加しようとしないでいた．彼は「やってもしようがないことばかりだから．それをやってなんになるのかと考えると，すぐに嫌になってしまう」と言うのだった．すべてに合理的な目的や意味がないとやる気になれないのだという．何かを経験すること自体の喜びや快感がそこにはない．それを感じる身体がないといってよいのかもしれない．しかし，彼の唯一最高の楽しみは音楽で，たくさんのCDを買い集め，音楽の話になると目が輝くのであった．やがて彼は退院して，一人暮らしと会社勤めを始めた．

小学生を誘拐・殺害し，センセーショナルな行動で日本中を震撼させた神戸の中学生も，一時期の彼と同じく，「自分というものが生きている実感がない」と語り，自らを「透明な存在」と呼んでいた．良い大学に合格するためだけに，毎日どれだけ速く正解にたどり着けるかを目標に勉強ばかりしている子どもたちは，遊んでいても無駄なばかりか悪いことをしているように感じ，喜びや快感を味わえなくなる．そうして彼らは，子どもが本来自然に持っているはずの，身体の内から湧き出てくるような好奇心や自発性，そして何より大切な「感じる」能力を失っていくのだ．

先の患者は，「自分が回復できたのは，主治医が『僕の世界』に興味を持ってくれたからだと思う」と言う．また，「もっと早くだれかが『僕の世界』に興味を持ってくれていたら，入院した数年間は無駄にならなかったと思う」とも言った．しかし，この無駄と思える数年があったからこそ，今の彼があるのもまた，事実なのである．

今，経済成長の行き詰まりや高齢化などの問題が深刻化する中で，看

護もますます効率化が押し進められている．必要なケアを必要に応じて行なうというセルフケア理論も，その中で出てきた理論といえる．こうした効率化はかえって看護の大事な部分を見失わせる危険性がある．目にみえる成果を挙げることではなく，一見無駄にみえることや目的や意味の不明確なことの中にこそ，人生があるということを人々は考える必要があるのではないだろうか．

病院という劇場――結びに代えて

　土居は面接を劇に見立てている(1992, p.98)．英国の現代演劇家ピーター・ブルックは，何もない空間――裸の舞台がありさえすれば，そしてそこを一人の人間が歩いて横切る，もう一人の人間がそれを見つめる，それだけでもう演劇であるという(Brook, 1968/1971, p.7)．だとすれば，病院もまた劇場とみなせるだろう．

　劇場へ来る前から，ドラマは始まっている．観客は劇場へ行くための服を選び，食事をし，ワクワクしながら切符を買う．劇場の建物と装飾，緞帳，売店，ポスター，化粧室，照明，楽屋，着飾りさんざめく観客，あらゆる装置が演劇の一部となっている．患者は，病院に来る前から，これからどんなことが起こるのか，自分はどうなるのかと大きな不安を胸に抱いてやって来る．病院の頑丈そうな建物やドア，職員の持ち歩く鍵の束，タバコのヤニで黄ばんだ壁，うつ向きかげんに歩く患者などが，予想したドラマと重なる．

　演劇は俳優だけでは成り立たない．劇作家，演出家，小道具，大道具，衣装係，作曲家，音響係，照明係，化粧係，ポスター書き，パンフレット売り，切符切り……こうしたさまざまな役割を持った人びとが全員で演劇を作り出す．俳優にも，主役がいれば脇役もいる．そして観客．彼らの共感，興奮，不満，感動，失望などさまざまな反応が舞台に反映する．そして俳優と観客の相互交流が新たなドラマを創り上げていく．

　大勢のスタッフを擁する病院という劇場では，一体だれが主役なのだろうか．医師だろうか．患者だろうか．それとも看護師だろうか．ちなみに加納は「師長は病棟の演出家」(1997)と書いている．

　ところで，ブルックは演劇を退廃演劇，神聖演劇，野生演劇，直接演劇の4つに分けている．退廃演劇は様式のみの陳腐な悪しき演劇である．ストーリーはもちろん，台詞から所作まで決まっていて，ハプニングは最低限に抑えられる．死ぬほど退屈な演劇にもかかわらず，観客も決まったところで拍手をしたり，歓声を上げたりする．ブルックはこれを退廃観客と呼ぶ．

　病院の中で医療者が演じるのは退廃演劇である．医療者にとって，テ

ーマは病気であり，病気は日常である．したがって，演じる題目は，何度も演じられた十八番のようなものである．少なくとも，よく知りつくした演目として分類して扱おうとする．そこには偶然という要素はない．たとえ初めてみる症状でも，手に負えないと思うときでも，慌てたり，当惑した表情をしたりはしない．たいていはお定まりの劇のバリエーションにすぎないからだ．まずは看護師が患者にちょっとした質問をし，順番にカルテを揃えて患者を医師のもとへ案内するというのが，出だしの筋書き．「どうしましたか」から「お大事に」まで，だいたい台詞も決まっている．医師にも看護師にも決まりきった所作がある．衣装も決まっている．

それに対し，「目に見えぬものが目に見えるようになる演劇」が神聖演劇である．それは直感的想像力とでもいうべき力によって生み出される．しかし，この神聖演劇は手元にはなく，探しつづけねばならないものだとブルックはいう．そこに現れるのが野生演劇である．劇場の中にはない演劇．人間同士のもっとも生気ある関係をもたらす野生演劇には，不均衡や無秩序がときにはふさわしい．人々に感動を与えるクラリネットやヴァイオリンの音には楽器をひっかく音や息づかいや，さまざまな雑音が混じっている．人びとの汗やざわめきといったリアルなものが野生演劇を創り出す．

患者が演じようとしているのは，まさに生と死の野生演劇であり，人々は悲しんだり，絶望したり，喜んだり，怒ったりしている．しかも患者は，今自分がどんなテーマのドラマを生きているのか，これからどうなるのか，まったくわかっていない．わかっているのは，苦しみや痛みや不快さである．

しかし，野生演劇を演じているつもりの患者も，劇の主役のはずでありながら，医療者の書いた退廃演劇の台本の中では，**患者役割**（Parsons, 1951/1974）を演じることを要求される．今まさに自分の身の上に起こっていることなのに，自分の考えや心配を述べ立てることは患者の役割ではない．病気についてだけ意識を集中し，神妙に医師の説明を聞かなくてはならない．医師は自分より自分の病気のことがわかっているのだから．患者は仕事より家庭より，何より病気が大事と思わなければならず，与えられた薬を飲み，良くなるように努めなければならない．患者は医師の書いた台本に従わなければ，舞台から下ろされる．疾患は，患者の苦痛と不安のドラマに医師が勝手につけたタイトルに過ぎないのに，疾患についての無味乾燥なストーリーしか医師の台本にはなく，しかもまるで診察室でしか演じられないかのようだ．

患者が求めているのは，自分の苦痛を，不安を，なんとか伝えたい，そしてなんとか生き延びて自分の可能性を追求したいということであ

る．しかし，それをめぐるドラマは舞台裏で演じられる．外来の待合室や薬局で．同室者との会話で．付き添いの家族同士ひそひそと交わす会話はだれにも観てもらえない幕間劇のようだ．ターミナル・ケア病棟では，医師が行なわない患者の感情へのケアを看護師や家族，ときには患者を乗せてきたタクシーの運転手が分業して行なっている（James, 1993）．

　ブルックが自ら仕事として選んだ演劇が直接演劇である．どこにでも忍び込んでくる退廃をいかにして排除するか．筋書きは常に書き換えられ，新しい台詞，新しい演出が試みられる．いらないものを棄て，感性と知性のすべてを使って役が生み出されていく．精神科病院としてふさわしいのも，この直接演劇の劇場（＝病院）だろう．

　ところで，ブルックは「必要を感じて劇場へいくという行為のほんもののあり方」として，精神科病院におけるサイコドラマの時間を挙げている．ここで演じている患者は，全員にとっての切実な問題について「その問題を生きたものになしうる唯一のやり方で語っているのだから，これこそは真の劇である」とブルックはいう．

　　劇が始まって2時間もたてば，そこにいる人々の間のあらゆる関係は必ず少しずつ変わっている．一同がある共通の経験をしたためだ．その結果，これまでは殻に閉じこもっていた人々の間に何か萌芽的なつながりが形成され，何かがこれまでよりも自由に流れるようになる．部屋を出る時の一同は，部屋に入って来たときとはどこか違っている．たとえ室内で起こったことがこの上なく不快であったとしても，一同は，まるで腹を抱えて笑った後と同じように元気になっている．ここには悲観主義も楽観主義も当てはまらない．要するに，参加者に何人かが，一時的に，わずかに生気を取り戻したというだけのことなのだ．部屋を出て行く瞬間にそれが一切消えてしまっても，別に構わない．一度こういう味を覚えたら，彼らはまた同じことをやりたいと思うようになるだろう．劇の時間は彼らの生活の中のオアシスのように感じられてくるだろう．（Brook, 1968/1971, pp.196-197）

　こうした演劇的体験は，サイコドラマの時間だけでしか得られないものではない．たとえば，ナース・ステーションで，デイルームで，病室や風呂場で，ときには隔離室で，患者とスタッフの生き生きとしたドラマが展開することは可能に違いない．

　ところで，歌舞伎には黒衣という不思議な役割がある．舞台上にいながら，いないものとされている役．明らかに主役を助け，黒衣なしには主役も演じられないのだが，主役はそんな黒衣の助けなどないかのように演技を続ける．黒衣が用意周到で身のこなしに優れ，主役との息がぴったり合っていなければ舞台は台なしになる．黒衣の役はだれでもでき

そうだが，おそらくはそうではないだろう．その専門的技術はどう伝えられ，どんなふうに訓練されるのだろう．どんな人がなるのだろう．黒衣から俳優になることがあるのだろうか．そんなことを考える人はあまりいない．劇評にも，黒衣の動きがよかったなどと記されることはない．

　患者がいなければ病院も医師も看護師も出番はないのに，どういうわけか患者はいつも主役ではなく，医療者の黒衣役のようだ．もし患者が黒衣役を拒否し，自分の筋書きで医師や看護師を動かそうとすると，「操作的な患者」だとか「病識の欠如」とか「処遇困難事例」だとかの役名がつけられ，これまた退廃演劇の筋書きに組み込まれてしまう．患者が自分の人生を，真の劇を演ずることは果たして可能なのだろうか．彼らが自分の役柄を変えるには，劇そのものを変えなければならない．実際，何年も病棟で見ている患者の姿と，外出してよそで見る患者の姿は明らかに違っている．

　彼らの人生というリアルな劇を，医療者は鋳型に入れ，生き生きしたものを一切合切剥ぎ取ろうとしてはいないだろうか．それによって医療者自身も退廃してしまっていないだろうか．生き生きした真の人間の劇を作り上げるには，劇場にかかわるすべての人に知恵と感性と想像力が必要とされているのである．

文献（アルファベット順）

Agazarian, Y. M.（1987）／鈴木純一訳（1987）．見えないグループの理論—池の金魚の行動の見方．集団精神療法，3（2），169-176.
Alexander, F.（1950）／末松弘行監訳（1989）．心身医学の誕生．中央洋書出版部．
Anzieu, D.（1985）／福田素子訳（1993）．皮膚・自我．言叢社．
Arieti, S.（1979）／近藤喬一訳（2004）．統合失調症 第2版．星和書店．
Arieti, S. & Bemporad, J.（1978）／水上忠臣訳（1989）．うつ病の心理．誠信書房．
安積純子・岡原正幸・尾中文哉・立岩真也（1995）．増補改訂版 生の技法．藤原書店．
Barker, P.（1981）／中村伸一他訳（1993）．家族療法の基礎．金剛出版．
Barker, P.（1993）．The Peplau Legacy. *Nursing Times*, 89（11），48-51.
Bateson, G.（1972）／佐藤良明訳（1989）．精神の生態学．思索社．
Bion, W. R.（1961）／対馬忠訳（1973）．グループ・アプローチ．サイマル出版社．
Bowlby, J.（1973）／黒田実郎他訳（1991）．新版 母子関係の理論Ⅱ—分離不安．岩崎学術出版社．
Bowlby, J.（1988）／仁木武監訳（1993）．母と子のアタッチメント—心の安全基地．医歯薬出版．
Brook, P.（1968）／高橋康也・喜志哲雄訳（1971）．何もない空間．晶文社．
Burton, R.（1976）／正田亘訳（1985）．施設神経症—病院が精神病をつくる．晃洋書房．
Casement, P.（1985）／松木邦裕訳（1991）．患者から学ぶ—ウィニコットとビオンの臨床応用．岩崎学術出版社．
Cassel, E. J.（1976）／土居健郎・大橋秀夫訳（1991）．癒し人のわざ．新曜社．
Caudill, W. & Doi, T.（1963）．Interrelations of psychiatry, culture and emotion in Japan. In I. Galdston（Ed.），*Man's Image in Medecine and Anthropology*. New York University Press.
Clark, D.（1981）／秋元波留夫ほか訳（1982）．精神医学と社会療法．医学書院．
Cumming, J. & Cumming, E.（1962）．*Ego & Milieu*. Atherton Press.
Dement（1992）／大熊輝雄訳（1994）．スリープ・ウォッチャー．みすず書房．
土居健郎（1967）．精神療法のための諸注意．精神療法の臨床と指導（pp.1-8）．医学書院．
土居健郎（1979）．精神医学と精神分析．弘文堂．
土居健郎（1992）．新訂 方法としての面接—臨床家のために．医学書院．
土居健郎（1993）．注釈「甘え」の構造．弘文堂．
土居健郎・武井麻子（1995）．看護と「甘え」．看護，47（11），161-175.
Erikson, E. H.（1968）／岩瀬庸理訳（1973）．アイデンティティー青年と危機．金沢文庫．
Fairbairn, W. R. D.（1952）／山口泰司訳（1995）．人格の精神分析学．講談社学術文庫．
Fidler, J.（1990）／平直子訳（1990）．集団療法と治療共同体．集団精神療法，6（2），163-172.
Figley, C. R.（1995）．*Compassion Fatigue：Coping with Secondary Traumatic Stress Disorder in Those Who Treat The Traumatized*. Brunner/Mazel.
Foster, G. M. & Anderson, B. G（1978）／中川米造訳（1987）．医療人類学．リブロポート．
Foulkes, S. H.（1975）．*Group Analytic Psychotherapy：Method and Principle*. Karnac.
Freud, S.（1917）／懸田克躬訳（1973）．精神分析入門．中公文庫．
Freud, S.（1921）／井村恒郎（1970）．集団心理学と自我の分析．フロイド選集4（pp.83-188），日本教文社．
福島章（1994）．甘えと反抗の心理．講談社学術文庫．
古城門靖子（2004）．市場原理に揺れる米国のマグネットホスピタルで奮闘する看護師たち—メイヨーメディカルセンターでの研修でみたもの．看護管理，14（10），849-856.
Goffman, E.（1961）／石黒毅訳（1985）．アサイラム．誠信書房．
Gottesman, I. I.（1991）／内沼幸雄・南光進一郎訳（1992）．分裂病の起源．日本評論社．
Grinberg, L., Sor, D. & de Bianchedi, E. T.（1977）／高橋哲郎訳（1982）．ビオン入門．岩崎学術出版社．

Guntrip, H. J.（1971）／小此木啓吾・柏瀬宏隆訳（1981）．対象関係論の展開—精神分析・フロイト以降．誠信書房

羽生りつ・西尾忠介（1965）．生活指導．（江副勉他編）精神科看護の研究（pp.179-189）．医学書院．

Herman, J. L.（1992）／中井久夫訳（1996）．心的外傷と回復．みすず書房．

Hoffman, L.（1981）／亀口憲治訳（1986）．システムと進化．朝日出版社．

Hochschild, A. R.（1975）．The Sociology of feeling and emotion：Selected possibility. In M. Millan, et al（Eds.）, *Another Voice*（pp.280-307）．Anchor.

Hochschild, A. R.（1979）．Emotion work, feeling rules, and social structure. *American Journal of Sociology, 85*（3）, 551-575.

Hochschild, A. R.（1983）．*Managed Heart：Commercialisation of Human Feeling.* University of California Press.

Hochschild, A. R.（1989）／石川准・室伏亜希訳（2000）．管理される心—感情が商品になるとき．世界思想社．

Holmes, J.（1993）／黒田実郎・黒田聖一訳（1996）．ボウルビーとアタッチメント理論．岩崎学術出版社．

Illich, I.（1981）／玉野井芳郎・栗原彬訳（1990）．シャドウ・ワーク．岩波書店．

石川准（1992）．アイデンティティ・ゲーム—存在証明の社会学．新評論．

伊藤賀永（2001）．ラインナウからの手紙(6)—急性期病棟のジレンマ（Ⅱ）．精神看護，4（4），78-84．

James, N（1989）．Emotional labour：Skill and work in the social regulation of feelings. *The Sociological Review, 37*（1），15-42.

James, N.（1993）．Devision of emotional labour：Disclosure and cancer. In S. Fineman（Ed.）, *Emotion in Organization*（pp.94-117）．Sage Publications.

Jamison, S. C. & Kane, C. F.（1996）．Object relations and nursing care of persons experiencing psychosis. *Archives of Psychiatric Nursing, X*（3），129-135.

Joinson, C.（1992）．Coping with compassion fatigue. *Nursing, 22*（4），116-121.

Jones, M.（1968）／鈴木純一訳（1976）．治療共同体を超えて．岩崎学術出版社．

神田橋條治（1989）．発想の航跡．岩崎学術出版社．

加納佳代子（1997）．それぞれの誇り—婦長は病棟の演出家．ゆみる出版．

Kardiner, A.（1947）／中井久夫・加藤寛訳（2004）．戦争ストレスと神経症．みすず書房．

Kernberg, O. F.（1980）／山口泰司監訳（1993）．内的世界と外的現実（下）．文化書房博文社．

小林八郎（1965）．生活療法．（江副勉他編）精神科看護の研究（pp.174-178）．医学書院．

Kozol, J.（1988）／増子光訳（1991）．家のない家族．晶文社．

Laing, R. D.（1961）／志貴春彦・笠原嘉訳（1975）．自己と他者．みすず書房．

Laing, R. D.（1964）／笠原嘉・辻和子訳（1972）．狂気と家族．みすず書房．

Laing, R. D.（1965）．Mystification, confusion and conflict. In I. Bszobrmeny-Nagy & J. Framo（Eds.）, *Intensive Family Therapy.* Harper & Row.

Lazarus, R. S. & Folkman, S.（1984）／本明寛・春木豊・織田正美監訳（1991）．ストレスの心理学—認知的評価と対処の研究．実務教育出版．

Leff, J. & Vaughn, C.（1985）／三野善央・牛島定信訳（1991）．分裂病と家族の感情表出．金剛出版．

Lerner, H. G.（1985）／園田雅代訳（1993）．怒りのダンス．誠信書房．

Lewin, K.（1951）／猪俣佐登留訳（1956）．社会科学における場の理論．誠信書房．

Liberman, R., King, L., et al.（1989）／安西信雄監訳（1990）．生活技能訓練マニュアル．創造出版．

Lifton, R. J.（1967）／桝井迪夫監修（1971）．死の内の生命—ヒロシマの生存者．朝日新聞社．

Lifton, R. J.（1976）／渡辺牧・水野節夫訳（1989）．現代，死にふれて生きる．有信堂．

Mahler, M. S., Pine, F. & Bergman, A.（1975）／高橋雅士・織田正美・浜田紀訳（1981）．乳幼児の心理的誕生．黎明書房．

Main, T.（1989）．The Ailment. In J. Johns（Ed.）, *The Ailment and Other Psychiatric Essays*（pp.12-35）．Free Association Books.

Malan, D. H.（1979）／鈴木龍訳（1992）．心理療法の臨床と科学．誠信書房．

Malone, J. A.（1993）．What's happening to clinical nurse specialists in psychiatric mental health nursing？．*Journal of Psychosocial Nursing, 31*（7），37-39.

松本佳子(2000). "目からウロコ"のロンドン研修記—「拘束」しないケアを見た. 精神看護, 3 (4), 48-55.

「めぐハウス」編集委員会(1995). めぐハウス・ナースが作ったグループホーム. バオバブ社.

Menzies, I. E. P.（1960）. A case-study in the functioning of social systems as a defence against anxiety：A report on a study of the nursing service of a general hospital. *Human Relations*, *13*, 95-121.

Menzies Lyth, I.（1988）. Containing Anxiety in Institutions. Free Association Books.

Mereness, D. A.（1990）. Foreword 1940-1990 the evolution of a textbook. In C. M. Tailor（Ed.）, *Mereness' Essentials of Psychiatric Nursing*（13th ed.）. C. V. Mosby.

Miller, A.（1981）／山下公子訳(1985). 禁じられた知. 新曜社.

Minuchin, S.（1974）. *Family and Family Therapy*. Harvard University Press.

Minuchin, S.（1984）／信国恵子訳(1986). 家族万華鏡. 誠信書房.

宮迫千鶴(1995). 母という経験, 自立から受容へ——少女文学を再読して. 学陽書房女性文庫.

森絵都(1998). つきのふね. 講談社.

Morris, D.（1967）／日高敏隆訳(1979). 裸のサル. 角川文庫.

宗像恒次(1990). 新版 行動科学からみた健康と病気. メヂカルフレンド社.

中井久夫(1991a). 世に棲む患者. 中井久夫著作集5巻（pp.3-27）. 岩崎学術出版社.

中井久夫(1991b). 働く患者. 中井久夫著作集5巻（pp.28-54）. 岩崎学術出版社.

中井久夫・山田直彦(2004). 看護のための精神医学 第2版. 医学書院.

中根千枝(1977). 家族を中心とした人間関係. 講談社学術文庫.

西川正(2002). 分裂病治癒者のカルテ. 星和書店.

大川智恵子・渡会丹和子・武井麻子(1992). 「闘う患者」と看護婦の無力感, 不全感—ターミナル・ケアにおける困難事例の検討. 日本精神保健看護学会誌, 2 (1), 75-82.

Olson, T.（1996）. Fundamental and special：The dilemma of psychiatric-mental health nursing. *Archives of Psychiatric Nursing*, *X*（1）, 3-10,

大貫恵美子(1985). 日本人の病気観. 岩波書店.

大塚久雄(1977). 社会科学における人間. 岩波書店.

Parsons, T.（1951）／佐藤勉訳(1974). 社会体系論. 青木書店.

Peplau, H. E.（1991）. 対人関係—看護実践における適応のための理論的枠組. 看護研究, 24 (3), 11-23.

Piajet, J.（1952）／波多野完治・滝沢武久訳(1998). 新装版 知能の心理学. みすず書房.

Portmann, A.（1951）／高木正孝訳(1961). 人間はどこまで動物か—新しい人間像のために. 岩波書店.

Pullman, P.／大久保寛訳(1999). 黄金の羅針盤. 新潮社.

Pullman, P.／大久保寛訳(2000). 神秘の探検. 新潮社.

Pullman, P.／大久保寛訳(2002). 琥珀の望遠鏡. 新潮社.

Putnam, F.W.（1997）／中井久夫訳(2001). 解離—若年期における病理と治療. みすず書房.

Roberts, V. Z.（1994）. The organization of work：Contributions from open systems theory. In A. Obholzer & V. Z. Roberts（Eds.）, *The Unconscious at Work*（pp.28-38）. Routledge.

Satir, V.（1967）. *Conjoint Family Therapy*. Science and Behavior Books.

Schiller, L. & Bennett, A.（1994）／宇佐川晶子訳(1995). ロリの静かな部屋. 早川書房.

Schaller, S.（1991）／中村妙子訳(1993). 言葉のない世界に生きた男. 晶文社.

Schwing, G.（1940）／小川信男・船渡川佐知子訳(1966). 精神病者の魂への道. みすず書房.

Sechehaye, M. A.（1950）／村上仁・平野恵訳(1955). 分裂病の少女の手記. みすず書房.

Segal, H.（1973）／岩崎徹也訳(1977). メラニー・クライン入門. 岩崎学術出版社.

Seligman, M. E. P.（1975）／平井久・木村駿訳(1985). うつ病の行動学—学習性絶望感とは何か. 誠信書房.

Seligman, M. E. P.（1990）／山本宜子訳(1994). オプティミストはなぜ成功するか. 講談社文庫.

Searles, H. S.（1979）／松本雅彦他訳(1991). 逆転移1. みすず書房.

式守晴子(1986). グループを外から見る—ニュースレターの編集から. 集団精神療法, 2 (2), 139-143.

Smith, P.（1992）／武井麻子・前田泰樹監訳(2000). 感情労働としての看護. ゆみる出版.

Stamm, B. H.（1999）／小西聖子・金田ユリ子訳(2003). 二次的外傷性ストレス—臨床家, 研究者, 教育者のためのセルフケアの問題. 誠信書房.

Storr, A.（1960）／山口泰司訳（1992）．人格の成熟．岩波書店．
Storr, A.（1968）／高橋哲郎（1973）．人間の攻撃心．晶文社．
Storr, A.（1988）／森省二・吉野要監訳（1994）．孤独―自己への回帰．創元社．
末松弘行（1991）．心身症総論，心身症治療概説．（小比木啓吾・末松弘行編）今日の心身症治療（pp.3-14）．金剛出版．
Sudnow, D.（1967）／岩田啓靖・山田富秋・志村哲郎訳（1992）．病院でつくられる死―「死」と「死につつあること」の社会学．せりか書房．
Sullivan. H. S.（1940）／中井久夫・山口隆訳（1976）．現代精神医学の概念．みすず書房．
Sullivan. H. S.（1962）／中井久夫他訳（1995）．分裂病は人間的過程である．みすず書房．
鈴木純一（1984）．治療共同体序説．季刊精神療法，10（3），235-242．
鈴木純一（1985）．多種グループに参加することの治療的意義．集団精神療法，1（1），41-45．
鈴木純一（1986）．大集団精神療法．精神科 MOOK, 15, 81-89．
鈴木純一（1989）．集団療法．異常心理学講座9・治療学（pp.15-68）．みすず書房．
鈴木純一（1991）．精神科医の心の「こり」について．心と社会，No.66, 71-75．
鈴木純一（1992）．Maxwell Jones の治療共同体と分裂病の治療．（飯田眞編）分裂病の精神病理と治療4．星和書店．
高橋祥友（1998）．群発自殺．中央公論社．
武井麻子・春見静子・深澤里子（1994）．ケースワーク・グループワーク．光生館．
武井麻子（1995）．感情労働としての看護．看護学雑誌，59（1），58-61．
武井麻子（1997a）．人とのかかわりを職業とすることの意味．看護学雑誌，61（4），318-322．
武井麻子（1997b）．わが国における精神看護学の現状と課題．（日本看護協会編）平成9年度看護白書（pp. 102-109）．日本看護協会出版会．
武井麻子（1997c）．看護と集団．集団精神療法，13（2），141-144．
武井麻子（2001）．感情と看護．医学書院．
武井麻子（2002）．「グループ」という方法．医学書院．
立川昭二（2000）．からだことば．早川書房．
Teising, M.（1997）．The nurse, the patient, and the illness: An object relations approach to nursing. *Perspectives in Psychiatric Care, 33*（4），19-24.
Temoshok, L. & Dreher, H.（1993）／岩坂彰・本郷豊子・大野裕訳（1997）．がん性格―タイプC症候群．創元社．
寺澤まゆみ（2004）．精神科女性患者が求めるマッサージを通してかかわることの意味―無意識のコミュニケーションからの分析．精神保健看護学学会誌，3（1），14-23．
Tuke, S.（1813）．*Description of the Retreat: An Institution Near York for Insane Persons of the Society of Friends.* W. Darton.
Underwood. P. R.（1990）．Orem's self-care model: Principles and general applications. In W. Reynolds & D. Carmack（Eds.），*Psychiatric and Mental Health Nursing: Theory and Practice.* Chapman and Hall.
臺弘（1995）．再び，生活療法の復権を考える．（全国精神保健研究会編）ゆうゆう，26, 80-83．
Vinogradov, S. & Yalom, I. D.（1989）／川室優訳（1991）．グループサイコセラピー．金剛出版，
von Bertalanffy（1968）／長野敬・太田邦昌訳（1973）．一般システム理論．みすず書房．
Weller, M. P. I.（1989）．Mental illness: Who cares? *Nature, 339,* 249-252.
Wing, J. K. & Brown, G. W.（1970）．*Institutionalism and Schizophrenia.* Cambridge University Press.
Wing, J. K. & Morris, B.（1981）／高木隆郎監訳（1989）．精神科リハビリテーション―イギリスの経験．岩崎学術出版社．
Winnicott, D. W.（1965）／牛島定信訳（1977）．情緒発達の精神分析理論．岩崎学術出版社．
Winnicott, D. W.（1986）／西園昌久監訳（1992）．発狂恐怖．（G. コーホン編）英国独立学派の精神分析（pp.99-109）．岩崎学術出版社．
Woolf, V.（1929）／西川正身・安藤一郎訳（1952）．私だけの部屋．新潮文庫．
八木剛平・田辺英（1996）．精神病の治療史―疾病観と治療法．精神神経学雑誌，98（9），603-611．
安永浩（1982a）．神経症．（浜田晋ほか編）改訂版 精神医学と看護・症例を通して（pp.179-194）．日本看護協会

出版会．
安永浩(1982b)．精神療法．（浜田晋ほか編）改訂版　精神医学と看護・症例を通して(pp.508-520)．日本看護
　協会出版会．
安永浩(1991)．精神科の病気について．長谷川病院家族セミナーにての講演．
安永浩(1992a)．「中心気質」という概念について．安永浩著作集 3　方法論と臨床概念(pp.285-321)．金剛出版．
安永浩(1992b)．個人精神療法と集団精神療法―とくに分裂病圏の病態をめぐって(pp.235-249)．安永浩著作
　集 4　症状論と精神療法．金剛出版．
遊佐安一郎(1984)．家族療法入門―システムズ・アプローチの理論と実際．星和書店．
我妻洋(1987)．社会心理学入門(下)．講談社学術文庫．
渡辺一史(2003)．こんな夜更けにバナナかよ．北海道新聞社．

索引

8か月不安　19
9・11同時多発テロ　41
AA　135
DSM-Ⅳ　55
EE　115
good-enough mother　18
here & now　130
High EE（HEE）　116
ICD-10　55
IP　114
living learning situation　65
PA　158
PTSD　35
SIADH　105
social learning　63
social skills training（STT）　121
Tグループ　125
there & then　130

あ

愛する能力　19
愛着行動　20
アイデンティティ　28
アイデンティティ課題　30
アガザリアン　128
アカシジア　102
悪性症候群　104
悪夢　35
アサーティブな能力　158
アサイラム　142
遊び　29
与えるもの　14
あのとき，あそこで　130
甘え　20
アメニティ　145
アラートネス　40
アリエティ　55
ありふれた身体症状　83
あるがまま　49
アルコーホリクス・アノニマス（AA）　135
アルコール依存症　50
アレルギー　89
アレルギー症状　102
アロマ・テラピー　90
アンジュー，ディディエ　88
安心の外被　90
安全感　42
アンダーウッド　174
安定した愛着　20

い

慰安　83
言いっぱなし，聞きっぱなし　135
怒り　17
生きにくさ　7
池田小学校児童殺傷事件　41
移行対象　21
依存　129
依存性　102
依存性抑うつ　19
一般化された他者　29
一般システム理論　15, 111
一般適応症候群　84
偽りの自己　22
イニシアティブ　43
今，ここで　127, 130
イメージ療法　85
院外作業（外勤）　123
インスティテューショナリズム　142
陰性感情　48
陰性症状　141
陰性転移　67
院内寛解　124

う

ウィニコット　18
ウェーバー　160
受け取るもの　14
抗精神病薬　102
うつ　19
　――の時代　49
宇都宮病院　141
うつ病　8
恨み　77

え

永続性　38
エクスタシー　38
エディプス・コンプレックス　27
エリクソン　14, 21
エレクトラ・コンプレックス　27
エンカウンター・グループ　122
円環的因果律　112
援助的職業症候群　164
遠心力　128
エンパワメント　42, 125, 135

お

オウム真理教　34, 129
大江健三郎　39
オーガズム　31
大貫恵美子　84
オープンな双方向のコミュニケーション　148
置き換え　46
音の外被　90
思いやり　19
「オモテ」と「ウラ」　32
親業　114
親離れ　53
音楽療法　85

か

カーンバーグ　53
概日リズム（サーカディアン・リズム）　96
概日リズム障害　99
解釈　67
外傷性ストレス　8
外傷性の記憶　35
回転ドア症候群　123
外被　90
回避パターン　20

開放病棟　73
解離　32, 40
解離状態　35
解離性障害　46
解離性同一性障害　40
カウンターアイデンティティ　30
カウンターカルチャー　30
過覚醒　35
化学的抑制　106
隠された感情　66
学習　11
学習された絶望感　54
学習性無力感　54
覚醒剤　8
覚醒障害　95
隔離　106
隠れた議題　152
家族機能　114
家族恒常性(ホメオスタシス)　112
家族システム論　115
家族の痛み(ファミリー・ペイン)　114
家族の感情表出(EE)　115
カタルシス(浄化)　126
価値喪失感　55
葛藤(コンフリクト)　7
　──の三角形　66
過渡的対象　21
金縛り体験　99
悲しむ能力　55
過敏性腸症候群　83
過眠傾向　97
仮面うつ病　50
仮面様顔貌　103
空の巣症候群　53
過労死　54
肝機能障害　102
眼球上転　102
環境　21
環境としての母親　144
環境要因　8
環境療法　149
看護の力　106
患者―治療者関係　15
患者アドヴォカシー(PA)　158
患者会(回復者友の会)　158
患者として認められた人(IP)　114
患者役割　178
感受性訓練　125
感情
　──に関する日常語　83

　──の平坦化　101
　──の容器　79
感情管理　166
感情言語　86
感情社会学　165
感情的紐帯　39
感情表出　9
感情麻痺　166
感情ルール　166
感情労働　165
感情ワーク　166
関東大震災　37
嵌頓　104
観念的様式　38

き

儀式的行為　47
気質　23
絆の再生　42
季節性のうつ　99
偽相互性　110
気疲れ　42
偽敵対性　111
気分障害　49
気分の日内変動　49
希望　22, 126
基本的想定(ベーシックアサンプション)グループ　129
基本的想定(ベーショクアサンプション)　129
基本的信頼　21
基本的不信　21
欺瞞(まやかし)　110
客室乗務員　165
逆転移　48
救急隊員　41
急性期　72
急性ジスキネジア　102
救世主　130
急性ストレス障害　35
急速眼球運動　96
休息入院　61
キューブラー=ロス　34
境界(バウンダリー)　71, 114
境界例　26
境界例人格障害(ボーダーライン)　40
共感　78
共感ストレス　42
共感的な人的環境　149
共感疲労　42
狭窄　35
共世界　43

凝集性　127, 128
共依存　115
共通感覚能力　89
共通皮膚　88
強迫観念　46
強迫行為　47
強迫神経症　46
強迫性障害　46
恐怖症　46
去勢不安　27
拒絶的な患者　73
起立性低血圧　103
近親姦　27, 39

く

空間的な統一感　86
空虚感　17, 19
偶発的な危機　10
クエーカー教徒　100
クライン，メラニー　14
グループ　121
　──の治療的因子　126
　──の文化　130
グループアイデンティティ(集団同一性)　29
グループ・アナリシス(集団分析)　128
グループ現象　127
グループ・セラピー　121
グループ・ダイナミクス　125
グループ・プロセス　134
グループホーム　156, 157
グループ役割　130
グループワーク　122
クレッチマー　23
クレペリン　141
クロールプロマジン　100
クワイエット・ルーム　146
群発自殺　52

け

ケア付き住居(グループホーム)　157
ケアのルーティン化　165
芸術療法　100
軽症うつ病　50
刑務官(看守)　141
ケース・カンファレンス　167
ケースメント　81
ゲーム　29
毛づくろい　83
　──のペア　83

毛づくろい信号 83
ケネディ大統領 142
言語化 23
現実検討 31,154
現実の問題 7
原初的一体化 16
幻聴 71
健忘 46

こ

抗うつ薬 102
口渇 103
拘禁反応 72
公式の治療的グループ 122
高次脳機能障害 87
高照度光療法 99
口唇期 16
向心力 128
向精神薬 9,100
抗生物質 8
抗躁薬 102
拘束 106
抗てんかん薬 102
行動化 64
行動科学 149
行動基準 24
行動制限 106
更年期 52
抗パーキンソン薬 102
抗不安薬 102
抗利尿ホルモン 98
抗利尿ホルモン不適合分泌症候群（SIADH） 105
コーディル 22
コールドパック療法 90
国際集団精神療法学会 125
心の安全基地 21
こころの異物化 45
心の部屋 32
個体要因 8
こだわり 47
ゴッフマン 142
孤独 49
孤独感 19
言葉 22
── の外被 93
コノリー，ジョン 149
困った患者 41
コミュニケーション 22
── の歪み 109
コミュニティ・ケア 156
コミュニティ・ナース 156
コミュニティ・ミーティング 121,150
孤立無援感 18,19
コンセンサス 152
コンフリクト 7
昏迷 104

さ

サーカディアン・リズム 96
サールズ 146
罪悪感 18,19
罪業妄想 50
サイコドラマ（心理劇） 121
再同一化 21
催眠術 38
作業療法士（OT） 121
作業（ワーク）グループ 129
作為体験 71
させられ体験 71
錯覚 16
察してほしい 23
サティア，バージニア 114
サバイバー（生存者） 36
サブシステム 112
サリヴァン 14
三角関係化 115
参加しながらの観察 135

し

死 34
── がうみだす腐敗 37
── の刻印 36
── の象徴化 38
── の不安 36
痔 104
シーソー 112
シェル（砲弾）ショック 35
ジェンダーアイデンティティ 29
自我感覚 29,86
自我感情 86
自我境界 87
自我同一性 29,51
鹿野靖明 160
自我の連続性 86
ジキル博士とハイド氏 40
自己決定 43
自己効力 9
自己効力感 11
自己像の歪み 87
自己同一性 28
自己の解体 37
自己評価 26
自己分化度 115
自己免疫疾患 89
自己理解 127
自殺 51
思春期 52
自傷行為 89
静かな革命 125
姿勢覚 87
施設神経症 141
施設病（インスティテューショナリズム） 73,142
自然治癒力 49,85
自然的様式 38
失感情症（アレキシサイミア） 86
疾患とパーソナリティ 85
失神 46
実践優位 49
実存的因子 127
疾病管理センター（CDC），米国 52
歯肉の増殖 104
シフネオス 86
自閉 71
社会学習 63,65
社会参加 4
社会生活技能訓練 121,138
社会的スキル 11,63
社会的入院 157
社会復帰 155
社会療法 101,150
ジャクソン 112
弱点 63
射精遅延 104
シャドウ・ワーク 160
シュヴィング 101
従軍慰安婦 42
修正感情体験 67,127
集団 121
集団精神療法 121
集団同一性 29
集団療法 121
重要他者 48
主訴 59
受動的拘束 153
受療率 1
循環（躁うつ）気質 23
上位システム 112
小規模作業所 157
状況的危機 10
小グループ 132
常識 75
症状 32
焦燥感 51

象徴的不死性　39
常同行為　141
常同姿勢　141
情報　126
消防隊員　41
ジョーンズ，マックスウェル
　　　　　65, 149
触法精神障害者　157
女性化乳房　104
ショック　104
ショック反応　35
自立生活運動　160
人格　14
心気症　46
心気妄想　50
シングルファミリー　107
神経症　27
神経伝達物質　8
人権擁護　158
心神喪失等の状態で重大な他害
　　行為を行った者の医療及び観
　　察等に関する法律　157
新生児突然死症候群　98
身体化患者　40
身体言語　86
身体症状症　46
身体的愁訴　40
身体の異物化　45
新長期在院患者　156
心的外傷　34
心的外傷後ストレス障害（PTSD）
　　　　　35
心の感覚麻痺　36
心的距離　87
侵入　35
新慢性患者　156
親密性　31
心理劇（サイコドラマ）　100, 121

す

錐体外路症状　102
睡眠　94
睡眠―覚醒リズム　96
睡眠時無呼吸症候群　98
睡眠障害　95
睡眠負債　95
睡眠薬　102
スープラシステム　112
スケープゴート　130
健やかな眠り　94
ストレス脆弱性　64
ストレッサー　84
スピッツ　19

スプリッティング（分裂）　17
スラブソン　125
刷り込み　15

せ

生活学習状況　65, 151
生活指導　122
生活習慣病　91
生活障害（施設病）　73
生活上の出来事　84
生活の質　145
生活療法　122
生活臨床　63
成功うつ病　54
成熟した依存関係　14
成熟の危機　10, 52
成人式　30
精神生理性不眠　97
精神病および精神薄弱に関する
　　大統領教書　142
精神病者の保護および精神保健
　　ケア改善のための原則　106
精神分析理論　14
精神分裂病　2
精神保健福祉法　157
精神保健法　157
精神療法　48
性腺刺激ホルモン　97
成長促進的環境　145
成長の痛み　31
成長ホルモン　94
性的虐待　39
生物学的脆弱性　8
生物学的な要因　8
性ホルモン　97
生理的不眠　94
生理的早産　12
世界の崩壊　37
セシュエー　90
摂食障害　50
セリエ　84
セリグマン　54
セルフケア・レベル　123
セルフヘルプ・グループ　125
セロトニン　8
世話役の自己　22
穿孔　104
全国精神障害者団体連合会　158
全人的復権　155
戦争神経症　35
全体施設　142
全体対象　18
全体対象関係　18

全体としての家族　111
全体としてのグループ　128
羨望　17
前立腺肥大　98

そ

躁うつ気質　23, 24
相互交流的コミュニケーション
　　　　　81
相似的　112
相称的関係　116
創造性の様式　38
想像力　39
躁的防御　50
相補的関係　116
ソーシャル・スキル　126
促進因子　9
ソシオメトリー　125
組織的防衛　164
ソテリア・ハウス　144

た

ターミナルケア　34
体温リズム　96
大グループ　132
退行　12
対抗転移　48
対抗同一性　30
体臭　89
対象関係論的集団精神療法　125
対象としての母親　144
対処能力　9
対人援助職　42
対人関係の回復　124
対人スキル　62
対人的な過敏性（アラートネス）
　　　　　40
耐性　100
第二次性徴　97
タイプA　85
タイプC　85
他者との離断　42
他者理解が促進　127
多重人格　40
多職種チーム　146
抱っこ　87
抱っこする環境　145
脱施設化　142
タッチング　90
多動多弁　50
探索行動　21
断酒　100

単身赴任　107
ダンス/ムーブメント・セラピー　121
断薬　101

ち

地域生活支援センター　157
チェックリスト　165
地下鉄サリン事件　34
力　114
遅発性ジスキネジア　103
乳房　16
中間管理職　53
中グループ　132
中心気質　25
中途覚醒　100
中年期危機（ミドルエイジ・クライシス）　53
超自我　26
朝鮮人虐殺　37
直腸脱　104
治療　12
治療共同体　125, 149
治療的欲動　146
鎮痛薬　102

つ

通過儀礼（イニシエーション）　29
償い　19
作られた記憶　42

て

提携　114
抵抗パターン　20
デブリーフィング・グループ　44
デメント　94
テューク父子　100
転移　48, 67, 127
転換ヒステリー　46

と

トイレット・トレーニング　70
同一化　26
同一化幻想　23
同一性（アイデンティティ）　28
投影　26
統合失調気質　23
統合失調症　2

──の生物学的要因　8
──の罹患率　1
──を作る母親　109
慟哭の部屋　167
洞察　126
当事者　158
道徳療法　100, 149
ドーパミン仮説　8
特別扱い　82
とらわれ　46
トランス　38
トリエステ　142
取り込み　26
遁走（フーガ）　46

な

内向型-外向型　23
内的対象　20
内容─容器　131
「内容─容器」のモデル　78
中根千枝　107
仲間意識　28
何もない空間　177
南京大虐殺　42
喃語　22

に

荷下ろしうつ病　54
二次的PTSD　41
二重拘束（ダブルバインド）　109
二重拘束理論　109
日常生活援助　74
入眠時幻覚　99
──を伴う睡眠麻痺　99
人間の三角形　67
認知行動療法　100, 121

の

能動性　138
脳の変性疾患　8
ノンレム睡眠　96

は

パーキンソン症状　103
バージェス，アン　35
バートン　141
ハーフウェイハウス　156
ハーマン　39
バーンアウト　42, 165
排泄　70

ハイ・リスク　9
バザーリア　142
バザーリア法　142
バックアップ　88
パニック障害　46
反社会的行動　70
反社会的集団　30
阪神・淡路大震災　10
反精神医学　110
バンデューラ　11
万能感　16

ひ

ピア・カウンセリング　147
ピーマン・グループ　152
ヒエラルキー　164
ビオン　125
引きこもり　60
非公式のグループ　122
引っ越しうつ病　54
否定的同一性　30
一人でいられる能力　21
ピネル　149
皮膚─自我　88
鼻閉　103
肥満　104
ピュサン　149
病院文化　154
病気の外被　90
病識　56
病前性格　23
表層演技　166
貧困妄想　50

ふ

不安神経症　46
ファンタジー　67
不安な愛着　20
フィードバック機能　112
フィグレー　164
フークス　125
ブーバー　39
フェアベーン　14
フェダーン　86
不快感　70
不快値　70
不機嫌　30
複雑性外傷後ストレス障害（複雑性PTSD）　41
副作用　102
福島章　30
副腎皮質ホルモン　8

服薬中断　105
不死性の感覚　38
物理的抑制　106
部分対象　16
部分対象関係　16
不眠　97
不眠症　94
プライマリ・ナース　167
フラッシュバック　35
フリードマン　85
ブルック，ピーター　177
触れ合い　90
フロイト，アンナ　19
フロイト，ジクムント　14, 19
ブロイラー　141
プロセス・レコード　171
フロム＝ライヒマン　108
雰囲気　152
分化　14
分離-個体化の失敗　26
分離不安　18

へ

閉鎖病棟　73
ベイトソン　109
ベーシックアサンプション（基本仮定）　129
ベーシックアサンプション（基本仮定）グループ　129
ベトナム帰還兵　36
ベトナム戦争　36
ベルタランフィー，フォン　111
偏見　2
便秘　104

ほ

防衛機制　17
ボウエン　115
忘我体験　38
防御因子　9
暴走族　30
ボウルビー　19
ホームレス　107
母原病　109
母子共生　26
ポジティブ・フィードバック（肯定的反応）　139
母子の共生関係　115
ホスピタリズム　108
母性剥奪　19, 108
ホックシールド　165
ボディワーク　85
ほど良い母親　18
ボランティア　41
ポリ・サージェリー　86
ホルムストローム，リンダ　35

ま

マーラー　26
麻酔薬　102
マタニティ・ブルー　8
マッサージ　85
マニュアル志向　165
麻痺　46
麻痺性イレウス　104
まやかし　110
麻薬　8
麻薬及び向精神薬取締法　102
マラン　66
慢性期　72
慢性的な自殺　51
慢性疼痛　40

み

ミード　29
水中毒　69, 105
見捨てられる恐怖　18
ミチャーリヒ　55
ミドルエイジ・クライシス　53
ミニューチン　114
耳なし芳一　91
宮迫千鶴　32

む

無意識の対称性　81
無為自閉　103
無気力　101
無月経　104
無拘束運動　149
無常感　53
難しい患者　41
夢中遊行　98
無力感　17, 19

め

メイン　101
免疫抑制剤　8
免疫力　85
メンジーズ　162
メンバー　158

も

網状家族　114
妄想分裂態勢　17
朦朧状態　46
目撃者の罪悪感　41
モラトリアム　30
モリス，デスモンド　83
森田神経質　49
森田正馬　48
森田療法　48
モレノ　125
問題行動　64

や

夜驚症　98
薬原性精神症状　103
安永浩　23
夜尿症　99

ゆ

有害反応　73, 102
ユーモア　43
遊離家族　114
有力化（エンパワメント）　42, 135
夢　94
ユング　23

よ

良い子　22
良い乳房　17
良い人　75
養育態度　22
陽性転移　67
陽性感情　48
ヨガ　85
抑うつ気分　49
抑うつ態勢　19

ら

ライフ・イベント　9, 84
楽観主義　85
ラパポート　150
ラ・ロシュフーコー　34

り

リエゾン精神医学　85

リエゾン精神看護　85
離散型行動状態　40
離人症　87
リスト・カッティング　89
リストカット　51
離乳期　18, 52
リバウンド　100
リハビリテーション　124
リフトン　35
流涎　103
利用者（ユーザー）　158
リラクセーション　85

れ

レイプ被害者　35

レイン　110
レヴィン　125
レヴュー　137
レストレス・レッグ（むずむず足）症候群　98
レトリート　100
レフ　115
レム睡眠　96

ろ

ロールプレーイング　139
ロジャーズ，カール　125
ロボトミー手術　122

わ

和　133
若衆宿　30
枠組み（境界）　136
私だけの部屋　32
悪い乳房　17
われわれ意識　28, 127